现代常见疾病临床护理

栗 蕾 李 雪 李玉玉 盖甜甜 游琳娜 蔡金益 主编

吉林科学技术出版社

图书在版编目（CIP）数据

现代常见疾病临床护理/栗蕾等主编. -- 长春:
吉林科学技术出版社,2024.3
ISBN 978-7-5744-1181-4

Ⅰ.①现… Ⅱ.①栗… Ⅲ.①护理学 Ⅳ.①R47

中国国家版本馆 CIP 数据核字(2024)第 065086 号

现代常见疾病临床护理

主　　编　栗　蕾等
出 版 人　宛　霞
责任编辑　张　楠
封面设计　长春市阴阳鱼文化传媒有限责任公司
制　　版　长春市阴阳鱼文化传媒有限责任公司
幅面尺寸　185mm×260mm
开　　本　16
字　　数　308 千字
印　　张　13.25
印　　数　1~1500 册
版　　次　2024 年 3 月第 1 版
印　　次　2024 年10月第 1 次印刷

出　　版　吉林科学技术出版社
发　　行　吉林科学技术出版社
地　　址　长春市福祉大路5788 号出版大厦A 座
邮　　编　130118
发行部电话/传真　0431-81629529 81629530 81629531
81629532 81629533 81629534
储运部电话　0431-86059116
编辑部电话　0431-81629510
印　　刷　廊坊市印艺阁数字科技有限公司

书　　号　ISBN 978-7-5744-1181-4
定　　价　80.00元

目 录

第一章 护理管理

第一节 概述

随着医学技术的进步和医学模式的转变，护理工作的范围和内容也在不断扩大，护理工作的对象也由患者扩大到社会人群，这些都导致护理学科发展迅速。护理管理作为护理学科的重要组成部分，成为涉及自然科学和社会科学领域的综合性应用学科。护理管理是将管理的科学理论和方法应用到护理实践活动中，以提高护理工作的效率。

一、护理管理的概念

护理管理是护理工作中的基本工作内容，护理人员需要运用科学管理的方法，组织完成护理工作任务。美国护理专家吉利斯认为，护理管理过程应包括资料收集、规划、组织、人事管理、领导和控制的功能。因此，编者认为护理管理是指运用科学管理理论和方法，对护理工作涉及的人员、时间、信息、技术、设备等要素进行有效的计划、组织、协调和控制，实现护理组织的目标。护理管理除了具有管理学的特点外，还具有经济学、行为科学、社会学等特点。护理管理涉及的范围广泛，包括组织管理、人员管理、质量管理、科研管理、教学管理、信息管理等，这就要求管理者具有广泛的知识。护理管理需要现代化和科学化，这是提高护理工作水平的保障。

二、护理管理的任务

目前护理管理的任务分为理论和实践两个方面，理论任务是借鉴国外先进的护理管理模式和方法，结合我国护理管理的实践，研究护理管理的规律、原理和方法，创立适应我国国情的护理管理理论体系；实践任务是将科学管理理论和方法运用于护理管理活动中，提高护理工作的效率和质量。依据护理工作的内容，可以将护理管理分为护理行政管理、护理业务管理、护理教育管理和护理科研管理。

1.护理行政管理

是指医院管理者根据国家有关医疗卫生方面的法律法规和政策，以及医疗机构的有关规章制度，对护理工作进行组织管理，持续改进工作质量，提高护理部门的绩效。

2.护理业务管理

是对护理的各项业务工作进行协调控制，提高护理人员的护理服务能力，提高工作效率，满足服务对象对护理服务的需求。

3.护理教育管理

主要是为适应护理发展,培养高素质和高水平的护理人才。护理教育包括学历教育和非学历教育,其中学历教育包括护理中专、大专、本科和研究生的教育;非学历教育包括护士规范化培训、专科护士培训、护理人员进修培训等。

4.护理科研管理

是运用现代管理的科学原理和方法,结合护理科研规律和特点,对护理科研工作进行计划、组织、协调和控制的过程。护理科研管理目的是提高护理的研究水平,探寻和总结护理工作规律,促进护理管理理论的发展,并研究理论应用于实践,提高护理的效能。

三、护理管理者的角色

(一)明茨伯格的管理者角色理论

明茨伯格认为,对于管理者而言,从角色出发,才能够找出管理学的基本原理并将其应用于管理的具体实践中去。明茨伯格在《管理工作的本质》中这样解释说:"角色这一概念是行为科学从舞台术语中借用过来的。角色就是属于一定职责或者地位的一套有条理的行为。"明茨伯格将管理者的工作分为10种角色。这10种角色分为3类,即人际关系方面的角色、信息传递方面的角色和决策方面的角色。

1.人际关系角色

(1)代言者角色:这是管理者所担任的最基本的角色。作为护理管理者,必须履行有关法律、社会、专业和礼仪等方面的责任。如护理管理者代表医院举行护理业务会议、接待来访者、签署文件等。很多职责有时可能是日常事务,然而它们对组织能否顺利运转非常重要,不能被忽视。

(2)领导者角色:由于护理管理者是护理部门的正式领导,要对护理部门组织成员的工作负责,这就构成了领导者的角色。此角色活动涉及两个方面:一是人员的聘用,护理管理者通常负责选拔和培养人才,包括对下属的聘用、培训、考核等;二是激励引导,护理管理者以科学的管理和专业的技能激励下属护理人员完成护理工作任务,共同实现护理组织目标。

(3)联络者角色:是指护理管理者同他所领导的组织以外的无数个人或团体维持关系的重要网络。通过对每种管理工作的研究发现,管理者花在同事和单位之外的其他人身上的时间与花在自己下属身上的时间一样多。护理管理者在工作中需要进行沟通,一是与自己上级之间的沟通;二是与下属护理人员之间的沟通;三是与医生和其他医技人员的沟通;四是与患者及其家属的沟通;五是与外界其他人员的沟通。沟通是为了信息能够得到有效的传递,保障工作任务能够得到较好的完成。

2.信息型角色

(1)监控者角色:作为监控者,管理者为了得到信息而不断审视自己所处的环境。他们询问联系人和下属,通过关注各种内部事务、外部事情和分析报告等主动收集信息,通过信息分析识别潜在的机会和风险。作为护理管理者，需要主动收集各种信息，并对信息进行分析，评估护理人员的工作，保证护理工作任务的完成。

(2)传播者角色：组织内部可能会需要这些通过管理者的外部个人联系收集到的信息，管理者必须分享并分配信息。护理管理信息传播的对象包括自己的上级、下属的护理人员、护理对象等，传播的内容包括有关文件、方针、政策、规章制度、工作计划和任务等，还有护理工作中收集和分析的各种信息。护理管理者的任务就是向下属护理人员适时适地发布有关信息，保证信息传递畅通和准确，以便指导下属正确理解和执行有关决策，并采取适宜的行动。

(3)发言人角色：这个角色是面向组织外部的，管理者把一些信息发送给组织之外的人。管理者作为组织的权威，要求对外传递关于本组织的计划、政策和成果信息，使得那些对组织有重大影响的人能够了解组织的状况。如护理管理者对护理对象发布或公开工作中的相关重要信息，以便护理对象对护理工作做出积极反应。

3.决策型角色

(1)创业者角色：管理者在其职权范围之内充当本组织变革的发起者和设计者，努力组织资源去适应周围环境的变化，善于寻找和发现新的机会。护理管理者为提高护理工作质量，不断提供新服务、开发或应用新技术或新产品等。

(2)危机处理者角色：创业者角色把管理者描述为变革的发起人，而危机处理者角色则显示管理者非自愿地回应压力。在危机的处理中，时机是非常重要的，而且这种危机很少在例行的信息流程中被发觉，大多是一些突发的紧急事件。实际上，每位管理者必须花大量时间处理突发事件，没有组织能够事先考虑到每个偶发事件。在护理工作中，经常会发生一些突发情况，护理管理者需要及时做出反应和采取应对措施，提高护理服务质量。

(3)资源分配者：管理者负责设计组织的结构，即决定分工和协调工作的正式关系的模式，分配下属的工作。护理管理者负责护理资源在组织内的分配，包括资金、人员、设备、时间等的分配，保证医疗护理工作的有序进行，使得护理对象获得良好的护理服务。

(4)谈判者：组织要不停地进行各种重大、非正式化的谈判，这多半由管理者带领进行，一方面因为管理者的参加能够增加谈判的可靠性；另一方面因为管理者有足够的权力来支配各种资源并迅速做出决定。谈判不仅是管理者不可推卸的工作职责，而且是工作的主要部分。护理管理者为了提高护理服务质量，经常与上级协商增加护理人员、添加医疗仪器设备、增加护理人员福利待遇等有关事项，尽量使得上级能够满足自身的诉求，以期获得更多的资源在内部进行分配。

(二)霍尔的胜任者角色模式

霍尔和布兰兹勒提出关于护理管理者的“胜任者”角色模式，认为护理管理者具有以下 10 个角色模式：专业的照顾提供者、组织者、人事管理者、照顾患者的专业管理者、员工的教育者、小组的策划者、人际关系的专家、护理人员的拥护者、变革者、行政主管和领导者。管理者从组织的角度来看是一位全面的负责人，事实上却要担任一系列的专业化工作，既是通才，又是专家。由于护理职业的特殊性，对于护理管理者而言，其承担的角色内涵又有所不同，具有其特殊性。

四、护理管理者的基本素质

管理者的基本素质是指管理者应该具备的基本条件，是工作方法与工作艺术的基础，涉及政治思想道德、理论思维、文化、心理、生理等多种因素。这些因素相互作用、相互融合，体现和决定着管理者的才能、管理水平及工作绩效。护理管理者的基本素质主要包括身体素质、政治素质、知识素质、能力素质和心理素质。

（一）身体素质

身体素质是管理者最基本的素质。护理管理者每天都要面对繁重的工作，没有健全的体魄和良好的身体素质，管理者就失去了事业成功最起码的条件。身体素质主要包括体质、体力、体能、体型和精力。

（二）政治素质

政治素质是指个人从事社会政治活动所必需的基本条件和基本品质。护理管理者需要具备对护理事业和管理工作的热爱和献身精神，树立“管理即服务”的管理理念，培养较强的事业心和责任感。护理管理者要正确处理国家、组织和个人三者之间的利益关系，不断提高自身的政治思想修养和道德品质水平。

（三）知识素质

知识是提高管理者素质的源泉和根本。护理管理者不仅要具备医学、护理等区别于其他专业领域的理论知识和技术方法，还要掌握现代管理科学知识以及与护理、管理相关的社会、人文科学知识，以适应高速发展的、日趋复杂的综合性护理工作和管理活动的需要。此外，除了对知识的掌握外，管理者更重要的是运用这些理论、知识和方法解决护理管理中遇到的实际问题。

（四）能力素质

能力是管理者把各种理论和业务知识应用于实践，解决实际问题的本领，是护理管理者从事管理活动必须具备的、直接影响工作效率的基本素质。护理管理者的能力素质是一个综合的概念，包括以临床护理技能、护理工作程序管理技能及风险管理技能等为主的技术能力；以处理人际关系、识人用人、调动人的积极性等为主的人际能力；以发现并解决问题、决策、应变等为主的概念能力。不同层次管理者的能力要求并不相同，一般而言，高层护理管理者重在培养概念能力，中层护理管理者主要需要人际能力，而基层护理管理者则更偏重技术能力。

（五）心理素质

心理素质是一个广泛的概念，涉及人的性格、兴趣、动机、意志、情感等多方面内容。良好的心理素质是指心理健康或具备健康的心理，能够帮助管理者在面对繁重工作时保持稳定的情绪和工作热情。优秀的护理管理者要学会扬长避短，既要培养、增强优良的心理素质，如事业心、责任感、创新意识、心理承受能力、心理健康状况等，也要注意克服挫折心理、从众心理、偏见、急功近利等负面心理。

第二节 管理理论和原理

一、古典管理理论

古典管理理论是管理理论最初形成阶段，这一阶段侧重于从管理职能、组织方式等方面研究工作效率，其观点比较注重管理的科学性、准确性、纪律性和法理性，对人的心理因素考虑很少。这一阶段以泰勒的科学管理理论、法约尔的管理过程理论和韦伯的行政组织理论为代表，这些管理理论是古典管理理论阶段的经典管理理论。

（一）泰勒的科学管理理论

费雷德里克·泰勒是美国古典管理学家，科学管理理论的创始人。他18岁从一名学徒工开始，逐步被提拔为车间管理员、小组长、工长，最后到总工程师。在此过程中，他不断在工厂实地进行试验，系统地研究和分析工人的操作方法和动作所花费的时间，逐渐形成科学管理的管理体系。1911年因出版了《科学管理原理》一书，被公认为是“科学管理之父”。科学管理理论的基本出发点是通过工作方法的科学研究来提高劳动生产效率，其重要手段是运用科学化、标准化的管理方法代替昔日的经验管理。

泰勒的科学管理理论的主要观点：

（1）通过动作方式和工作时间研究对工人工作过程的细节进行科学的观察与分析，制定科学的操作方法，用以规范工人的工作方式。

（2）细致地挑选工人，并对他们进行专门的培训，培训工人使用标准的操作方法进行工作，提高劳动生产效率。

（3）真诚地与工人们合作，确保劳资双方均能从生产效率提高中得到好处。在工资制度上实行差别计件制。根据工人完成工作定额的情况，按不同的工资率计件支付工资，采用刺激性的工资报酬制度来激励工人努力工作。

（4）明确管理者和工人各自的工作和责任，把管理工作称为计划职能，工人劳动称为执行职能。计划职能和执行职能分开，以科学的方法取代经验方法。

（二）法约尔的一般管理理论

亨利·法约尔(Henri Fayol)，法国人，早期就参与企业的管理工作，并长期担任企业高级领导。法约尔的研究以企业整体作为研究对象。他认为，管理理论是有关管理得到普遍承认的理论，是经过普遍经验检验并得到论证的一套有关原则、标准、方法、程序等内容的完整体系。法约尔作为西方古典管理理论在法国的杰出代表，被称为“现代经营管理之父”。法约尔的著述很多，1916年出版的《工业管理和一般管理》是其最主要的代表作，标志着一般管理理论的形成。法约尔的管理过程理论主要探求管理的原则，从管理实际出发，建立一套管理的理论，作为管理者的行为准则。

法约尔的管理过程理论的主要观点：

1.法约尔区别了经营和管理

将管理活动从经营职能中提炼出来，成为经营的第六项职能。他认为，管理是普遍存在的独立活动之一，有自己一套知识体系，由各种职能构成，管理者通过完成各种职能来实现目标。

2.明确提出了管理的五大职能

法约尔将管理活动分为计划、组织、指挥、协调和控制五大管理职能，并进行了相应分析和讨论。管理的五大职能并不是管理者个人责任，是分配于领导人与整个组织成员之间的工作。

3.倡导管理教育

法约尔认为，管理能力可以通过教育来获得，每一个管理者都要按照自己的方法、原则和个人经验行事，但是谁也不曾设法使那些被人们接受的规则和经验变成普遍的管理理论，管理能力需要通过教育来获得。

4.归纳了管理的十四项基本原则

法约尔的十四条管理原则包括：①管理分工：专业化可提高员工的工作效率，增加了工作产出。②权利和责任的一致：管理者必须有命令下级的权力，职权赋予管理者的就是这种权力。责任是权力的孪生物，凡行使职权的地方就应当建立责任。③严明的纪律：下属必须遵守和尊重统治组织的规则，良好的纪律由有效的领导者造就。明智地运用惩罚来对付违反规则的行为。④统一指挥：每一个下属应当只接受来自一位上级的命令。⑤统一领导：每一组具有同一目标的组织活动，应当在一位管理者和一个计划的指导下进行，在引导管理者与下属时，组织的行动准则应该一致。⑥个人利益服从集体利益：任何组织内个人或群体的利益不应当置于组织的整体利益之上。⑦个人报酬公平合理：对下属的劳动必须付给合理的酬劳。⑧集权与分权相适应：集权是指下属参与决策的程度。决策的规则是集中还是分散，需要考虑适度原则，管理者的任务是找到每种情况下最适合的集中程度。⑨明确的等级制度：从最高层管理到最低层管理的直线职权代表了一个等级链，信息应当按等级链传递。当遵循等级链会导致信息传递的延迟时，则允许信息的横向交流。⑩良好的工作秩序：人员和物品应当在恰当的时候处在恰当的位置上。⑪公平公正的领导方法：管理者应当和蔼和公平地对待下属。⑫人员任用稳定：员工的高流动率会降低组织效率，管理者应当平衡人员的稳定和流动，制定有规划的人事计划，保证有合适的人选接替职务的空缺。⑬鼓励员工的创造精神：允许员工发起和实施计划将会调动员工极大的工作热情。⑭增强团体合作和协作精神：鼓励团队精神有助于在组织中营造出和谐和团结的氛围。

（三）韦伯的行政组织理论

马克斯·韦伯（Max Weber）生于德国，曾担任过教授、政府顾问、编辑，对社会学、宗教学、经济学与政治学都有相当高的造诣。他在管理思想方面最大的贡献在于《社会和经济组织的理论》一书中提出的理想行政组织体系理论，对后来的管理学发展有着深远的影响，被称为“行政组织理论之父”。韦伯的行政组织理论的出发点在于行政管理方面，从行政管理的角度对管理的组织结构体系进行深入研究，目的是解决管理组织结构优化的问题，创立了全新的组织理论。

韦伯的行政组织理论的主要观点：

1.权利与权威是组织形式的基础

韦伯认为，任何组织都必须以某种形式的权力作为基础，没有权力，任何组织都不能达到自己的目标。人类社会存在三种权力，即传统权力、超凡权力和法定权力。其中，传统权力是传统惯例或世袭而来。人们对其服从是因为领袖人物占据着传统的权力地位，同时，领袖人物也受着传统制约。领导人的作用只为了维护传统,效率较低,不宜作为行政组织体系的基础。超凡权力来源于别人的崇拜与追随,带有感情色彩,并不依据规章制度,超凡权力也不宜作为行政组织体系的基础。法定权力是以对法律确立的职位或地位权利的服从作为基础。韦伯认为,只有法定权力才能作为行政组织体系的基础。

2.理想行政组织体系的特点

理想的行政组织体系至少应具备以下特征:①任务分工:组织中的人员应有固定和正式的职责,并依法行使职权。组织根据合法程序制定并明确目标,依靠完整的法规制度,组织与规范成员的行为,以期有效地达到组织目标。②等级系统:组织内各个职位,按照等级原则进行安排,形成自上而下的等级系统,按照地位高低规定成员间命令与服从的关系。③人员任用:每一职位均根据资格要求,按自由契约原则,经公开考试合格进行人员任用,务求人尽其才。④专业分工与技术训练:对成员进行合理分工,明确各自工作范围及权责,通过技术培训提高工作效率。⑤成员的工资及升迁:按职位支付薪金,并建立奖惩与升迁制度,使成员安心工作,培养其事业心。⑥组织成员间关系:成员间的关系是对事不对人的关系。韦伯认为,具有上述特征可使组织表现出高度理性化,组织成员的工作行为能达到预期效果,组织目标也能顺利达成。

二、行为科学理论

20 世纪 30 年代,传统科学管理理论开始受到批判与挑战。因为传统科学管理理论是建立在以追求最大经济利益为活动目的的“经济人”假说基础上,它漠视了人的特点和需要,只重视管理体制、组织机构、规章制度、职能权责等,压制了人的积极性和创造性,也无法进一步提高生产效率。管理学家开始广泛采用心理学、社会学、人类学、生理学、生物学以及其他相关学科的成果,来研究管理过程中人的行为和人与人之间关系的规律,从而有效地调整生产关系,缓和社会矛盾,逐渐形成了行为科学管理理论。行为科学管理理论研究个体行为、团体行为与组织行为,重视研究人的心理、行为等对高效率地实现组织目标的影响作用。行为科学管理理论的代表包括梅奥的人际关系理论、马斯洛的需求层次理论、赫茨伯格的双因素理论、麦格雷戈的“X-Y 理论”等。20 世纪 60 年代后,出现了组织行为学的名称,专指管理学中的行为科学。

(一)梅奥的人际关系理论

梅奥(Mayo)是原籍澳大利亚的美国行为科学家,是人际关系理论的创始人。1927 年他在美国哈佛大学工商管理学院从事工业管理研究时,应邀到美国西方电气公司所属霍桑工厂,主持组织管理与生产效率之间关系的试验,也就是著名的霍桑试验。1933 年发表了《工业文明的人类问题》,又在 1945 年发表了《工业文明的社会问题》。这两本著作对霍桑试验进行总结,也是梅奥人际关系理论的代表性论著。

霍桑试验的初衷是试图通过改善工作条件与环境等外在因素,找到提高劳动生产率的途径。从 1924—1932 年,先后进行了四个阶段的试验:照明试验、继电器装配工人小组试验、大规模访谈和对接线板接线工作室的研究。但试验结果却出乎意料,无论工作条件是否改善,试验组和非试验组的产量都不会不断上升;在探讨计件工资对生产效率的影响时,发现生产小组内有一种默契,大部分工人有意限制自己的产量,否则就会受到小组的冷落和排斥,奖励性工资并未如传统管理理论认为的那样会使工人最大限度地提高生产效率；而在历时两年的大规模的访谈试验中，职工由于可以不受约束地畅谈个人想法，发泄内心郁闷，从而态度有所改变，生产率得到相应提高。对此，梅奥认为，影响生产效率的根本因素不是工作条件，而是工人自身。当工人意识到归属感时，有助于其建立整体观念以及有所作为和完成任务的观念，从而提高劳动生产率。在决定工作效率的因素中，工人的融洽性和安全感比奖励性工资更重要。霍桑试验表明，工人不是被动、孤立的个体，影响生产效率的最重要因素不是待遇和工作条件，而是工作中的人际关系。梅奥的人际关系理论是基于霍桑试验的基础上，霍桑试验对古典管理理论进行了大胆突破，第一次把管理研究重点转移到研究人的因素，对古典管理理论作了修正和补充，开辟了管理研究的新理论，也为现代行为科学的发展奠定了基础。

梅奥的人际关系理论的主要观点：

1.工人是社会人

传统组织理论把人当作"经济人"，认为金钱是刺激人积极性的唯一动力。梅奥认为，人们的行为动机并不是单纯地追求金钱，还有社会、心理方面的需要，即追求人与人之间的友情、安全感、归属感和受人尊敬等，而后者更为重要。因此，不能只重视技术和物质条件，而必须首先从社会心理等方面考虑合理的组织与管理。

2.组织中存在非正式组织

传统组织理论只重视组织结构、职权划分、规章制度等正式组织的相关问题，但梅奥通过霍桑试验发现，一切组织中都存在两种类型，一种是正式组织，是由职位、权力、责任及其相互关系和规章制度明确界定、相互衔接而构成的组织体系；还有一种是非正式组织，是在正式组织的共同劳动过程中，因相同的兴趣、爱好、利益等而结成的自发性群体组织，具有群体成员自愿遵从的不成文规范和惯例，对成员的感情倾向和劳动行为具有很大的影响力。这两种类型的组织相伴相生，相互依存。因此，作为管理者来说，必须正视非正式组织的存在，并利用它来影响人们的工作态度，为正式组织活动和目标服务。

3.新型领导重视提高工人的满意度

传统组织理论认为生产效率主要受工作方法、工作条件、工资制度等制约，只要改善工作条件、采用科学的作业方法、实行恰当的工资制度，就可以提高生产效率。梅奥通过试验证明，生产率的提高很大程度上取决于工人的积极性、主动性和协作精神，取决于对各种需要的满足程度，满足程度越高，士气就越高，劳动生产率也就越高。新型领导应尽可能满足工人需要，不仅要解决他们物质生活或生产技术方面的问题，还要善于倾听工人意见，沟通上下的思想，适时、充分地激励工人，使正式组织的经济需要与非正式组织的社会需要达到平衡，以最大可能地提高工人士气，从根本上提高生产效率。

（二）麦格雷戈的人性管理理论

麦格雷戈，美国著名的行为科学家，是人际关系学派最具影响力的管理学家之一。麦格雷戈 1957 年在美国《管理理论》杂志上发表了《企业的人性面》一文中提出了两大类可供选择的人性观，即著名的 X 理论和 Y 理论。他认为管理者应从两种不同的角度看待员工，并相应地采取不同的管理方式。

麦戈雷格的 X 理论和 Y 理论的主要观点：

1.X 理论对人性的假设

①人们生来好逸恶劳，常常逃避工作；②人们不求上进，不愿负责任，宁愿听命于人；③人

生来以自我为中心，淡漠组织需要；④人习惯于保守，反对变革，把个人安全看得高于一切；⑤只有少数人才具有解决组织问题所需要的想象力和创造力；⑥人缺乏理性，易于受骗，随时可能被煽动者当作挑拨是非的对象，做出一些不适宜的行为。

基于以上假设，以 X 理论为指导思想的管理工作要点：①管理者应以利润为出发点来考虑对人、财、物等生产要素的运用；②严格的管理制度和法规，处罚和控制是保证组织目标实现的有效手段；③管理者要把人视为物，把金钱当作激励人们工作的最主要手段。

2.Y 理论对人性的假设

①人并非天性懒惰，要求工作是人的本能；②一般人在适当的鼓励下，不但能接受责任而且愿意担负责任后果；③外力的控制和处罚不是使人们达到组织目标的唯一手段，人们愿意通过实行自我管理和自我控制来完成相应目标；④个人目标和组织目标可以统一，有自我要求的人往往把达到组织目标视作个人报酬；⑤一般人具有相当高的解决问题的能力和想象力，只是其智力潜能还没有得到充分发挥。

基于上述假设，以 Y 理论为指导思想的管理工作要点：①管理者要通过有效地综合运用人、财、物等要素来实现组织目标；②人的行为管理任务在于给人安排具有吸引力和富有意义的工作，使个人需要和组织目标尽可能地统一起来；③鼓励人们参与自身目标和组织目标的制定，信任并充分发挥下属的自主权和参与意识。

三、现代管理理论

现代管理是在科学管理不断发展的基础上，应用运筹学、系统理论、统计学等原理和方法，结合行为科学的应用，把组织看成由人和物所组成的完整系统而进行的综合性管理。

（一）管理理论丛林

第二次世界大战以后，随着科学技术和社会格局的巨大变化，诸多学者从不同的学科、不同的角度出发，运用不同的方法对管理展开研究，形成了各种各样的管理学派。1961 年，美国加州大学洛杉矶分校的哈罗德·孔茨（Harold Koontz）认为，管理学至少形成了 6 大学派。1980 年，他又进一步把管理学派划分为 11 个，他认为，现代管理学派林立，形成了“管理理论丛林”现象。这 11 个学派包括以下几种：

1.管理过程学派

管理过程学派又称管理职能学派。这一学派以管理过程或者管理职能作为研究对象，认为管理就是在组织中通过别人或与别人共同完成任务的过程。管理的职能和过程包括计划、组织、领导和控制。他们试图通过对管理过程或者职能的分析研究，从理性上加以概括，把用于管理实践的概念、原则、理论和方法结合起来，构成管理的科学理论。他们的学说都是围绕管理过程或职能的分解和设定开始的，其他的管理学内容，则多归入所划分的管理过程或职能之中。

2.社会系统学派

这一学派从社会学的角度研究管理，认为社会的各级组织都是一个协作系统，进而把组织中人们的相互关系看成是一种协作系统。其主要观点是：组织是由人组成的协作系统，由 3 个因素构成，即协作的意愿、共同的目标和信息的沟通。管理人员在组织中的作用，就是在信息沟通系统中作为相互联系的中心，并通过信息沟通来协调组织成员的协作活动，以保证组织的正常运转，实现组织的共同目标。管理人员的主要职能有 3 项：①建立和维持一个信息沟通系统。②确定组织的共同目标及各部门的具体目标。③选拔任用组织成员，使组织成员为这些目标的实现作出贡献，同时保证协作系统的生命力。

3.管理科学学派

管理科学学派认为，管理中的人是理性人，组织是追求自身利益的理性结构，经济效果是其最根本的活动标准，管理过程是一个合乎逻辑的系统过程，因此，管理活动可以运用数学的方法来分析和表达。科学管理学派主张，采取数学模型和程序来分析和表达管理的逻辑过程，借助于计算机和运筹学，求出最佳答案，实现管理目标。科学管理学派创设了若干管理研究的定量分析方法，如决策树方法、线形规划方法、网络技术方法、动态规划方法、模拟方法、对策方法等。

4.系统管理学派

系统管理理论运用系统论的范畴和原理，对组织的管理活动和过程进行分析和研究。系统管理学派认为，组织是一个整体的系统，它由若干子系统组成。组织中任何子系统的变化都会影响其他子系统的变化，为了更好地把握组织的运行过程，就要研究这些子系统和它们之间的相互关系，以及它们如何构成了一个完整的系统。同时，组织又是社会系统中的一个子系统，它受到其他社会子系统的影响，组织系统必须通过和周围环境的相互作用，并通过内部和外部信息的反馈，不断进行自我调节，以适应自身发展的需要。对于组织的管理分析，应该按照系统的原则进行，即以系统的整体最优为目标，对组织的各方面进行定性或定量的分析，选择最优方案。

5.决策理论学派

决策理论学派是以社会系统理论为基础，吸收了行为科学、系统理论、运筹学和计算机科学等学科内容而发展起来的，是西方有较大影响的管理学派。这一学派认为，管理活动的全部过程都是决策过程，因此，管理就是决策。决策过程分为 4 个阶段：收集情报、拟订计划、选择计划和评价计划。他们特别强调信息联系在决策过程中的作用。决策学派的代表人物西蒙等人把社会系统理论同心理学、行为科学、系统理论、计算机技术、运筹学结合起来考察人们在决策中的思维过程，并分析了程序化决策和非程序化决策及其使用的传统技术和现代技术，提出了目标分析法等决策的辅助工具，被人们认为对管理人员的决策确有帮助，并在今后对人工智能等问题的深入研究提供了基础。决策理论得到了人们的较高评价，西蒙因此获得了诺贝尔经济学奖。

6.权变理论学派

权变理论学派认为，组织和成员的行为是复杂的、多变的，这是一种固有的性质。而环境的复杂性又给有效的管理带来困难，所以没有一种理论和方法适合于所有的情况。必须根据管理的条件和环境随机变化，通过观察和分析大量的案例，从中分析管理方法技术与条件环境的联系，寻求管理的基本类型和模式。权变理论强调随机应变，灵活应用过去各学派的特色。权变理论是能把各种管理的基本原理统一起来的理论，但权变理论对于管理理论没有突破性的发展，是对已往理论的灵活应用。

另外，管理理论丛林还包括行为科学学派、经验主义学派、经理角色学派、社会技术学派和经营管理学派。

(二)管理理论新发展

20世纪80年代,尤其是20世纪90年代以来,随着知识经济的崛起、全球经济一体化进程的加快、市场竞争的日益激烈以及员工需求的深切呼唤等企业内外环境的变化,企业管理面临许多前所未有的新情况和新问题,而对这些新情况和新问题的探讨与研究的结果,便产生了众多新的、颇具建设性的管理理论,它们分别从不同的视角提出了企业管理的发展思路。尽管有些管理理论尚不成熟,还处于发展之中,但它们所体现出来的管理思想和观点是不容忽视的,值得深入研究。有学者对20世纪80年代以来,尤其是20世纪90年代以来出现的新的管理理论进行了系统的研究,并相对于孔茨的"管理理论丛林"称之为"新管理理论丛林",主要有以下几种:

1.核心能力理论

新管理理论的发展经历了三个阶段:经典战略理论阶段、产业结构分析阶段(波特阶段)和核心能力理论阶段。核心能力理论代表了战略管理理论在20世纪90年代的最新进展,它是由美国学者普拉哈拉德和英国学者哈默于1990年首次提出的,他们在《哈佛商业评论》所发表的《公司的核心能力》一文已成为最经典的文章之一。核心能力理论是当今管理学和经济学交叉融合的最新理论成果之一,源于战略管理理论、经济学理论、知识经济理论、创新理论等对企业持续竞争优势之源的不断探索,体现了各学科的交叉融合。

核心能力理论认为,并不是企业所有的资源、知识和能力都能形成持续的竞争优势。区分核心能力和非核心能力主要在五个方面:①价值性:核心竞争能力必须对用户看重的价值起重要作用。②异质性:一项能力要成为核心能力必须是为某公司所独有的、稀缺的,并没有被当前和潜在的竞争对手所拥有。③不可模仿性:其他企业无法通过学习获得,不易为竞争对手所模仿。④难以替代性:没有战略性等价物。⑤延展性:从公司总体来看,核心竞争能力必须是整个公司业务的基础,能够产生一系列其他产品和服务,能够在创新和多元化战略中实现范围经济。

只有当企业资源、知识和技能同时符合上述五项标准时,它们才成为企业的核心能力,并形成企业持续的竞争优势。

2.竞争合作理论

竞争合作理论的主要代表作《协作型竞争》一书的开篇写道:"对多数全球性企业来说,完全损人利己的竞争时代已经结束。驱动公司与同行业其他公司竞争,驱动供应商之间、经销商之间在业务方面不断竞争的传统力量,已不可能再确保赢家在这场达尔文游戏中拥有最低成本、最佳产品或服务,以及最高利润。""很多跨国公司日渐明白,为了竞争必须合作,以此取代损人利己的行为……跨国公司可以通过有选择地与竞争对手以及与供应商分享和交换控制权、成本、资本、进入市场的机会、信息和技术,为顾客和股东创造最高价值。"这就是竞争合作理论的核心。贡献、亲密、远景是竞争合作成功的三要素,"双赢"或"多赢"是竞争合作的目标。

3.团队管理理论

著名的《团队的智慧》的作者卡曾巴赫和史密斯认为:"团队就是少数有互补技能、愿意为了共同的目的、业绩目标和方法而相互承担责任的人们组成的群体。"在这个定义中,他们强调团队有五个基本要素:①人数不多。一般在2～25人,多数团队的人数达不到10人。②互补的技能。③共同的目的和业绩目标。④共同的方法。⑤相互承担责任。责任与信任是从两个方面支持团队的保证。

团队进行有效运转必备的四个相互关联的条件:一是团队内必须充满活力,活力可通过员工创造性的主动发挥、员工出成就的高度热情、员工和睦相处的精神氛围体现出来;二是团队内必须有一套为达到目标而设置的控制系统;三是团队必须拥有完成任务所需的专业知识;四是团队必须有一定的影响力,特别是团队要有那样一小部分人,他们不仅对团队内部有影响力,而且对团队以外的更大范围也有影响力。

优秀的团队领导必须做到6点:①使团队的目的、业绩目标和行动方法恰当而有意义。②建立每个人和团队整体的责任感和自信心,尽量提供积极的建设性鼓励。③为强化团队的综合技能、提高技术水平,应鼓励成员做必要的冒险或经常变换任务和人员。④处理好与团队外的关系,包括排除障碍。⑤为团队或团队成员提供创造业绩的机会。⑥同团队中的每个人一样,尽可能地干实事。

4.情境管理理论

情境管理理论的提出,是基于对古典管理理论的一个假设的反思,即认为所有情境中的管理都存在着一个统一的普遍适用的原则、过程和一个"最好的方法"。然而,实际并非如此。纵观管理发展的历史不难看出,不同时代有不同的管理方式,处于不同组织层次上的管理人员有不同的管理类型。因此,巴赫认为,决定情境的主要因素划分为两类:一类是组织层次;另一类是组织文化。组织层次不同,企业采取的管理类型就不同;组织文化不同,企业所具有的管理风格就会有差异。也就是说,管理职能的执行应与特定的情境相匹配。情境管理理论实际上是权变管理理论的发展。

5.流程再造理论

迈克尔·哈默(Michael Hammer),美国著名管理学家,他在20世纪80年代末发明了"再造"一词,用来描述应用信息技术彻底对业务过程重新改造以实现业绩的突飞猛进。这一概念最早引起关注是在《哈佛商业评论》中,后来该词通过一系列畅销书使哈默成为20世纪90年代初最有影响的管理学家之一。

按照迈克尔·哈默的定义,"流程再造"是指:"根本地重新思考,彻底翻新作业流程,以便在现今衡量表现的关键问题上,如成本、品质、服务和速度等获得戏剧性的改善"。这一定义包括四个关键词:一是根本,指企业必须就公司的运营方式提出一些根本性问题,如:"我们为什么要做我们所做的事情?""为什么我们要用现在的工作方式做事情?"通过这些根本性问题的提出,引发人们认识到过去所遵循的规则与假设不但过时,甚至是错误的,必须重新改造过去的流程,这就需要跳出原有的思维定式进行创造性思维;二是彻底,就是要抛弃一切过时的陈规陋习,创造出全新的工作方式,对原有的工作流程进行重新彻底的改造,而不是肤浅的改变或修修补补;三是显著,即企业要通过流程再造取得显著的业绩的提高,获得突变性的"飞跃";四是流程,流程是企业为实现某一目标而进行的一系列相关活动的有序组合,它强调的是工作如何进行,是流程再造关注的焦点。

迈克尔·哈默认为,企业流程再造应包括四个要素:根本、彻底、显著和流程。

企业流程再造的原则为:整合工作流程、由员工下属决定、同步进行工作、流程的多样化、打破部门界限、减少监督审核、减少扩充协调、提供单点接触、集权分权并存。

其特色为:①在崭新的资讯技术支持下,以流程为中心,大幅度地改善管理流程。②放弃陈旧的管理做法和程序。③评估管理流程的所有要素对于核心任务而言是否重要。专注于流程和结果,不注重组织功能。在方法上以结果为导向、以小组为基础、注重顾客,要求严格衡量绩效,详细分析绩效评估的变化。

现代管理新理论还包括智力资本理论、知识管理理论、局限管理理论、可持续发展理论、企业文化理论和6σ理论等。

四、管理原理和原则

管理既是一门科学,也是一门艺术。其基本原理是对客观事物本质及其规律的理解,是经过科学分析总结得到的。管理原则是管理活动中所采取的标准和遵循的行为规范。掌握了管理过程中存在的一些基本原理和原则对于管理实践的开展具有极其重要的意义。

(一)管理的基本原理

1.系统原理

系统是若干要素相互作用和发生作用的有机整体。系统原理是指运用系统理论,管理的每个要素与自身系统内外的其他要素发生各种联系,为达到管理目标必须遵循的一个原理。管理的系统原理,就是运用系统论原理和分析方法来指导管理的实践活动,解决和处理管理中的实际问题。

管理的系统原理来自一般系统理论,要深刻理解和掌握管理的系统原理实质。首先应了解和掌握系统理论的基本概念和内容,才能将系统理论应用于管理问题的研究,进行研究时必须把管理的组织机构及被管理的组织机构看成是一个复杂的社会系统,一般将管理的组织机构称为管理系统,而被管理的组织系统则称为组织系统。如医院是一个提供医疗卫生服务的系统,其中包括护理系统、后勤系统、行政系统等,护理系统内还可以分为护理运行子系统、护理支持子系统等。各系统之间相互作用并发挥作用,从而完成医院系统的目标。

对管理者而言,运用管理的系统原理就在于应以系统的观念和系统的方法对组织活动实行系统的管理。以系统的观念看来,管理活动的实质任务就是协调系统内部各要素之间、要素与系统的整体之间、系统与环境之间的关系,以保证系统功能的实现和系统目标的达成。系统的特征包括目的性、整体性、层次性、动态平衡性等。

(1)目的性:是指每个系统都有自己存在的目的,而且不同的系统存在的目的有一定的差异。系统的结构按照系统的目的和功能来建立,系统内的子系统目的应有所区别,避免目的的相同性造成资源的浪费。各子系统的目的与所在系统的目的保持一致,当系统内的各子系统目的完成后,系统的目的也就达到了。

(2)整体性:是指各子系统围绕共同目标组织一个不可分割的整体,而且整体功能大于部分功能之和。系统内的任何要素都不能离开整体而单独发挥作用,要素之间的相互联系和作用不能脱离整体去研究。因此,管理工作更加强调整体性,部分服从整体,才能使得系统整体功能超过各要素功能的相加。

(3)层次性：是指系统的层次结构，即一个系统可以分为若干个子系统，各子系统又可分为更小的若干子系统，从而形成一个层次结构。每一个层次都有自己的功能和职责。同一层次各子系统之间可以横向联系，需要解决的问题可由上一层次系统协调解决。上一层次系统的任务一是向下级子系统发号施令，同时协调解决下级子系统需要协调的问题。

(4)动态平衡性：是指系统根据内外环境的变化，进行动态的调整，从而维持系统的平衡。任何一个系统都处于一定的环境中，与环境进行信息的交换。环境的变化对系统存在一定的影响。系统首先接受外在环境的信息，经过系统内部的处理，再将信息输出，同时调整系统内部的运行，从而保持系统自身的平衡。

2.人本原理

管理哲学中存在以人为中心和以物为中心的管理模式，从管理学理论的发展史中可以看出，管理从以物为中心逐步发展到以人为中心。人本原理是强调管理诸要素中“人”的要素的决定性作用，强调发挥人的核心作用。人本原理认为管理就应该主要是由人进行的管理和对人进行的管理。因此，管理活动必须以发挥人的积极性、创造性和主动性作为首要问题，再运用各种科学的方法和途径，调动人的积极性、激发人的工作热情、充分发挥人在组织活动中的中心作用。

一个优秀的管理者需要充分理解和运用人本原理来指导管理实践活动，但是在管理过程中运用人本原理时应该注意以下几方面：一是强调人在管理过程中的主导地位，管理的目标、计划等均由人来制订，管理的实施也是人来完成的，管理的对象包括物质、信息等也必须由人来组织和运作，无论在管理的任何环节，人的作用都是无可替代的；二是做好对人的管理，合理地组织和使用组织中的人才，采取有效的措施激发人的积极性和主动性，为人员提供良好的工作环境和工作条件，最终使组织达成预定目标；三是创造和谐的人际关系，改革传统的组织结构和管理方式，确立被管理者的主体意识，形成一种全员参与的民主管理方式；四是做好组织成员的培训工作，提高人的自身素质和能力，为提高组织工作效率和实现组织目标提供智力支持。

3.动态原理

世界上一切事物都是处于不断发展和变化的，管理本身也是一个动态的过程。从管理理论的产生和发展过程来看，从古典管理思想到现代管理理论，随着社会实践活动的发展变化，管理理论的发展经历了一个漫长的发展过程，这表明了管理者进行管理实践过程的动态性，也就决定了任何管理活动都应该遵循管理的动态原理。

管理的动态原理要求管理者根据管理对象和外在环境的变化，应适时调整管理方法和选择适宜的管理手段，以适应管理对象和外在环境的各种变化，最终实现组织的目标。在管理实践活动中，重视管理活动的动态特性对于提高管理的针对性和有效性具有积极的意义。运用管理动态原理时，还必须强调认清事物发展变化的规律，把握事物发展的趋势，为做好动态管理奠定基础。

4.效益原理

管理的目的在于产生经济效益和社会效益，效益原理就是一切管理都应以最小的投入得到尽可能多的产出，从而获得最大的效益。效益包含经济效益和社会效益两个方面，经济效益是指组织为社会创造的各种有形财富，而社会效益则是指有利于社会发展的无形财富。因此，管理的效益原理要求对管理的经济效益和社会效益两方面均进行合理的评判，以真正体现出组织的效益。

效益原理要求管理者做一个务实的领导者，反对形式主义和过程主义，注重工作的实效性。如果管理者在管理过程中以效益作为价值目标，紧紧围绕效益开展计划、组织、领导和控制活动，必然会取得良好的效果；相反，如果是以其他目的作为价值目标，管理活动的结果必然与管理的本来价值目标相去甚远。因此，只讲工作量而不讲实效的管理活动是毫无意义的，违背管理的效益原理。

（二）管理的基本原则

原则是指根据对客观事物的基本原理的认识，要求人们共同遵循的行为准则。管理原则就是管理者在管理过程中应该遵守的相关行为准则。

1.整分合原则

整分合原则是指管理者在进行管理活动的过程时应把管理的过程当作一个系统，从组织整体的角度把握环境、确定组织的整体目标，然后围绕组织的整体目标进行系统的分解、分工和落实，最后根据组织系统的整体规划和要求对各环节、各部门分散的管理活动进行协调和综合，靠整体的力量完成整体规划并达成组织总目标。整分合分为 3 个阶段：一是进行系统的整体设计，即所谓的“整”；二是在整体设计的基础上对任务和目标进行的分解和分工，即“分”；三是在分解和分工的基础上对总的组织目标进行的整体协作和综合，即“合”。以上 3 个阶段是相辅相成的，但是整分合原则在实际运用时需要把握好整体，科学分解目标和进行分工，组织综合需要良好的协调，以整体任务和目标的达成为标准，对各分目标进行系统的综合与优化，建立起有效的反馈机制和评价体系以保证活动不偏离组织总目标的要求。

2.相对封闭原则

相对封闭原则是指管理者在进行组织管理活动时，必须把管理组织当成一个与外部环境有密切的物质、能量和信息交换，但其内部又有着相对稳定的结构和特定的工作任务的系统来进行管理。对于管理系统自身来说，管理的各个环节相互联系并发挥作用，形成一个首尾相连的闭合环路；对于系统外来来说，任何一个系统都是开发的，与相关系统存在相互联系。管理的相对封闭原则强调管理活动的过程中各要素之间的相互制约和促进.保证组织系统的存在和发展。

3.能级原则

能级原则是以人为中心的管理所应该遵循的原则之一，要求管理者在从事管理活动时，为了使管理活动稳定、高效，必须在组织系统中建立一定的管理层次，并设置各管理层次的管理职责和工作规范、标准，规定相应的管理任务、设置相应的管理权力，从而构建起严密、稳定的组织网络体系和组织管理结构系统，再按照组织成员所具备的不同的能力和素质，将把他们安排在适合的职位上，使之能充分发挥自己的能力。管理的能级原则要求必须按层次进行能级管理，管理工作中稳定的组织化结构应当是正三角形；不同的能级对应相应的责权利，在其位谋其政；随着环境和条件的变化，各类能级是动态对应的。

4.动力原则

动力是管理活动开展的必要条件,管理中的动力包括动力源和管理动力机制。在管理活动中,从事活动的人的种种需求及各种刺激诱导因素都可以成为动力源,并成为符合组织目标方向的机制。管理动力主要包括物质动力和精神动力,即人们为得到物质需求付出的相应行为的物质动力和以满足人类的精神需求为本源的、在追求精神满足时所付出的相应行为的精神动力两种。应该明确的是,物质动力是动力源的基础,因为人类要生存首先需要满足的即是物质需求,而当人们的物质需求得到一定程度的满足时就会产生较高级的精神需求。管理的动力原则指管理者在从事管理活动时,必须正确认识和掌握管理的动力源,运用管理的动力机制,有效地激发、引导、制约和控制被管理者在以满足需求为动力的种种行为,使这些行为聚集到完成组织目标的方向上,以保证管理活动有序、高效、持续地进行。

5.行为原则

管理的行为原则是指管理者熟悉管理对象的行为特点,根据管理对象的行为动机,制定相应的措施激发管理对象的积极性,达到有效管理和实现组织目标的目的。管理者激发管理对象行为主要有 4 个方面:一是满足人的合理需要,包括物质和精神两个方面的需求;二是合理设置目标,调动人的积极性;三是制定奖惩制度,但以奖为主,发挥正面激励的作用;四是合理用人,根据人的特点和特长来用人,使得人与岗位相匹配,达到才尽其用的目的。

6.反馈原则

管理的反馈原则是指管理者在进行管理时,对管理过程中的效果与组织目标进行比较,将比较的结果信息及时反馈给管理者,管理者采取相应的措施控制活动,确保组织目标的顺利达成。反馈就是通过信息的输入和输出,从而对结果起到控制的作用。因此,在管理活动中,需要建立起灵敏、准确、有力的信息反馈子系统,使之具备强大的信息收集、整理、分析、储存和传递等功能。管理者根据反馈的信息实施及时而有效的控制,因为信息反馈的最终目的是发现偏差并通过控制系统及时纠正。

7.弹性原则

弹性原则是基于系统内外环境变化的复杂多变的特性和组织系统的动态原理提出的。由于管理活动受到多方面因素的影响,管理活动的结果具有不确定性,因此,管理需要留有余地。管理的弹性原则是指管理者根据系统内外环境间的联系,分析和预测各种可能影响组织运行的因素,使得制订的组织目标、计划、领导和控制等均留有充分的余地,以增强组织管理系统的应变能力。此外,管理的弹性原则还可以表现为组织制定的目标及实施方案富有弹性,均要留有余地并要根据不断变化的条件进行调整,防止一成不变的管理;同时,弹性原则要求提高管理者的综合素质,使得管理者必须具备随机应变的管理能力。

8.价值原则

价值原则是基于效益原理而提出的,价值原则是指在管理活动中,以价值规律去衡量组织活动的效率。效率则是指投入与产出的比率,以最少的投入获得最多的产出,就可以获得最佳的效率。管理获得的利益包括经济利益和社会利益两个方面,而投入则包括物质资源、财力资源、智力资源、时间资源等各项支出,在评价投入与产出的效率时就应该从以上各方面进行综合全面的评估,以获得科学合理的结论。

(三)管理基本原理及原则的应用

1.系统原理及相应原则的应用

系统原理对应的是整分合原则和相对封闭原则,在护理管理中被广泛应用。医院是一个大大系统,护理系统是医院大系统中的一个子系统,但是护理子系统是医院系统的目标是一致的,护理系统既保持自身系统的独立性,同时与医院大系统及医院大系统内的其他子系统是协调发展的,这样才能更好地完成医院系统的目标。单就护理系统来说,它是由不同层次的护理部门分工合作而形成,从上至下有护理部主任、科护士长、病区护士长和护士,不同的职位有着不同的职权。护理系统中的各级护理管理部门分工协作,并通过明确的责任制度来保证系统的有效运行。当各个护理人员和各护理部门都能够完成工作任务,护理系统的总目标就自然达到了。因此,在医院管理和护理管理系统中,既要注意分工协作,又要注意整体目标一致。当每一个下属子系统都能够有效运作时,子系统的上一级系统目标就会得到有效的实现。

2.人本原理及相应原则的应用

人本原理对应的是能级原则、动力原则和行为原则。护理管理主要是对人的管理,人的因素对管理活动效果产生重要的影响作用,但是以人为中心的管理,需要很高的管理技巧和管理艺术。在护理管理中,重视发挥护士的积极作用,建立激励机制,建立科学合理的绩效考核制度,使得奖金与工作绩效挂钩,从而激发护士的工作积极性;在物质激励的同时注重精神激励,对护士工作中的积极表现或取得的成绩及时予以肯定,激发护士的工作热情;让护士积极参与管理,护理管理者多倾听下属的意见,发挥护士的主人翁作用;护理管理者合理授权给下属,信任下属,激发护士的工作潜能。

3.动态原理及相应原则的应用

动态原理对应的是反馈原则和弹性原则。随着现代医学模式的发展及新的卫生政策的变化,护理模式也在不断发生改变,这对护理工作提出来新的挑战。护理管理者需要把握医疗卫生事业发展的变化,搜集新的信息,对护理管理目标和管理方法进行相应的调整,以动态的管理适应社会环境的变化。如护理部制定未来 5 年的发展规划,但是随着医疗环境的变化,出现了一些新的情况,医院也在调整既定的目标和发展规划,这是护理部也需要进行调整。这就要求护理部在制定发展规划时候要留有余地,对变化的情况进行及时的应对。此外,护理部对护理服务过程进行监督管理,对发现的问题及时予以提出,要求下属有针对性地提出整改措施方案;对发现的一些好的做法,也可以进行及时总结和推广,目的是促进护理质量的提高。

4.效益原理及相应原则的应用

效益原理对应的是价值原则。护理管理的价值体现在两个方面:一是经济效益,以最低的护理成本和代价取得最佳的护理服务经济收益,这是从护理服务本身的角度来分析;二是社会效益,护理服务成本作为社会成本的一个组成部分,以尽可能的护理服务成本来促进更多人的健康水平提高,这是从社会的角度来看待问题。护理管理目的是在提高经济效益的同时,更加注重社会效益,并以社会效益作为最高目标,获得社会整体效益。此外,为了取得良好的效益,最大化实现价值,护理管理需要注重时间管理,提高单位时间的价值。护理管理者需要采取科学管理的方式,将当前任务和长远目标相结合,以社会效益为目标开展护理服务工作。

第三节 计划

一、目标管理

(一)目标

目标是在宗旨和任务指导下,整个组织要达到的可测量的、最终的具体成果。在确立目标之前,组织必须明确其宗旨、任务。宗旨是组织的中心思想和信念,任务是组织的基本职能。

1.目标的作用

目标决定着各种管理活动的内容,决定着管理方法的选择,决定着管理的结构、层次的确定和人员的配备等。

(1)主导作用:目标决定着管理活动的内容、管理方法的选择、人员的配备、组织的设置等。目标直接影响组织活动及组织成员的行为,关系到组织的兴衰存亡。管理者只有明确组织目标,才能判断组织的正确方向。

(2)激励作用:具体明确而又切实可行的组织目标,能使个人的需要与组织目标有机地结合起来,提高组织成员的自觉性及责任感,激励组织成员完成组织任务,达到组织目标的要求。

(3)协调作用:目标规定了组织成员的具体任务及责任范围,对组织各部门及成员的思想和行动具有统一和协调作用,可以使上、下、左、右的思想和行动协调一致,从而提高工作效率。

(4)推动作用:目标具有推动作用,确定的目标使管理者、被管理者受到激励而转化为强大的推动力,可使他们尽最大努力完成组织任务。目标反映社会、集体、个人对某种需要的愿望和要求,一个明确具体而切实可行的目标,可以激发动力,鼓舞士气同时也提高自觉性和责任感。

(5)标准作用:目标具有标准作用,是评价工作的衡量尺度。目标可成为衡量工作成效的尺度,可评价工作成绩和质量。如三级综合医院评审标准包括入院诊断与出院诊断符合率≥95%、手术前后诊断符合率≥90%等内容。

2.目标的性质

(1)目标的层次性:一个组织从结构上看是分层次的系统组织。因此组织的目标也是层层分解构成一个系统的。组织目标有总目标和次级目标,次级目标为总体目标的实现提供良好条件。

(2)目标的网络性:目标和具体的计划构成网络,组织的目标通常是通过各种活动在网络中的相互联系、相互促进来实现的。要做到目标之间左右关联、上下贯通、彼此呼应、融合成一体。

(3)目标的多样性:目标的多样性表现在目标按优先次序分主要目标和次要目标,按目标的性质分有定性目标和定量目标。按时间长短分有长期目标和短期目标。

3.确定目标应满足的条件

确立目标应符合 SMART 原则,即是:①目标必须是具体的;②目标必须是可以衡量的;

③目标必须是可以达到的；④目标必须和其他目标具有相关性；⑤目标必须具有明确的截止期限。确定目标应满足的条件具体表现为：

（1）目标的陈述方式：目标的陈述包括主语-谓语-宾语-状语（主体-行为-行为标准或行为结果）。目标的叙述应词义表达明确，应清楚地表示出可供观察的行为，例如："使 ICU 的护士熟悉呼吸机的使用"就是一个模糊的目标。"在 ICU 工作的护士会独立使用呼吸机"则目标较为明确。

（2）强调时间概念：目标必须要有期限，强调时间概念。如一年内全院护士护理技术操作考试合格率达到 90%。

（3）明确约束条件：例如：在提高护理质量的前提下，一年内床位的周转率提高 10%。

（4）目标适宜能够落实：目标要适宜不可太高，虽然目标应具有一定的难度，具有挑战性，但如果目标高不可攀也会挫伤员工的积极性。目标不是空洞的，必须可以逐层落实。只有下一级的目标实现了，上一级的目标才有实现的保证，本部门的目标必须根据上级的目标和部门实际情况制定。

（5）目标可以测量或评价：要对目标的实施进行监督检查，必须按时考核、测评。因此，目标必须有可以测量或评价的指标，方法是使目标数量化或具体化。所谓数量化，就是给目标规定明确的数量界限。例如使用率、百分比、评分等方法。所谓具体化，就是对目标的描述尽可能详细和明确以便于操作。

（二）目标管理

目标管理（MBO）的概念是由美国著名企业管理专家彼德·德路克在 1954 年的《管理的实践》一书中提出的。当时科学管理理论和行为科学管理理论得到了充分的发展，然而在泰勒、法约尔管理思想指导下，形成了只重视生产效率的监督式、压迫式管理方法，梅奥的行为科学理论提出了人性化管理，在这种情况下需要一种管理方法将两种思想综合起来，将实现组织目标所需的工作和做这些工作的人结合起来，目标管理正是两者的结合产物。彼德·德路克关于目标管理的主张在当时的企业界产生了巨大的影响，一个组织的宗旨及任务必须转化为特定目标，各级管理者通过特定目标领导下级并以目标衡量每个成员的贡献，从而保证组织目标的实现。目标管理通过鼓励员工参与管理，使之在工作中满足了自我实现，同时也使组织目标得以实现。因此，目标管理作为一种管理方法和措施广泛应用。

1.目标管理的含义

目标管理是一种管理思想，也是一种管理方法。目标管理（MBO）是由组织中的管理者和被管理者共同参与目标制定，在工作中实行自我控制并努力，完成工作目标的管理方法。或者说目标管理就是在组织内管理人员与下属在具体和特定的目标上达成协议，并写成书面文件，定期以共同制定的目标为依据来检查和评价目标达到情况的一种管理方法。

2.目标管理的特点

（1）强调管理者和被管理者共同参与：根据组织的总目标制定部门目标，每名职工根据本部门的目标和个人职责制定个人目标，形成目标连锁。目标管理是由上、下级共同参与制定目标及目标的衡量方法。每个部门各成员明确自己的任务、方向、考评方式，相互配合共同完成组织目标。

(2)强调自我管理:在目标管理中,下级不是按上级硬性规定的程序和方法行动的,而是进行自主管理和自我控制,这样可提高员工的工作积极性、创造性和责任感。

(3)强调自我评价:在执行目标管理的过程中,各层管理人员定期评价,通过检查、考核反馈信息,并在反馈中强调由员工自我检查,制定一系列的奖惩措施,以促使员工更好地发挥自身作用。

(4)强调整体性管理:目标管理将组织的总目标逐层分解落实。每一部门和每一成员各自的分目标以总目标为导向,使员工明确各自工作目标与总目标的关系,共同完成总目标。

(5)强调目标特定性:目标特定性是指下级目标与上级目标的一致性。由于下级与上级共同参与将组织目标转换为具体可行可测评的部门或个人目标的过程,使目标具有特定性,有利于员工自检和自查,有利于上级的评价,也促进了上下级的合作和关系的协调,以共同达到组织总目标。

3.目标管理的过程

目标管理分为制定目标体系、组织实施、检查评价三个阶段:

(1)制定目标体系:制定一套完整的目标体系是实施目标管理的第一步,同时也是最重要的一步。目标制定越合理明确则后阶段具体过程的管理和评价就越容易。这一阶段可分为四个步骤:

①高阶层领导制定总体目标:根据组织的长远计划和客观环境,必须与下级充分讨论研究后制定出总体目标。

②审议组织结构和职责分工:目标管理要求每一个目标和分目标都要成为落实到个人的确切责任,因此在制定总体目标之后,需要重新审查现有组织结构,做出若干改变,以明确职责分工。

③制定下级目标和个人目标:在总体目标的指导下,要制定下级目标和个人目标,分目标一定要支持总目标。个人目标要与组织目标协调。在制定具体目标时应注意:目标必须要有重点,不宜过多;而且尽量具体化、定量化,以便测量;目标还应有挑战性以激励士气。但目标太高会挫伤信心,如医院护理目标是提高护理质量、病房目标是不出现差错事故。

④形成目标责任:上级和下级就实现各目标所需要的条件及实现目标后的奖惩事宜达成协议,并授予下级以相应的支配人、财、物及对外联络等权力。双方商妥后,由下级写成书面协议。形成目标责任的步骤包含多次协商,以及正式或非正式的沟通。

(2)组织实施:目标管理强调执行者自主、自治、自觉和自行解决实现目标,但不等于达成协议后领导可以放手不管,相反由于形成了目标体系,牵一发而动全身,因此上级应对工作定期指导、检查。检查方法是自下而上,由下级主动提出问题和报告,上级主要是协助、支持、提供良好的工作环境和信息情报。上下级要定期检查双方协议的执行情况。

(3)检查评价

①考评成果:在达到预定的期限之后,要及时进行检查和评价,以各自目标及目标值为依据,对目标实施的结果进行考核,评价管理绩效。

②实施奖惩:目标实施者自检后,上级领导与自检者商谈,通过预先制定的评价和奖惩协议实施奖惩,如工资、奖金、职务的提升和降免、物质奖励等。

③考核评价：将目标管理中的经验及教训进行总结找出不足，并同时讨论下一轮的目标，开始新的循环。在此阶段，新资料、信息、资源的输入，应随时提供给下属。如果目标没有完成，上级在评价中应主动承担必要的责任，并启发下级自检，以维持相互信任的气氛，为下一循环奠定基础。

4.目标管理的优点

(1)调动各级人员的积极性：目标管理促使领导者适当地分权给下属，使下属相应获得锻炼管理能力的机会和分担组织成败的责任心，也有助于改进组织结构和职责分工。提高各阶层工作效率，由于上级与下属共同设定目标，使每名员工朝着组织的整体目标努力。充分发挥每个人的内在潜力和积极性提高工作效率。

(2)提高管理效率：目标管理保证目标的可行性，需要管理人员考虑实施目标的人力、物力、财力等资源的合理分配，整体考虑实施过程中出现的问题，可以提高管理的协调性和科学性，提高了管理效率。明确各级人员的职责和任务，上级与下属之间对目标进行具体化的、操作性的协商和讨论后，可清楚地划分上、中、下层领导的职责范围和工作呈报关系。

(3)提高生产力：员工自行制定目标比被迫遵循目标更具生产力。目标管理是一套科学周密的管理方法，通过目标体系实现对目标的分解，而目标分解要求各目标相互支持，如此环环紧扣，把各方面的力量、积极性以及可能采取的措施都汇集起来，从而提高了生产力。

(4)启发员工自觉性：目标管理调动员工的主动性、积极性，从而提高了士气。由于目标是经过协商的，它明确了员工自己的工作在整体工作中的地位和作用，有授权，并得到了支持。通过目标实现和奖励，将个人利益和组织利益紧密联系在一起，员工能够主动掌握自己的命运。目标管理对组织和个人的评价标准是目标的达到程度，这种评价比较公正、客观。

(5)目标管理有利于控制：目标管理使考核目标明确，并作为管理者监督控制的标准。对在执行中出现的偏差可及时发现、及时纠正，做到有效的控制。上级领导在指导下属确定问题、收集资料、衡量优先次序、选定目标、拟定行动计划以及评价结果的过程中，可正确评价员工的知识和态度，员工可得到较公正的考核。同时在目标管理中，定期的检查、督促、反馈、小结可及时发现工作中的偏差，并给予纠正和调整。

5.目标管理的局限性

目标管理虽然在不同的组织中对生产力的改进颇具成效，但亦存在一些缺点：

(1)目标制定有难度：某些目标难以具体化和定量化(例如责任心)；下级对整体目标与个人目标的关系尚未厘清；组织在结构上、制度上以及职权上存在问题，很难制定目标；下级为测量方便而选择安全且易于达到的目标，而影响了整体目标的实现。

(2)限制管理者管理能力的发挥：目标管理注重短期或可见性问题的处理，而忽略了培养管理者对应急事件的应变能力、压力处理和组织间的协作能力培养。由于目标管理特别重视未来的结果，常会忽视常规工作的管理，则可能导致工作秩序混乱。

(3)费时费力：目标的商定很费时间，几上几下，多向沟通协商讨论，并写成书面形式，需要精力、时间及费用，而且目标管理易使员工为争取好成果而不注重方法，易滋长本位主义，急功近利，较少去寻求省时、省力、省钱的方法。

(4)缺乏灵活性：目标管理在制定目标后，不宜更改，否则会导致目标体系不一致，造成连锁性的工作困难。

6.目标管理在护理管理中的应用

护理目标管理是目标管理应用在护理管理中，将护理部整体目标转化为各部门、各个层次及个人目标，建立管理的目标体系，实施具体化的管理行为，并最终实现总目标的过程。目标管理在护理管理中的具体应用是护理部根据医院的整体规划制定总目标，再通过建立目标体系，制定各部门、各病房及护理人员个人的目标，确定目标和工作标准、职责分工、工作期限、评定方法以及奖惩措施，通过指导实施、定期检查、终末考核等措施实现全院护理工作总目标。

二、项目管理

项目管理起源于美国，是第二次世界大战后期发展起来的重要新管理技术之一。随后从美国国防部、航天和建筑业 20 世纪 60 年代工作基础上发展而来的。项目管理从经验走向科学，经历了潜意识的项目管理、传统的项目管理和现代项目管理三个阶段，并在各个行业得到广泛应用。随着信息时代的到来，支撑项目管理的工具和技术日渐成熟，项目管理的发展日益全球化、多元化和专业化。

(一)项目管理的概念及要素

1.项目管理的概念

项目是一次性、临时性的任务。项目管理是通过项目相关人的合作，把各种资源应用到项目中，实现项目目标并满足项目相关人的需求。美国项目管理学会标准委员会在《项目管理知识体系指南》中对项目管理的定义是：项目活动中运用专门的知识、技能、工具和方法，使项目能够实现或超过项目相关人的需要和期望。项目管理是对一些与成功地达成一系列目标的相关活动(譬如任务)的整体监测和管控。这包括策划、进度计划和维护组成项目的活动进展，即从项目的投资决策开始到项目结束的全过程进行计划、组织、指挥、协调、控制和评价等方面的活动，以实现项目的目标。

项目管理具有以下特性：①一次性，项目有明确的起始时间和结束时间，没有可以完全照搬的先例，也不会有完全相同的复制。②独特性，每个项目过程总是独一无二的。③目标的确定性，项目管理必须有确定的目标、时间性目标，成果性目标、约束性目标等。④活动的整体性，项目中的一系列活动都是相互关联的，构成一个整体。⑤组织的临时性和开放性，为了完成项目而设立的组织是临时性的且没有严格的边界，其成员、人数、职责是变化的。⑥成果的不可挽回性，因为每个项目是唯一独特的，决定了项目在一定条件下启动，一旦失败就永远失去了重新进行原项目的机会，有较大的不确定性和风险。

2.项目管理的要素

为有效地完成项目，实现良好的项目管理过程，项目管理与多个要素相关联，包括项目、活动、项目相关人、项目进度、目标、计划、资源与需求等。

(1)项目：是为创造独特的产品、服务或结果而进行的一次性努力。

(2)活动：是项目执行的工作元素。一个活动通常涉及预计的时间、成本和资源需求。活动有起点和终点，通常与任务相互通用。

(3)项目相关人：是通过合同和协议联系在一起的参与项目的各方人员。

(4)项目进度:是执行项目各项活动的计划日期。按照日期先后顺序排列活动启动和完成的日期。如果进度延期,成本将不可能控制;如果将成本维持不变,产品性能将不可靠。

(5)目标:是项目需要达到的最终结果。是为了完成项目必须做出的可测量的、有形的或可验证的任何成果、结果或事项。可分为必须满足的规定目标和附加获取的期望目标。前者包括质量目标、时间目标、利润成本目标等;后者包括有利于开辟市场、正确支持及减少阻力等目标。

(6)计划:是指未来行动过程中的预定路线。是为了达到特定目标预先策划好的具体方法。项目计划和调度是项目成功的最重要的因素。

(7)资源:是一切具有现实和潜在价值的物质,分为自然资源和人造资源、内部资源和外部资源、有形资源和无形资源。

(8)需求:是项目发起人或顾客的要求,是制定项目目标的前提。由于对项目的需求和期望不同,要求项目管理者统筹兼顾和密切配合,保证项目顺利完成。

(二)项目管理的过程及应用

1.项目管理的过程

基本的项目管理过程分为以下5个阶段:

(1)项目的提出和选择:首先根据临床工作提出需要,然后进行项目识别,即根据实际需求,明确做什么项目可以满足需求。项目选择是在综合分析多种因素,对项目设想进行比较、筛选、研究后,最终付诸实践的过程。这个过程包括三个阶段:①项目构思的产生和选择:借鉴他人经验提出项目的过程称为项目构思。项目构思包括创新和突破两种方法,创新是将新技术运用到项目中,但仍生产原产品或提供原服务,如医院已经开展经外周静脉行中心静脉置管的护理项目(PICC),在此基础上,引进新技术开展超声引导下的置管方式以提高置管率和安全性;突破是应用新技术来生产新产品或提供新服务,如专科护士在门诊开展PICC维护等新的服务项目。可通过基础调查和研究形成以创新或突破手段的构思,并获得权力部门的批准。②建立项目的目标和明确项目定义:即制定项目目标并对目标加以说明形成项目定义,包括项目的构成和界限的划定以及项目说明。③项目的可行性:需要针对实施方案进行全面的论证,以确定立项的依据。

(2)项目的确定和启动:针对拟定的项目,以书面形式说明项目目标、项目必要性、可产生的效益、需要投入的资源等,以申报权力部门批准。书面文件包括项目建议书和可行性研究报告。通常情况下,项目建议书包括项目的必要性、市场现况和发展趋势、项目方案、所需要资源和条件、优劣分析、效益评估等。可行性报告一般包括技术、组织体系、财务及经济四个方面的可行性。

(3)项目的计划和制定:项目计划是项目组织根据项目目标的规定,对项目实施工作所进行的各项活动做出的周密安排。项目计划围绕项目目标来系统地确定项目的任务、安排任务进度、编制完成任务所需的资源预算等,从而保证项目能够在合理的工期内,用尽可能低的成本和尽可能高的质量完成。项目计划的形式包括概念性计划、详细计划及滚动计划等。项目计划的种类包括工作计划、人员组织计划、技术计划、文件控制计划、应急计划及支持计划等。项目计划的内容包括项目范围计划、项目进度计划、项目费用计划、项目质量计划、沟通计划、风险应对计划、项目采购计划、变更控制计划等。

在项目计划制订过程中必须明确5个基本问题:项目做什么,即项目要实现什么样的技术目标;如何做,即制定工作分解结构图,将技术目标分解到具体的可实现的工作清单中;谁去做,即明确人员使用计划,并在工作分解结构图中注明;何时做,即明确进度计划,在何时实施、需要多长时间、需要哪些资源等;用什么方式做,即明确费用计划,实施项目需要多少经费。项目计划是项目实施和完成的基础和依据,其质量是决定项目成败、优劣的关键性因素。

(4)项目的执行和实施:首先通过项目实施的准备,进行计划核实和签署,执行项目,开展工作。建立项目管理组织机构,负责组织工作及协调项目内各子系统和项目内外的关系和衔接,以保障项目的顺利实施和完成。项目管理者应定期了解项目进展情况并提供项目进展报告。

(5)项目的追踪和控制:为保证项目按照计划完成,必须要对项目进行控制。项目控制过程就是项目管理者制定项目控制目标,建立项目绩效考核标准,根据项目进展的状况,对比目标计划,衡量实际工作状况,获取偏差信息,分析偏差产生的成因和趋势,研究纠偏对策并采取适当的纠偏措施。项目控制是跟踪实际绩效,持续监测项目进度和分析项目进展情况,根据需要重新计划的过程。项目控制方式包括前馈控制(事先控制)、过程控制(现场控制)和(反馈控制)。控制的内容包括进度控制、费用控制及质量控制等。

2.项目管理的应用

项目管理是一个较新的管理模式,为临床护理管理者提供了全新的思路和管理工具,在运用中应重点关注和把握关键问题和要点。

(1)掌握项目管理内容:设定好项目管理内容是做好项目管理的基础和保障。项目管理内容包括以下几个方面。

①项目范围管理:是为了实现项目的目标,对项目范围的界定、规划及调整等工作内容进行控制的管理过程。

②项目时间进度管理:是为了确保项目最终按时完成所采取的一系列管理过程。包括项目活动排序、时间估计、进度安排及时间控制等具体活动。

③项目成本费用管理:是为了能够按照预算完成项目,保证实际成本和费用不超过预算成本和费用的管理过程。包括资源的合理配置和使用,成本、费用的预算分析及控制等工作。

④项目质量控制管理:是为了确保项目达到目标所规定的质量要求,对质量规划、质量控制和质量保证所实施的一系列管理过程。

⑤项目人力资源管理:是为了保证所有项目关系人充分发挥作用,达到最大工作效能的管理过程,包括组织的规划、项目的班子组建、团队的建设、各类人员的选聘和合理使用等一系列工作。

⑥项目沟通管理:在项目管理过程中,对项目规划、进度报告及各类管理措施等进行适时沟通,以确保项目信息的合理收集和传输,保障信息准确及畅通。

⑦项目风险应对管理:是对项目可能遇到各种不确定因素进行管理。它包括风险识别,风险量化,制定对策和风险控制等。

⑧项目采购管理:是对项目实施的资源和服务需求采取的管理措施。包括采购计划、采购与征购、资源的选择以及合同的管理等方面。

⑨项目集成管理：是为了整体掌控项目的进展，确保项目各项工作能够协调、配合开展，要对项目的实施和变化做出全局性的管理和控制。

(2)设置项目管理专门机构和人员：针对项目的规模、复杂程度、潜在风险等因素设置项目管理的专门机构及项目专职人员，对项目进行专门管理，加强组织协调与配合，对任务进行联系、督促和检查，不断处理和研究解决新技术、新情况和新问题。必要时设置项目主管，对项目进行临时授权管理。主管部门或主管人员在充分发挥原有职能作用或岗位职责的同时，全权负责项目的计划、组织与控制。

(3)明确目标和计划：项目的目标是完成项目的指南，理解和明确目标是首要任务。在目标细化、技术设计和实施方案的确定后做出周全的计划是项目成功的基础。周全的计划是对相应阶段的目标和工作进行精准定义，包括对项目范围、质量要求、时间进度和支配、工作量计算、预算费用、管理支持性工作等详细的实施方案进行思考和制定。明确目标和计划是避免走弯路和造成资源浪费的保证。

(4)明确和了解项目管理者的角色：在项目管理中不同职能部门的成员因为某一个项目而组成团队，项目经理则是项目团队的领导者，所肩负的责任就是领导团队准时、优质地完成全部工作，实现项目目标。项目的管理者是项目执行者，更重要的是要了解整个项目需求、项目选择、计划的全过程，并在时间、成本、质量、风险、合同、采购、人力资源等各个方面对项目进行全方位的管理，还要及时处理需要跨领域解决的复杂问题。

(5)打破传统管理思路：在项目管理中应运用矩阵结构的组织形式，对项目进行综合管理。矩阵结构就是由纵横两套管理系统组成的矩形组织结构。部门职能系统为纵向的组织，项目系统组成的是横向的组织。在运行中，横向项目系统与纵向部门职能系统两者互动交叉重叠，充分发挥矩阵组织的强大力量。因此要打破传统管理思想中的条块分割、各行其是的局面，使项目在某一职能部门负责下，做好全方位沟通，部门间协同配合，大力支持，从而共同解决问题来确保项目的顺利完成。比如医院感染控制办公室(简称院感办)要建立全院院内感染监测系统，需要组成临床科室护士、医生和管理者参与的项目组织。医务处、护理部、院感办是医院的职能部门，医生护士是临床科室人员，医生是由医务处和科主任管理，护士是由护理部管理，因此在医务处、护理部及院感办协同下，建立了由院感办牵头，由各临床科室医生、护士组成的院内感染上报及管理组织，来完成院感控制工作。

(6)加强监测，及时评估：及时定期监测项目实际进程，明确实际进程与计划进程的差距和变化，及时调整是有效完成项目管理的关键。当项目完成后，护理管理者应针对项目团队和完成情况进行反馈，对项目绩效进行评估，总结经验，为今后的项目管理提供可借鉴的建议和意见。

三、时间管理

时间待人是平等的，而时间在每个人手里的价值却不同。时间是由分秒积成的，善于利用零星时间的人，才会做出更大的成绩来。因此，在同样的时间消耗情况下，进行必要的时间管理，能够提高时间的利用率和效率。

（一）时间管理的概念

时间管理是指在同样的时间消耗情况下，为提高时间的利用率和有效率而进行的一系列活动，它包括对时间进行的计划和分配，以保证重要工作的顺利完成，并留出足够的余地处理那些突发事件或紧急变化。

（二）时间管理的过程

1.评估

(1)评估时间使用情况：有效时间管理的第一步是了解自己工作时间的具体使用情况。管理者可准备一本日志或记事本，按时间顺序记录所从事的活动；评估时间是如何消耗的？每一项管理活动需要多少时间？时间安排的依据是什么？你的处理方法是什么？紧急的事物是什么？自己每日最佳的工作时段及工作效率最低的时段，以便让管理者了解每一项活动所用时间是多少。然后再计算每一类活动所消耗的时间占整个工作日时间的百分比，如果分析结果显示时间分配不均或与重要程度不符合，则管理者必须重新修订工作方案，以提高工作效率。

(2)分析浪费时间的原因：评价分析浪费时间是时间管理的重要环节，浪费时间是指所花费的时间对实现组织和个人目标毫无意义的现象。造成时间浪费原因主要有主观因素和客观因素两个方面，见表 1-3-1。

表 1-3-1　浪费时间的原因

主观原因	客观原因
1.缺乏有效使用时间的意识和知识	1.意外的电话或来访
2.工作日程计划不周或无计划	2.计划内或计划外的会议过多
3.为制定明确目标和优先顺序	3.无效或不必要的社会应酬过多
4.工作目标不当或不足	4.信息不够丰富
5.不善于拒绝非本职工作、非自己熟悉的工作、非感兴趣的工作	5.沟通不良或反复澄清误会
6.处理问题犹豫不决，缺乏果断性	6.缺乏反馈
7.缺乏决策力	7.合作者能力不足
8.文件、物品管理无序	8.政策程序要求不清晰
9.工作时精神不集中、有拖拉习惯	9.文书工作过多，手续繁杂
10.随时接待来访者	10.上级领导工作无序无计划

(3)确认个人最佳工作时间段：充分认识并利用个人最佳工作时间段能提高工作成效。在个人感觉精神体力最好的时段里，最好安排从事集中精神及创造性的管理活动，而在精神体力较差的时段中可从事团体活动、整理文本资料等，提高时间的利用率。

2.时间管理的方法

管理者应在评价浪费的时间和分析影响的因素的基础上，做到有计划、有标准、定量化的时间管理，充分利用自己的最佳工作区，同时注意保持时间利用的相对连续性和弹性，运用有效的时间管理方法，提高工作的效率。

(1)ABC 时间管理法：ABC 时间管理法是美国管理学家艾伦·莱金(Lakein)于 1976 年提出的。他建议每个管理者为了有效管理和利用时间制定以下 3 个阶段的工作目标，即今后 5

年、半年及现阶段要达到的目标。可将事情分为ABC 3类:A类目标最重要,必须完成;B类目标较重要,应该完成;C类目标较不重要,可暂时搁置。ABC时间管理方法的特征及管理要点,见表1-3-2。

表1-3-2 ABC时间管理方法的特征及管理要点

分类	比例	特征	管理要点	时间分配
A	总工作量的20%~30%,每天有1~3件	最重要 最迫切 影响大	必须做 现在做 亲自做	占总时间的60%~80%
B	总工作量的30%~40%,每天5件以内	重要 一般迫切 影响不大	最好亲自做 也可授权	占总时间的20%~40%
C	总工作量的40%~50%	无关紧要 不迫切 影响小	不必管理 授权	

ABC时间管理法的核心是抓住主要问题解决主要矛盾,保证重点工作,兼顾全面,管理步骤如下:①列清单:每天工作开始时对全天要工作的事情列出日程清单。②安排工作:常规工作安排好时间处理,对清单上的工作分类处理。③确定顺序:根据事件重要性和紧急程度,按流程确定ABC顺序。④填写分类表:根据ABC工作分类工作项目进行分类统计,以利用方便实施时间管理。⑤实施:首先全力投入A类工作,直到完成,取得效果再转入B类、C类工作,主要以授权为主,避免浪费时间。⑥评价:每日不断自我总结评价,有利于提高时间效率。

(2)"四象限"时间管理法:著名管理学家史蒂芬·科维提出的一个时间管理理论。把工作按照重要和紧急两个不同程度进行划分,可以分为四个"象限":重要又紧急、重要但不紧急、不重要但紧急、不重要也不紧急(表1-3-3)。

Ⅰ(重要而且紧急):需要护理管理者马上去处理,如抢救患者、人员短缺、资源缺乏等。

Ⅱ(重要但不紧急):包括那些对于完成目标很重要,但可能不会引起即刻注意的工作,如定期检查工作质量、制订计划训练下属、建立人际关系等,需要好好规划。管理者主要的精力和工作时间应有重点地放在此类工作上,可以做到未雨绸缪,防患于未然。

Ⅲ(不重要但很紧急):常常占用管理者大部分时间,如接电话、按照上级要求书写报告和建议、制订计划、接待不速之客等。管理者可采取马上办但只花一点时间,或请人代办,或集中处理。

Ⅳ(不重要也不紧急):常是时间浪费的主要原因,如组织不完善的会议、电话漫谈、处理重复性公文等,可等有空再做。

表1-3-3 时间管理的4个"象限"

项目	重要	不重要
紧急	Ⅰ(危机任务)	Ⅲ(日常事务)

续表

项目	重要	不重要
不紧急	Ⅱ(新的机遇)	Ⅳ(杂乱琐事)

3.授权

护理管理者可以通过授权使自己的工作时间更有价值。首先要识别可以授权的下属,可以对勇于创新开拓、善于团结协作、善于独立处理问题或偶尔犯错但知错就改的人授权。其次管理者应赋予下属一些特定的权利,并以书面形式向其他工作人员说明授权行为及附加条件。值得指出的是,授权不等于将责任授予他人。

4.学会避免“时间陷阱”

典型的时间使用误区有:因欠缺计划而导致时间浪费;因不好意思拒绝他人来访而导致时间浪费;因拖延而导致时间浪费;因不速之客的干扰而导致时间浪费;因电话的干扰而导致时间浪费;因会议过多与过长而导致时间浪费;因文件满桌而导致时间浪费;因“事必躬亲”而导致时间浪费;与同事之间因欠缺协调而导致时间浪费等。管理者要学会分析时间浪费的原因,学会拒绝的艺术,避开“时间陷阱”。

5.拒绝艺术

管理者应该掌握拒绝艺术是合理使用时间的有效方法之一。护理管理者在面临各项工作时,应学会拒绝艺术,做到有所为有所不为。管理者应注意拒绝下列情况:①所请求的事情不符合个人专业或职务目标;②请求的事情不是力所能及,且需花费时间较多;③对请求的事情感到无聊或不感兴趣;④一旦承担请求后会阻碍自己工作。管理者在使用拒绝艺术时,要注意如何巧妙地说不,尽可能不解释为什么,避免对方利用解释当拒绝的借口。

6.养成良好工作习惯

护理管理者在处理日常工作中应注意节约时间和工作效率。养成良好的工作习惯:①减少电话的干扰,打电话时要抓住重点,避免社交性的电话,减少不必要的干扰,在电话旁备笔、纸方便记录;②接待来访者,在办公室以外的走廊或过道谈话,如有重要事情,再到办公室商谈,以节约时间;③尽量控制说话时间,如交谈中发现内容不重要,可利用礼貌性的方法提示谈话可以结束;④鼓励预约谈话,可安排护理人员在每日工作不忙的下午谈话;⑤对护理档案资料要进行分档管理,按重要程度或使用频率分类,便于及时阅读、处理等。

第二章　循环系统疾病护理

第一节　原发性高血压

原发性高血压是以血压升高为主要表现的临床综合征，简称高血压，是导致人类死亡的常见疾病如脑卒中、冠心病等重要危险因素，占所有高血压患者的90%以上。约5%为继发性高血压，系由某些明确而独立的疾病引起，常见于某些肾脏病、内分泌疾病等。

一、病因及发病机制

（一）病因

原发性高血压的病因尚不明确，目前认为是遗传因素（40%）和环境因素（60%）共同作用的结果。

1.遗传因素

原发性高血压有明显的家族聚集性，若父母均有高血压，子女的发病率比例增高。

2.环境因素

（1）饮食：食盐摄入量与高血压发生率有密切关系，呈正相关。但摄盐过多导致血压升高主要见于对盐敏感的人群中。另外，低钙、低钾、饮酒、高蛋白质和高脂饮食也可能是血压升高的因素。

（2）精神紧张：长期工作压力、紧张、焦虑、噪声等会导致高血压，与交感神经长期兴奋有关。

3.其他因素

如肥胖、阻塞性呼吸暂停综合征等。

（二）发病机制

血压的升高主要取决于心排血量和体循环的外周血管压力。

1.交感神经系统的影响

交感神经活动增强是引发高血压的重要环节。长期精神紧张，交感神经活动增强，小动脉收缩，管腔增厚，外周血管阻力增加，血压升高。

2.肾素-血管紧张素-醛固酮系统激活（RAAS）

可引起小动脉收缩，导致外周阻力增加，水钠潴留，血压增高。

3.血管内皮功能异常

血管内皮失去了在调节血液循环和心血管功能中的重要作用，其分泌的一氧化氮减少而内皮素增加，使血管收缩反应增强，血压增高。

4.其他

各种血管活性物质的激活和释放、胰岛素抵抗所致的高胰岛素血症等，也参与高血压的发病等。

二、临床表现

（一）一般表现

多数患者起病慢，早期可无明显症状，偶于体格检查时发现血压增高，少数患者甚至在突发脑出血时才发现患高血压病，也有部分患者出现头晕、头痛、眼花、失眠、乏力等症状，但症状轻重与血压增高程度可不一致。

（二）并发症

1.靶器官损害

（1）心脏：长期血压升高，左心室肥厚、扩张，导致高血压性心脏病。失代偿期可出现左心衰竭。高血压促进冠心病发生和发展，患者可发生心绞痛和心肌梗死。

（2）大脑：高血压可加速脑动脉粥样硬化，使患者出现短暂性脑缺血发作及脑血栓形成；脑小动脉硬化可形成小动脉瘤，在情绪激动、劳累等诱因作用下，当血压急剧升高时可破裂发生脑出血。

（3）肾：血压长期持久增高可致肾小动脉硬化、肾功能减退，可出现多尿、夜尿、蛋白尿，甚至发生肾功能不全。

（4）眼底：眼底视网膜动脉变细、狭窄甚至出血、絮状渗出。

2.高血压急症

患者血压在数小时至数天内急剧升高，舒张压＞130mmHg和（或）收缩压＞200mmHg，伴有心、脑、肾、眼底、大动脉的功能障碍和不可逆损害。

（1）恶性高血压：可能与未及时治疗或治疗不当有关。眼底和肾脏损害突出，进展迅速。如不及时治疗，可死于肾衰竭、脑卒中或心力衰竭。

（2）高血压危象：因疲劳、紧张、寒冷、突然停服降压药等导致周围小动脉发生暂时强烈痉挛。患者出现头痛、烦躁、恶心、呕吐、心悸、多汗、面色苍白或潮红、视力模糊等征象，且同时伴有动脉痉挛累及的靶器官缺血症状。

（3）高血压脑病：是血压急剧升高导致脑小动脉持久严重痉挛，发生急性脑血液循环障碍，出现脑水肿和颅内压增高的临床征象。

（4）主动脉夹层：严重高血压可促使主动脉夹层发生，血液渗入主动脉壁中层形成夹层血肿，并可沿主动脉壁延伸剥离，可致死。

三、实验室及其他检查

检查判断高血压的严重程度以及靶器官的损害情况。

1.心电图检查

可显示左室肥厚、劳损。

2.X线检查

显示主动脉迂曲，左心室增大。

3.血液检查

血常规、肾功能、血糖、血脂等。

4.尿液检查

早期正常，后期可见红细胞、蛋白和管型等。

5.超声检查

了解心室壁厚度、心腔大小、舒张和收缩功能，了解大动脉粥样硬化情况。

6.眼底检查

了解眼底视网膜动脉的狭窄、硬化或出血情况。

7.24小时动态血压监测

了解血压变动节律，指导用药。

四、诊断

不同日休息15分钟后测量2次血压均达到高血压的诊断标准，且排除其他疾病导致的继发性高血压，可诊断为原发性高血压。同时也要对靶器官受损程度做出判断。

（一）高血压分级标准

在未服抗高血压药物的情况下，收缩压≥140mmHg（18.7kPa）和（或）舒张压≥90mmHg（12.0kPa），根据血压升高水平，又进一步将高血压分为1、2、3级。

（二）高血压危险度分层

高血压患者发生心血管事件的概率与血压升高水平、心血管危险因素、靶器官损害以及并存临床情况有关。根据发生概率高低分为低危、中危、高危和极高危，可以此为基础制定治疗目标及判断预后。

1.高危因素

男＞55岁，女＞65岁；吸烟；高脂血症；腹型肥胖；早发家族史；缺乏体力活动等。

2.靶器官损害

心、肾、大血管、视网膜损害。

3.并存临床情况

心脏疾病（心梗、心绞痛、心衰等）、脑血管疾病（脑出血、缺血性脑卒中、短暂性脑缺血发作）、肾脏疾病、血管疾病（主动脉夹层、外周血管病）、高血压视网膜病变（出血或渗出、视盘水肿）。

五、治疗

治疗目的：将血压降至正常或接近正常水平，防止及减少靶器官并发症，降低病残率和病死率。

（一）非药物治疗

适用各型高血压患者。其方法包括减轻体重、减少钠盐摄入、限制饮酒、适当运动等。

（二）药物治疗

除血压是1级、危险因素小于3个的患者可以先不服药(即可尝试非药物疗法6个月，但如6个月后不能有效控制，则必须服用降压药物)外，其他高血压患者都必须坚持使用降压药物治疗。目前常用的一线降压药物有利尿剂、β受体阻滞剂、钙通道阻滞剂(CCB)、血管紧张素转换酶抑制剂(ACEI)、血管紧张素Ⅱ受体阻滞剂(ARB)和α受体阻滞剂等。

1.利尿剂

主要通过排钠减少血容量。常用药物如排钾利尿剂如氢氯噻嗪12.5～25mg，每日1～2次；呋塞米20mg，每日1～2次；保钾利尿剂如氨苯蝶啶50mg，每日1～2次。不良反应主要为低血钾或高血钾、高尿酸血症等。

2.β受体阻滞剂

通过降低心肌收缩力、减慢心率、降低心输出量而降压。常用药物如普萘洛尔10～20mg，每日2～3次；其他如阿替洛尔、美托洛尔等。不良反应主要为心率减慢、支气管痉挛等。

3.钙通道阻滞剂

通过阻断钙离子进入平滑肌细胞、抑制心肌和血管平滑肌收缩、降低外周阻力使血压下降。常用药物如硝苯地平5～10mg，每日3次。目前临床多应用长效或缓释型钙拮抗剂，如非洛地平、缓释硝苯地平等。不良反应主要有下肢水肿、头痛、面部潮红。

4.血管紧张素转换酶抑制剂(ACEI)

通过抑制血管紧张素转换酶使血管紧张素Ⅱ生成减少而降低血压。常用药物如卡托普利12.5mg，每日2～3次；其他如依那普利、苯那普利等。主要不良反应为刺激性干咳、血钾升高、血管性水肿。

5.血管紧张素Ⅱ受体阻滞剂

通过阻断血管紧张素Ⅱ受体松弛血管平滑肌、减少血管张力而降低血压。常用药物如洛沙坦、缬沙坦等。主要不良反应为高血钾。

6.α_1受体阻滞剂

通过选择性阻断α_1受体使外周阻力下降而降低血压。常用药物如哌唑嗪0.5～2mg，每日3次；其他如特拉唑嗪等。主要不良反应为直立性低血压。

降压药物的使用原则：小剂量始，联合用药，长期坚持用药。联合用药可提高疗效，减轻药物不良反应。如卡托普利和氢氯噻嗪联合可避免高血钾，硝苯地平和氢氯噻嗪联合可利于消除下肢水肿等。

（三）高血压急症的治疗

1.迅速逐步控制性降压

首选硝普钠，开始以每分钟10ug静脉滴注，密切观察血压，根据血压反应调整滴速；或使用硝酸甘油，降低心脏前、后负荷，急性冠脉综合征患者适用；或使用尼卡地平，可改善脑血流量，脑血管病患者适用等。为避免短时间血压骤降，导致重要器官血流量减少，应逐步控制性降压，开始的24小时内血压降低20％～25％，48小时内不低于160/100mmHg，之后再降至正常。

2.对症处理

降低颅内压，消除脑水肿，如静脉快速滴注 20% 甘露醇，静脉注射呋塞米等；静脉注射地西泮停止抽搐等。

六、常用护理诊断/问题

1.疼痛

头痛与血压升高有关。

2.有受伤的危险

与血压增高引起头晕、视力模糊或降压药物致直立性低血压有关。

3.知识缺乏

缺乏高血压的危害和自我保健知识。

4.潜在并发症

高血压急症。

七、护理

(一)护理评估

1.身体评估

评估患者意识状态，有无注意力不集中、倦怠等表现；评估心率、双侧肢体血压变化；评估体重、腹围、腰围、BMI、膳食结构、有无水肿；评估有无留置针及留置针是否通畅、有无静脉炎、药物渗出等；评估患者排泄形态、睡眠形态是否改变。

2.病史评估

测量基础血压值及血压波动范围，评估患者高血压分级；评估患者此次发病的经过，有无头晕、搏动性头痛、耳鸣等症状，有无靶器官损害的表现；了解目前服药种类及剂量；评估患者有无心血管危险因素、既往高血压病史、家族史、过敏史；采用高血压患者生活方式调查表评估患者生活方式；了解患者有无烟酒嗜好、性格特征、自我保健知识掌握程度；了解家属对高血压病的认识及对患者给予的理解和支持情况。

3.相关辅助检查评估

评估患者在测量血压前是否做到静息 30 分钟，询问患者是否规律测量血压，采用何种血压计，测量血压时是否做到四定，方法是否正确。

(二)护理措施

1.一般护理

(1)患者出现症状时应立即卧床休息，监测血压变化；遵医嘱给氧，开通静脉通路，及时准确给药。

(2)皮肤护理：出现水肿的患者，密切观察其水肿出现的部位、严重程度及消退情况。双下肢水肿患者可抬高双下肢以促进静脉回流。保持皮肤清洁、床单位平整，避免皮肤破溃引发感染。

(3)合理膳食:优化膳食结构,控制能量摄入,遵医嘱给予低盐(<3g/d)、低脂等治疗饮食。

(4)生活护理:如患者头晕严重,协助患者床上大小便。呼叫器置于患者床边可触及处,实施预防跌倒护理措施。如患者呕吐后应协助漱口,保持口腔清洁,及时清理呕吐物,更换清洁病号服及床单位。对于卧床的患者,嘱其头偏向一侧,以免误吸。若恶心、呕吐症状严重,遵医嘱应用药物治疗。告知患者待血压稳定后恶心、呕吐症状会好转。

2.病情观察

密切监测血压变化;严密观察患者神志及意识状态,有无头痛、头晕、恶心、呕吐等症状。

3.用药护理

高血压需要长期、终身服药治疗,向患者讲解服用药物的种类、方法、剂量、服药时间、药物的不良反应等。告知患者在服用降压药物期间,定时测量血压、脉搏,做好自我监测,当血压有变化时应及时就医,降压药物不可擅自增减或停药。

(1)利尿剂:通过利钠排水、降低细胞外高血容量、减轻外周血管阻力,从而达到降低血压的目的。常用药物有呋塞米、螺内酯、托拉塞米、双氢克尿噻。①适应证:主要用于轻中度高血压,尤其是老年人高血压或并发心力衰竭时、肥胖者、有肾衰竭或心力衰竭的高血压患者。②不良反应:低钾血症、胰岛素抵抗和脂代谢异常等。

(2)β受体拮抗剂:通过抑制过度激活的交感神经活性、抑制心肌收缩力、减慢心率发挥降压作用。常用药物有美托洛尔、比索洛尔等。①适应证:主要用于轻中度高血压,尤其是静息心率较快的中青年患者或合并心绞痛者。②不良反应:心动过缓、心肌收缩抑制、糖脂代谢异常等。

(3)CCB:通过血管扩张以达到降压目的。在具有良好降压效果的同时,能明显降低心脑血管并发症的发生率和病死率,延缓动脉硬化进程。常用药物有氨氯地平、硝苯地平控释片、硝苯地平缓释片、地尔硫䓬等。①适应证:老年高血压、单纯收缩期高血压、稳定型心绞痛、脑卒中患者。②不良反应:血管扩张性头痛、颜面潮红、踝部水肿等。

(4)ACEI:通过抑制血管紧张素转换酶阻断肾素血管紧张素系统发挥降低血压的作用。可有效降低高血压患者心力衰竭发生率及病死率。常用药物有贝那普利、福辛普利钠等。①适应证:适用于伴有糖尿病、慢性肾衰竭、心力衰竭、心肌梗死后伴心功能不全、心房颤动的预防、肥胖以及脑卒中的患者。②不良反应:干咳、高钾血症、血管神经性水肿等。

(5)ARB:通过阻断血管紧张素Ⅱ受体发挥降压作用。常用药物有氯沙坦、缬沙坦、厄贝沙坦、替米沙坦。作用机制与ACEI相似,但更加直接。患者很少有干咳、血管神经性水肿。

4.并发症护理

(1)高血压危象护理:患者应绝对卧床休息,根据病情选择合适卧位,遵医嘱立即给予吸氧、开通静脉通路、使用降压药物。在使用药物降压过程中密切观察患者神志、心率、呼吸、血压及尿量的变化,发现异常时立即通知医生调整用药。硝普钠是治疗高血压危象的首选药物。静脉滴注硝普钠过程中注意药物配伍禁忌,注意避光,现用现配,配制后24小时内使用;滴注时使用微量泵控制滴注速度,硝普钠对血管作用较强烈,可引起血压下降过快,要密切监测患者的血压变化。

(2)高血压脑病护理:严密观察患者脉搏、心率、呼吸、血压、瞳孔、神志、尿量变化,观察患者是否出现头晕、头痛、恶心、呕吐等症状。在用药过程中血压不宜降得过低、过快，对神志不清、烦躁的患者应加床档，防止发生坠床。抽搐的患者应于上下齿之间垫牙垫，以防咬伤舌头，并注意保持患者呼吸道通畅。

(3)主动脉夹层动脉瘤护理：密切观察患者血压、心率、呼吸、血氧饱和度变化，对疑似病例的患者应密切观察患者有无疼痛发作及部位、注意双侧肢体血压有无差异，发现异常及时协助患者卧床休息、给氧并遵医嘱给予处理。

5.心理护理

高血压患者常表现为紧张、易怒、情绪不稳，这些又都是使血压升高的诱因。嘱咐患者改变自己的行为方式，培养对自然环境和社会的良好适应能力，避免情绪激动及过度紧张、焦虑，遇事要冷静、沉着，当有较大的精神压力时设法释放，向朋友、亲人倾诉或参加轻松愉快的业余活动，从而达到维持、稳定血压的目的。

6.健康宣教

(1)分层目标教育：健康教育计划的总目标可分为不同层次的小目标，每个层次目标设定为患者可以接受、并通过努力能达到，前一层次目标达到后再设定下一层次目标。对不同人群、不同阶段进行健康教育也应分层、分内容进行。

(2)健康教育方法：①门诊教育：门诊可采取口头讲解，发放宣传手册、宣传单，设立宣传栏等形式开展健康教育。②开展社区调查：利用各种渠道宣传、普及高血压病相关健康知识，提高社区人群对高血压及其危险因素的认识，提高健康意识。③社会性宣传教育：利用节假日或专题宣传日(全国高血压日等)，积极参加或组织社会性宣传教育、咨询活动，免费发放防治高血压的自我检测工具(盐勺、油壶、计步器等)。

(3)活动指导：嘱咐患者要劳逸结合，保证充足的睡眠。为了防止直立性低血压的发生，指导患者做到“下床 3 步曲”：第一步将病床摇起，在床上坐半分钟；第二步将下肢垂在床旁，坐于床沿休息半分钟；第三步站立于床旁，扶稳，活动下肢半分钟，再缓慢移步。告知患者运动可降低安静时的血压，一次 10 分钟以上、中低强度运动的降压效果可以维持 10～22 小时，长期坚持规律运动，可以增强运动带来的降压效果。嘱患者应根据血压情况合理安排休息和活动，每天应进行适当的、30 分钟以上中等强度的有氧活动，每周至少进行 3～5 次。应避免短跑、举重等短时间内剧烈使用肌肉和需要屏气的无氧运动，以免血压瞬间剧烈上升引发危险。安静时血压未能很好控制或超过 180/110mmHg 的患者暂时禁止中度及以上的运动。

(4)饮食指导：饮食以低盐(＜3g/d)、低脂、低糖、清淡食物为原则。减少动物油和胆固醇的摄入，减少反式脂肪酸摄入，适量选用橄榄油，每日烹调油用量＜25g(相当于 2.5 汤匙)。适量补充蛋白质，高血压患者每日蛋白质的量为每千克体重 1g 为宜，如高血压合并肾功能不全时，应限制蛋白质的摄入。主张每天食用 400～500g(8 两～1 斤)新鲜蔬菜，1～2 个水果，对伴有糖尿病的高血压患者，在血糖控制平稳的前提下，可选择低糖或中等含糖的水果，包括苹果、猕猴桃等。增加膳食钙摄入，补钙最有效及安全的方法是选择适宜的高钙食物，保证奶类及其制品的摄入，即 250～500mL/d 脱脂或低脂牛奶。多吃含钾、钙丰富，而含钠低的食品。

(5)用药指导：高血压患者需长期坚持服药，不能自己随意加减药物种类及剂量，避免血压出现较大幅度的波动。

(6)戒烟限酒:告诫患者应做到绝对戒烟;每日酒精摄入量男性不应超过 25g,女性减半。

(7)控制体重:成年人正常体重指数为 $18.5\sim23.9kg/m^2$,患者应适当降低体重,减少体内脂肪含量,最有效的减重措施是控制能量摄入和增加体力活动。减肥有益于高血压的治疗,可明显降低患者的心血管危险,每减少 1kg 体重,收缩压可降低 2mmHg。

(8)血压监测:告知患者及家属做好血压自我监测,让患者出院后定期测量血压,1~2 周应至少测量 1 次。条件允许,可自备血压计,做到定时间、定部位、定体位、定血压计进行测量,并做好记录。

(9)延续护理:告知患者定期门诊复查。血压升高或过低、血压波动大时或出现眼花、头晕、头痛、恶心呕吐、视物模糊、偏瘫、失语、意识障碍、呼吸困难、肢体乏力等异常情况随时就医。

第二节 心力衰竭

一、慢性心力衰竭

慢性心力衰竭是多数心血管疾病的终末阶段,也是患者主要的死亡原因。心力衰竭是一种复杂的临床综合征,特定的症状是呼吸困难和乏力,特定的体征是水肿,这些情况可造成器官功能障碍,影响生活质量。主要表现为心脏收缩功能障碍的主要指标是左心室射血分数下降,一般<40%;而心脏舒张功能障碍的患者左心室射血分数相对正常,通常心脏无明显扩大,但有心室充盈指标受损。

我国引起慢性心力衰竭的基础心脏病的构成比与过去有所不同,过去我国以风湿性心脏病为主,近 10 年来其所占比例趋于下降,而冠心病、高血压的所占比例明显上升。

(一)病因及发病机制

1.病因

各种原因引起的心肌、心瓣膜、心包或冠状动脉、大血管的结构损害,导致心脏容量负荷或压力负荷过重均可造成慢性心力衰竭。

冠心病、高血压、瓣膜病和扩张性心肌病是主要的病因;心肌炎、肾炎、先天性心脏病是较常见的病因;而心包疾病、贫血、甲状腺功能亢进与减退症、脚气病、心房黏液瘤、动脉-静脉瘘、心脏肿瘤和结缔组织病、高原病及少见的内分泌病等,是比较少见易被忽视的病因。

2.诱因

(1)感染:感染是最主要的诱因,最常见的呼吸道感染,其次是风湿热,在幼儿患者中风湿热则占首位。女性患者泌尿系统感染的诱发亦常见,感染性心内膜炎、全身感染均是诱发因素。

(2)心律失常:特别是快速心律失常,如房颤等。

(3)生理、心理压力过大:如劳累过度、情绪激动、精神紧张。

(4)血容量增加：液体摄入过多过快、高钠饮食。

(5)妊娠与分娩。

(6)其他：大量失血、贫血；各种原因引起的水、电解质、酸碱平衡紊乱；某些药物应用不当等。

3.发病机制

慢性心力衰竭的发病机制是很复杂的过程，心脏功能大致经过代偿期和失代偿期。

(1)心力衰竭代偿期：心脏受损初始引起机体短期的适应性和代偿性反应，启动了Frank-Starling机制，增加心脏的前负荷，使心回血量增加，心室舒张末容积增加，心室扩大，心肌收缩力增强，而维持心排血量的基本正常或相对正常。

机体的适应性和代偿性反应，激活交感神经体液系统，交感神经兴奋性增强，增强心肌收缩力并提高心率，以增加心排血量，但同时机体周围血管收缩，增加了心脏后负荷，心肌增厚，心率加快，心肌耗氧量加大。

心脏功能下降，心排血量降低、肾素-血管紧张素-醛固酮系统也被激活，代偿性增加血管阻力和潴留水、钠，以维持灌注压；交感神经兴奋性增加，同时激活神经内分泌细胞因子如心钠素、血管升压素、缓激肽等，参与调节血管舒缩，排钠利尿，对抗由于交感神经兴奋和肾素-血管紧张素-醛固酮系统激活造成的水钠潴留效应。在多因素作用下共同维持机体血压稳定、保证了重要脏器的灌注。

(2)心力衰竭失代偿期：长期、持续的交感神经和肾素-血管紧张素-醛固酮系统高兴奋性，多种内源性的神经激素和细胞因子的激活与失衡，又造成继发心肌损害，持续性心脏扩大、心肌肥厚，使心肌耗氧量增加，加重心肌的损伤。神经内分泌系统活性增加不断，加重血流动力学紊乱，损伤心肌细胞，导致心排血量不足，出现心力衰竭症状。

(3)心室重构：所谓的心室重构，就是在心脏扩大、心肌肥厚的过程中，心肌细胞、胞外基质、胶原纤维网等均有相应变化，左心室结构、形态、容积和功能发生一系列变化。研究表明，心力衰竭的发生发展的基本机制就是心室重构。由于基础病的不同，进展情况不同和各种代偿机制的复杂作用，有些患者心脏扩大、肥厚已很明显，但临床可无心力衰竭表现。但如基础病病因不能除，随着时间的推移，心室重构的病理变化，可自身不断发展，心力衰竭必然会出现。

从代偿到失代偿，除了因为代偿能力限度、代偿机制中的负面作用外，心肌细胞的能量供应和利用障碍，导致心肌细胞坏死、纤维化也是重要因素。

心肌细胞的减少使心肌收缩力下降，又因纤维化的增加使心室的顺应性下降，心室重构更趋明显，最终导致不可逆的心肌损害和心力衰竭。

(二)临床表现

慢性心力衰竭早期可以无症状或仅出现心动过速、面色苍白、出汗、疲乏和活动耐力减低症状等。

1.左侧心力衰竭

(1)症状

①呼吸困难：劳力性呼吸困难是最早出现的呼吸困难症状，因为体力活动会使回心血量增

加,左心房压力升高,肺淤血加重。开始仅剧烈活动或体力劳动后出现症状,休息后缓解,随肺淤血加重,逐渐发展到更轻活动后,甚至休息时,也出现呼吸困难。

夜间阵发性呼吸困难是左侧心力衰竭早期最典型的表现,又称为“心源性哮喘”。是由于平卧血液重新分布使肺血量增加,夜间迷走神经张力增加,小支气管收缩,膈肌位高,肺活量减少所致。典型表现是患者熟睡1～2小时,突然憋气而惊醒,被迫坐起,同时伴有咳嗽、咳泡沫痰和(或)哮鸣性呼吸音。多数患者端坐休息后可自行缓解,次日白天无异常感觉。严重者可持续发作,甚至发生急性肺水肿。

端坐呼吸多在病程晚期出现,是肺淤血达到一定程度,平卧回心血量增多、膈肌上抬,呼吸更困难,必须采用高枕卧位、半卧位,甚至坐位,才可减轻呼吸困难。最严重的患者即使端坐床边,下肢下垂,上身前倾,仍不能缓解呼吸困难。

②咳嗽、咳痰、咯血:咳嗽、咳痰早期即可出现,是肺泡和支气管黏膜淤血所致,多发生在夜间,直立或坐位症状减轻。咳白色浆液性泡沫样痰为其特点,偶见痰中带有血丝。如发生急性肺水肿,则咳大量粉红色泡沫痰。

③其他症状:倦怠、乏力、心悸、头晕、失眠、嗜睡、烦躁等症状,重者可有少尿,是与心排血量低下,组织、器官灌注不足的有关表现。

(2)体征

①慢性左侧心力衰竭可有心脏扩大,心尖冲动向左下移位。心率加快、第一心音减弱、心尖区舒张期奔马律,最有诊断价值。部分患者可出现交替脉,是左侧心力衰竭的特征性体征。

②肺部可闻湿啰音,急性肺水肿时可出现哮鸣音。

2.*右侧心力衰竭*

(1)症状:主要表现为体循环静脉淤血。消化道症状如食欲缺乏、恶心、呕吐、水肿、腹胀、肝区胀痛等为右侧心力衰竭的最常见症状。

劳力性呼吸困难也是右侧心力衰竭的常见症状。

(2)体征

①水肿:早期在身体的下垂部位和组织疏松部位,出现凹陷性水肿,为对称性。重者可出现全身水肿,并伴有胸腔积液、腹水和阴囊水肿。胸腔积液是因体静脉压力增高所致,胸腔静脉有一部分回流到肺静脉,所以胸腔积液更多见于全心衰竭时,以双侧为多见。

②颈静脉征:颈静脉怒张是右侧心力衰竭的主要体征,其程度与静脉压升高的程度正相关;压迫患者的腹部或肝,回心血量增加而使颈静脉怒张更明显,称为肝颈静脉回流征阳性,肝颈静脉回流征阳性则更是具有特征性。

③肝大和压痛:可出现肝大和压痛;持续慢性右侧心力衰竭可发展为心源性肝硬化,晚期肝脏压痛不明显,但伴有黄疸、肝功能损害和腹水。

④发绀:发绀是由于供血不足,组织摄取血氧相对增加,静脉血氧降低所致。表现为面部毛细血管扩张、发绀、色素沉着。

3.*全心衰竭*

右侧心力衰竭继发于左侧心力衰竭而形成全心衰竭,但当右侧心力衰竭后,肺淤血的临床表现减轻。扩张型心肌病等表现左、右心同时衰竭者,肺淤血症状都不严重,左侧心力衰竭的表现主要是心排血量减少的相关症状和体征。

(三)实验室检查

1.X 线检查

(1)心影的大小、形态可为病因诊断提供重要依据,根据心脏扩大的程度和动态改变,间接反映心功能状态。

(2)肺门血管影增强是早期肺静脉压增高的主要表现;肺动脉压力增高可见右下肺动脉增宽;肺间质水肿可使肺野模糊;KerleyB 线是在肺野外侧清晰可见的水平线状影,是肺小叶间隔内积液的表现,是慢性肺淤血的特征性表现。

2.超声心动图

超声心动图比 X 线检查更能准确地提供各心腔大小变化及心瓣膜结构情况。左心室射血分数(LVEF 值)可反映心脏收缩功能,正常 LVEF 值$>50\%$,LVEF 值$\leqslant 40\%$为收缩期心力衰竭诊断标准。

应用多普勒超声是临床上最实用的判断心室舒张功能的方法,E 峰是心动周期的心室舒张早期心室充盈速度的最大值,A 峰是心室舒张末期心室充盈的最大值,正常人 E/A 的比值不小于 1.2,中青年应更大。

3.有创性血流动力学检查

此检查常用于重症心力衰竭患者,可直接反映左心功能。

4.放射性核素检查

帮助判断心室腔大小,反映 LVEF 值和左心室最大充盈速率。

(四)治疗

1.病因治疗

(1)基本病因治疗:对有损心肌的疾病应早期进行有效治疗如高血压、冠心病、糖尿病、代谢综合征等;心血管畸形、心瓣膜病力争在发生心脏衰竭之前进行介入或外科手术治疗;对于一些病因不明的疾病亦应早期干预如原发性扩张型心肌病,以延缓心室重构。

(2)诱因治疗:积极消除诱因,最常见的诱因是感染,特别是呼吸道感染,积极应用有针对性的抗生素控制感染。心律失常特别是房颤都是引起心脏衰竭常见诱因,对于快速房颤要积极控制心室率,及时复律。纠正贫血、控制高血压等均可防止心力衰竭发生或(和)加重。

2.一般治疗

减轻心脏负担,限制体力活动,避免劳累和精神紧张。低钠饮食,少食多餐,限制饮水量。给予持续氧气吸入,流量 2～4L/min。

3.利尿药

利尿药是治疗心力衰竭的常用药物,通过排钠排水减轻水肿、减轻心脏负荷、缓解淤血症状。原则上应长期应用,但在水肿消失后应以最小剂量维持如氢氯噻嗪 25mg 隔日 1 次。常用利尿药有排钾利尿药如氢氯噻嗪等;襻利尿药如呋塞米、丁脲胺等;保钾利尿药如螺内酯、氨苯蝶啶等。排钾利尿药主要不良反应是可引起低血钾,应补充氯化钾或与保钾利尿药同用。噻嗪类利尿药可抑制尿酸排泄,引起高尿酸血症,大剂量长期应用可影响胆固醇及糖的代谢,应严密监测。

4.肾素-血管紧张素-醛固酮系统抑制药

(1)血管紧张素转换酶(ACE)抑制药应用:ACE 抑制药扩张血管,改善淤血症状,更重要的是降低心力衰竭患者代偿性神经-体液的不利影响,限制心肌、血管重构,维护心肌功能,推迟心力衰竭的进展,降低远期死亡率。

①用法:常用 ACE 抑制药如卡托普利 12.5～25mg,2/h;培哚普利 2～4mg,1/h;贝那普利对有早期肾功能损害患者较适用,使用量是 5～10mg,1/h。临床应用一定要从小剂量开始,逐渐加量。

②ACE 抑制药的不良反应:有低血压、肾功能一过性恶化、高血钾、干咳等。

③ACE 抑制药的禁忌证:无尿性肾衰竭、肾动脉狭窄、血肌酐升高≥225μmol/L、高血压、低血压、妊娠、哺乳期妇女及对此药过敏者。

(2)血管紧张素受体阻滞药(ARBB)应用:ARBB 在阻断肾素血管紧张素系统作用与 ACE 抑制药作用相同,但缺少对缓激肽降解抑制作用。当患者应用 ACE 抑制药出现干咳不能耐受,可应用 ARBB 类药,常用 ARBB 如坎地沙坦、氯沙坦、缬沙坦等。

ARBB 类药的用药注意事项、不良反应除干咳以外,其他均与 ACE 抑制药相同。

(3)醛固酮拮抗药应用:研究证明螺内酯 20mg,1～2/h 小剂量应用,可以阻断醛固酮效应,延缓心肌、血管的重构,改善慢性心力衰竭的远期效果。

注意事项:中重度心力衰竭患者应用时,需注意血钾的检测;肾功能不全、血肌酐异常、高血钾及应用胰岛素的糖尿病患者不宜使用。

5.β受体阻滞药应用

β受体阻滞药可对抗交感神经激活,阻断交感神经激活后各种有害影响。临床应用其疗效常在用药后 2～3 个月才出现,但明显提高运动耐力,改善心力衰竭预后,降低死亡率。

β受体阻滞药具有负性肌力作用,临床中应慎重应用,应用药物应从小剂量开始,如美托洛尔 12.5mg,1/h;比索洛尔 1.25mg,1/h;卡维地洛 6.25mg,1/h,逐渐加量,适量维持。

注意事项:用药应在心力衰竭稳定、无体液潴留情况下、小剂量开始应用。

患有支气管痉挛性疾病、心动过缓、二度以上包括二度的房室传导阻滞的患者禁用。

6.正性肌力药物应用

是治疗心力衰竭的主要药物,适于治疗以收缩功能异常为特征的心力衰竭,尤其对心腔扩大引起的低心排血量心力衰竭,伴快速心律失常的患者作用最佳。

(1)洋地黄类药物:是临床最常用的强心药物,具有正性肌力和减慢心率作用,在增加心肌收缩力的同时,不增加心肌耗氧量。

①适应证:充血性心力衰竭,尤其伴有心房颤动和心室率增快的心力衰竭是最好指征,对心房颤动、心房扑动和室上性心动过速均有效。

②禁忌证:严重房室传导阻滞、肥厚性梗阻型心肌病、急性心肌梗死 24 小时内不宜使用。洋地黄中毒或过量者为绝对禁忌证。

③用法:地高辛为口服制剂,维持量法,0.25mg,1/h。此药口服后 2～3 小时血浓度达高峰,4～8 小时获最大效应,半衰期为 1.6 天,连续口服 7 天后血浆浓度可达稳态。适用于中度心力衰竭的维持治疗。

毛花苷C为静脉注射制剂，注射后10分钟起效，1～2小时达高峰，每次0.2～0.4mg，稀释后静脉注射，24小时总量0.8～1.2mg。适用于急性心衰或慢性心衰加重时，尤其适用于心衰伴快速心房颤动者。

④毒性反应：药物的治疗剂量和中毒剂量接近，易发生中毒。易导致洋地黄中毒的情况主要有：急性心肌梗死、急性心肌炎引起的心肌损害、低血钾、严重缺氧、肾衰竭等情况。

常见不良反应有：胃肠道表现如恶心、呕吐；神经系统表现如视物模糊、黄视、绿视；心血管系统表现，多为各种心律失常，也是洋地黄中毒最重要的表现，最常见的心律失常是室性期前收缩，多呈二联律。快速房性心律失常伴有传导阻滞是洋地黄中毒特征性的表现。

(2)β受体兴奋药：临床常是短期应用治疗重症心力衰竭，常用的有多巴酚丁胺、多巴胺静脉滴注。适用于急性心肌梗死伴心力衰竭的患者；小剂量多巴胺2～5μg/(kg · min)能扩张肾动脉，增加肾血流量和排钠利尿，从而用于充血性心力衰竭的治疗。

（五）护理措施

1.环境与心理护理

保持环境安静、舒适，空气流通；限制探视，减少精神刺激；注意患者情绪变化，做好心理护理，要求患者家属要积极给予患者心理支持和治疗的协助，使患者心情放松情绪稳定，减少机体耗氧量。

2.休息与活动

一般心功能Ⅰ级：不限制一般的体力活动，但避免剧烈运动和重体力劳动；心功能Ⅱ级：可适当轻体力工作和家务劳动，强调下午多休息；心功能Ⅲ级：日常生活可以自理或在他人协助下自理，严格限制一般的体力活动；心功能Ⅳ级：绝对卧床休息，生活需要他人照顾，可在床上做肢体被动运动和翻身，逐步过渡到坐床边或下床活动。当病情好转后，鼓励患者尽早做适量的活动，防止因长期卧床导致的静脉血栓、肺栓塞、便秘和压疮的发生。在活动中要监测有无呼吸困难、胸痛、心悸、疲劳等症状，如有不适应停止活动，并以此作为限制最大活动量的指征。

3.病情观察

(1)观察水肿情况：注意观察水肿的消长情况，每日测量并记录体重，准确记录液体出入量。

(2)保持呼吸道通畅：监测患者呼吸困难的程度、发绀情况、肺部啰音的变化以及血气分析和血氧饱和度等变化，根据缺氧的轻重程度调节氧流量和给氧方式。

(3)注意水、电解质变化及酸碱平衡情况：低钾血症可出现乏力、腹胀、心悸、心电图出现u波增高及心律失常，并可诱发洋地黄中毒。少数因肾功能减退，补钾过多而致高血钾，严重者可引起心搏骤停。低钠血症表现为乏力、食欲减退、恶心、呕吐、嗜睡等症状。如出现上述症状，要及时通报医师及时给予检查、纠正。

4.保持大便通畅

患者常因精神因素使规律性排便活动受抑制，排便习惯改变，加之胃肠道淤血、进食减少、卧床过久影响肠蠕动，易致便秘。应帮助患者训练床上排便习惯，同时饮食中增加膳食纤维，如发生便秘，应用小剂量缓泻药和润肠药，病情许可时扶患者坐起使用便器，并注意观察患者的心率、反应，以防发生意外。

5.输液的护理

根据患者液体出入情况及用药要求，控制输液量和速度，以防诱发急性肺水肿。

6.饮食护理

给予高蛋白、高维生素的易消化清淡饮食，注意补充营养。少量多餐，避免过饱；限制水、钠摄入，每日食盐摄入量少于5g，服利尿药者可适当放宽。

7.用药护理

(1)使用利尿药的护理：遵医嘱正确使用利尿药，并注意有关不良反应的观察和预防。监测血钾及有无乏力、腹胀、肠鸣音减弱等低钾血症的表现，同时多补充含钾丰富的食物，必要时遵医嘱补充钾盐。口服补钾宜在饭后或将水剂与果汁同饮；静脉补钾时每500mL液体中氯化钾含量不宜超过1.5g。

应用保钾利尿药需注意有无胃肠道反应、嗜睡、乏力、皮疹、高血钾等副反应。

利尿药的应用时间选择早晨或日间为宜，避免夜间排尿过频而影响患者的休息。

(2)使用洋地黄的护理

①给药要求：严格遵医嘱给药，发药前要测量患者脉搏1分钟，当脉搏＜60次/min或节律不规则时，应暂停服药并通知医师。静脉给药时务必稀释后缓慢静脉注射，并同时监测心率、心律及心电图变化。

②遵守禁忌：注意不与奎尼丁、普罗帕酮(心律平)、维拉帕米(异搏定)、钙剂、胺碘酮等药物合用，以免降低洋地黄类药物肾脏排泄率，增加药物毒性。

③用药后观察：应严密观察患者用药后毒性反应，监测血清地高辛浓度。

④毒性反应的处理：立即停用洋地黄类药；停用排钾利尿药；积极补充钾盐；快速纠正心律失常，血钾低者快速补钾，不低的可应用利多卡因等治疗，但一般禁用电复律，防止发生室颤；对缓慢心律失常，可使用阿托品0.5～1mg皮下或静脉注射治疗，一般不用安置临时起搏器。

(3)肾素-血管紧张素-醛固酮系统抑制药使用的护理：应用ACE抑制药时需预防直立性低血压、皮炎、蛋白尿、咳嗽、间质性肺炎等不良反应的发生。应用ACE抑制药和(或)ARBB期间要注意观察血压、血钾的变化，同时注意要从小剂量开始，逐渐加量。

8.并发症的预防与护理

(1)感染：室内空气流通，每日开窗通风2次，寒冷天气注意保暖，长期卧床者鼓励翻身，协助拍背，以防发生呼吸道感染和坠积性肺炎；加强口腔护理，以防发生由于药物治疗引起菌群失调导致的口腔黏膜感染。

(2)血栓形成：长期卧床和使用利尿药引起的血流动力学改变，下肢静脉易形成血栓。应鼓励患者在床上活动下肢和做下肢肌肉收缩运动，协助患者做下肢肌肉按摩。每天用温水浸泡脚以加速血液循环，减少静脉血栓形成。当患者肢体远端出现局部肿胀时，提示有发生静脉血栓可能，应及早与医师联系。

(3)皮肤损伤：应保持床褥柔软、清洁、干燥，患者衣服柔软、宽松。对于长期卧床患者应加强皮肤护理，保持皮肤清洁、干燥，定时协助患者更换体位，按摩骨隆凸处，防止推、拉、扯强硬动作，以免皮肤完整性受损。如需使用热水袋取暖，水温不宜过高，40℃～50℃为宜，以免烫伤。

对于有阴囊水肿的男患者可用托带支托阴囊，保持会阴部皮肤清洁、干燥；水肿局部有液体外渗情况，要防止继发感染；注意观察皮肤有无发红、破溃等压疮发生，一旦发生压疮要积极给予减少受压、预防感染、促进愈合的护理措施。

9.健康指导

(1)治疗病因、预防诱因：指导患者积极治疗原发心血管疾病，注意避免各种诱发心力衰竭的因素，如呼吸道感染、过度劳累和情绪激动、钠盐摄入过多、输液过多过快等。育龄妇女注意避孕，要在医师的指导下妊娠和分娩。

(2)饮食要求：饮食要清淡、易消化、富营养，避免饮食过饱，少食多餐。戒烟、酒，多食蔬菜、水果，防止便秘。

(3)合理安排活动与休息：根据心功能的情况，安排适当体力活动，以利于提高心脏储备力，提高活动耐力，同时也帮助改善心理状态和生活质量。但避免重体力劳动，建议患者进行散步、打太极拳等运动，掌握活动量，以不出现心悸，气促为度，保证充分睡眠。

(4)服药要求：指导患者遵照医嘱按时服药，不要随意增减药物，帮助患者认识所服药物的注意事项，如出现不良反应及时到医院就医。

(5)坚持诊治：慢性心力衰竭治疗过程是终身治疗，应嘱患者定期门诊随访，防止病情发展。

(6)家属教育：帮助家属认识疾病和目前治疗方法、帮助患者的护理措施和心理支持的技巧，教育其要给予患者积极心理支持和生活帮助，使患者树立战胜疾病信心，保持情绪稳定。

二、急性心力衰竭

急性心力衰竭(AHF)是指急性心脏病变引起心排血量显著、急骤降低，导致组织器官灌注不足和急性肺淤血的一组临床综合征。临床上以急性左心衰较为常见，表现为急性肺水肿或心源性休克等，为内科急危重症，需及时抢救。急性右心衰竭相对少见。

(一)病因

心脏解剖或功能的突发异常，使心排血量急剧降低，肺静脉压骤然升高而发生急性左心衰竭。

(1)与冠心病有关的急性广泛前壁心肌梗死、乳头肌断裂、室间隔破损穿孔等。

(2)感染性心内膜炎引起瓣膜穿孔等所致急性反流。

(3)其他，如高血压心脏病血压急剧升高、在原有心脏病的基础上快速心律失常或严重缓慢性心律失常、输液过多过快等。

(二)病理生理

心脏收缩力突然严重减弱，心输出量急剧减少；或左室瓣膜急性反流，使左室舒张末压迅速升高，肺静脉回流受阻而压力快速升高，引起肺毛细血管压升高而使血管内液体渗到肺间质和肺泡内形成急性肺水肿。急性肺水肿早期可因交感神经激活，血压可一过性升高，随着病情进展，血压常下降，严重者可出现心源性休克。

(三)临床表现

急性肺水肿为急性左心衰的最常见表现。主要表现为突发严重呼吸困难，呼吸频率常达

30～40 次/min，频繁咳嗽，咳大量白色或粉红色泡沫状痰。常极度烦躁不安，面色灰白，取坐位，两腿下垂，大汗淋漓，皮肤湿冷，极重者可因脑缺氧而致神志模糊。听诊时两肺满布湿性啰音和哮鸣音，心尖部第一心音减弱，心率增快，同时有舒张早期奔马律，肺动脉瓣第二心音亢进。

AHF 的临床严重程度常用 Killip 分级：

Ⅰ级：无 AHF；Ⅱ级：AHF，肺部中下肺野湿性啰音，心脏奔马律，胸片见肺淤血；Ⅲ级：严重 AHF，严重肺水肿，双肺布满湿啰音；Ⅳ：心源性休克。

(四)诊断要点

根据患者典型症状与体征，如突发极度呼吸困难、咳粉红色泡沫痰，两肺满布湿性啰音和哮鸣音、心脏舒张期奔马律等一般即可诊断。

(五)抢救配合

1.体位

立即协助患者取坐位，双腿下垂，以减少静脉回流。

2.吸氧

在保证气道通畅的前提下，高流量(6～8L/min)鼻导管或面罩给氧，应用酒精(一般可用30%～50%)湿化，使肺泡内泡沫的表面张力降低而破裂，有利于改善肺泡通气。对于病情特别严重者应给予无创呼吸机正压通气(NIPPV)加压面罩给氧。上述措施无效时采取气管插管。

3.药物治疗

迅速建立静脉通路，遵医嘱正确用药。

(1)减少肺血容量，降低肺循环压力。

①吗啡：镇静，可减轻患者焦虑、躁动所带来的额外心脏负担，还可扩张小静脉和小动脉，减轻心脏前后负荷。可用 3～5mg 静脉注射，于 3 分钟内推完，必要时每间隔 15 分钟重复一次。年老体弱者应酌情减量或改为皮下或肌内注射。同时严密观察生命体征。

②快速利尿：呋塞米 20～40mg 静脉注射，于 2 分钟内推完，4 小时可重复 1 次。本药除利尿作用外，还有扩张静脉作用，有利于缓解肺水肿。

③血管扩张剂：根据病情选择硝普钠、硝酸甘油或酚妥拉明静脉滴注，并监测血压。应用硝普钠或硝酸甘油血管扩张剂时，需每 5～10 分钟监测血压一次，根据血压逐步增加剂量至目标剂量，使收缩压维持在 100mmHg 左右，病情控制后采取逐步减量、停药。不可突然停药，以免引起病情反跳。硝普钠含有氰化物，连续用药时间不宜超过 24 小时。

(2)增加心肌收缩力：

①西地兰：最适用于肺水肿伴有快速心房颤动，并已知有心室扩大伴左心室收缩功能不全者。首剂0.4～0.8mg，稀释后缓慢静脉注射，2 小时后酌情再给 0.2～0.4mg。急性心肌梗死发病 24 小时内患者不宜用洋地黄类药物。

②氨茶碱：具有平喘、强心、扩血管、利尿作用。常用 250mg 稀释后缓慢静脉注射，1～2 小时可重复一次。

③多巴胺、多巴酚丁胺:肺水肿伴有低血压,组织器官灌注不足时可选用。

4.其他治疗

激素可降低肺毛细血管通透性,减少渗出,常用地塞米松。仔细寻找并消除诱因,加强基本病因治疗。对于心源性休克,尤其是急性心梗合并肺水肿者,可采取主动脉内球囊反搏术增加心排血量,改善肺水肿。

第三节 稳定型心绞痛

一、概述

稳定型心绞痛亦称劳力性心绞痛,是在冠状动脉固定性严重狭窄基础上,由于心肌负荷的增加引起心肌急剧的、暂时的缺血缺氧的临床综合征。疼痛发作的程度、性质及诱发因素在数月内无明显变化。

二、病因

最基本的病因是冠状动脉粥样硬化引起血管腔狭窄或痉挛,心肌供血不足。

三、发病机制

稳定型心绞痛的发病机制主要为冠状动脉存在固定狭窄或部分闭塞的基础上发生需氧量的增加。当冠状动脉发生狭窄或部分闭塞时,扩张性减弱,血流量减少,对心肌的供血量相对比较固定,如心肌的血液供应减低到尚能应付心脏平时的需要,则休息时可无症状。在情绪激动、受寒、劳力、饱食等情况时,一旦心脏负荷突然增加,使心率增快、心肌张力和心肌收缩力增加等而致心肌氧耗量增加,而冠状动脉的供血却不能相应地增加以满足心肌对血液的需求时,就可引起心绞痛。

四、诊断

(一)临床表现

1.症状

心绞痛以发作性胸痛为主要临床表现,其疼痛的特点如下。

(1)部位:主要为胸骨体中上段之后,可波及心前区,范围约手掌大小,甚至横贯前胸,界限不很清楚。可放射至左肩、左臂内侧达无名指和小指,或至颈、咽或下颌部。

(2)性质:胸痛常为压迫、紧缩、发闷或烧灼痛,但不像刀扎或针刺样锐性痛,可有濒死感。有些患者仅有胸闷不适而无胸痛,存在个体差异。发作时,患者往往会被迫停止正在进行的活动,直至症状缓解。

(3)诱因：常因情绪激动、体力活动诱发，也可发生在饱食、寒冷刺激、心动过速、吸烟、低血压等情况。疼痛多发生于激动或劳力的当时而不是之后。

(4)持续时间：疼痛逐步加重，达到一定程度后再持续一段时间，至逐渐消失，一般持续几分钟至20分钟，多为3～5分钟，很少超过半小时。

(5)缓解方式：发作时，患者被迫终止原来的活动，经过休息后使疼痛缓解，或舌下含服硝酸甘油1～5分钟左右缓解。

2.体征

平常一般无异常体征。心绞痛发作的时候出现面色苍白、出汗、表情焦虑、血压升高、心率加快，有时心尖部可出现第四或第三心音奔马律。可有暂时性心尖部收缩期杂音，是乳头肌缺血致功能失调引起二尖瓣关闭不全引起。

(二)辅助检查

1.心电图

(1)静息时心电图约半数为正常，也可出现陈旧性心肌梗死的改变或非特异性ST段和T波异常。

(2)心绞痛发作时可出现暂时性心肌缺血引起的ST段压低(≥0.1mV)，发作后恢复。有时出现T波倒置，在平时T波倒置的患者，发作时T波可直立(“假性正常化”)。

(3)运动心电图及24小时动态心电图可明显提高心肌缺血性心电图的检出率。

2.实验室检查

血脂和血糖检查可了解冠心病的危险因素；胸痛明显者需查心肌损伤标志物包括心肌肌钙蛋白、肌酸激酶(CK)及同工酶(CK-MB)，以与ACS进行鉴别；查血常规显示有无贫血；必要时需检查甲状腺功能。

3.超声心动图

多数患者静息时超声心动图检查无异常。

4.多层螺旋CT冠状动脉成像(CTA)

有较高阴性预测价值，若未见狭窄，可不进行有创检查；但对狭窄程度的判断有一定限度，有严重狭窄仍需进一步有创冠状动脉造影。

5.冠状动脉造影

为有创检查，是目前诊断冠心病最准确的方法。

五、治疗

原则是避免诱发因素、改善冠状动脉血供、治疗动脉粥样硬化、预防心肌梗死、改善生存质量。

(1)一般治疗：发作时立刻休息，尽量避免诱发因素；调整饮食结构，戒烟限酒；调整日常生活与工作量，减轻精神负担，保持适当运动；治疗相关疾病。

(2)药物治疗

①抗心绞痛和抗缺血治疗：β受体拮抗剂、硝酸酯类、钙通道阻滞剂(CCB)、代谢类药物如

曲美他嗪。

②预防心肌梗死的药物：抗血小板治疗、调脂药物（他汀类药物）、血管紧张素转换酶抑制剂（ACEI）。

③中医中药：丹参滴丸、保心丸等。

（3）控制危险因素：控制血压、血糖等。

（4）PCI：已成为冠心病治疗的重要手段。

（5）冠状动脉旁路手术（CABG）：对于复杂的冠心病患者，尤其是左主干病变、多支血管病变合并心功能不全和糖尿病的患者，CABG 对缓解心绞痛和改善患者的生存有较好的效果。

（6）运动锻炼疗法。

六、护理

（一）护理评估

（1）身体评估

①一般状态：评估患者精神应激状态、体力活动、饮食状况。评估患者体重指数（BMI）、腰围、腹围。

②生命体征：评估患者体温、血压、脉搏、呼吸、意识、末梢循环情况等。

（2）病史评估：重点了解患者是否具有冠心病的危险因素，包括年龄、性别、工作性质、经济状况、家族史、既往史、生活方式、不良嗜好等因素；评估患者目前心绞痛发作的频次、诱因及发作时疼痛的部位、性质、持续时间、缓解方式、伴随症状、服药种类以及服药后反应；评估患者对疾病知识及诱因相关知识的掌握程度、合作程度、心理状况（如患者有无焦虑、抑郁等表现）。评估时，注意参考冠心病患者危险因素调查表、综合医院焦虑抑郁评估量表。

（3）评估患者的活动能力，判断患者发生跌倒、坠床、压疮的危险程度。

（二）护理措施

1.一般护理

（1）心绞痛发作时嘱患者立即停止活动，卧床休息，并密切观察。缓解期一般不需卧床休息。嘱患者尽量避免各种已知的可以避免的诱因。

（2）给氧。

（3）遵医嘱给予低盐、低脂、低胆固醇、高维生素的治疗饮食，注意少量多餐，并告知患者其治疗饮食的目的和作用。

（4）运动指导：建议稳定型心绞痛患者每天进行有氧运动 30 分钟，每周运动不少于 5 天。

2.病情观察

（1）观察患者疼痛的部位、性质、持续时间、生命体征，必要时给予心电监护。注意 24 小时更换电极片及粘贴位置，避免影响监测效果，减少粘胶过敏发生。按照护理级别要求按时记录各项指标参数，如有变化及时通知医生。

（2）心绞痛发作者遵医嘱给予药物治疗后，注意观察患者用药后反应。如需输液治疗，要保证输液管路通畅、按时观察输液泵工作状态，确保药液准确输注。观察穿刺部位，预防静脉炎及药物渗出。

(3)倾听患者主诉，注意观察患者胸痛改善情况。

(4)观察患者活动情况：根据患者的病情、活动能力制订合理的康复运动计划。

3.用药护理

(1)应用硝酸甘油时，应注意用法是否正确、胸痛症状是否改善；使用静脉制剂时，应遵医嘱严格控制输液速度，观察用药后反应，同时告知患者由于药物扩张血管会导致面部潮红、头部胀痛、心悸等不适，以解除患者顾虑。

(2)应用他汀类药物时，定期监测血清氨基转移酶及肌酸激酶等生化指标。

(3)应用阿司匹林时，建议饭后服用，以减少恶心、呕吐、上腹部不适或疼痛等胃肠道症状。观察患者是否出现皮疹、皮肤黏膜出血等不良反应，如发生及时通知医生。

(4)应用β受体拮抗剂时，监测患者心率、心律、血压变化。嘱患者在改变体位时动作应缓慢。

(5)应用低分子肝素等抗凝药物时，注意口腔、黏膜、皮肤、消化道等部位出血情况。

4.心理护理

心绞痛患者常反复发作胸痛，使其产生紧张不安或焦虑的情绪，而焦虑能增加交感神经兴奋性，增加心肌需氧量，加重心绞痛。所以应向患者做好解释，减轻患者的心理压力；建立良好的护患关系，给予心理支持。

5.健康教育

(1)饮食指导：向患者及家属讲解饮食的治疗原则为低盐、低脂、少食多餐，避免暴饮暴食。合理膳食，指导选择血糖指数较低、适量优质蛋白质、高纤维食物，以达到既维持全身营养供给，又不给心脏增加负担的目的。

(2)药物指导：心绞痛患者需要长期规律口服药治疗。患者在用药过程中需掌握各种药物的名称、作用、剂量，监测可能出现的不良反应等。如服硝酸甘油片后持续症状不缓解或近期心绞痛发作频繁，应警惕近期内发生心肌梗死的可能，及时就诊治疗。

(3)休息与运动指导：发病时应卧床休息，保持环境安静，防止不良刺激。病情稳定后根据年龄、体质、病情，指导患者适当运动。应多选择中小强度的有氧运动，如步行，慢跑，登楼梯、太极拳等，每次20～40分钟，要循序渐进，长期有规律锻炼。肥胖患者可根据自身情况适当增加活动次数。在运动中若出现心悸、头晕、无力、出冷汗等不适时应马上停止活动。

(4)定期复查：监测血压、血脂、心电图。

(5)预防并发症的指导：平时避免情绪激动、寒冷刺激、劳累、便秘、饱餐等诱因；养成良好的作息习惯，戒烟限酒；平时适当锻炼是预防疾病复发及并发症的重要方法。

第四节 心律失常

一、窦性心律失常

心脏的正常起搏点位于窦房结，其冲动产生的频率是 60～100 次/min，产生的心律称为窦性心律。心电图特征 P 波在Ⅰ、Ⅱ、aVF 导联直立，aVR 导联倒置，P-R 间期 0.12～0.20 秒。窦性心律的频率因年龄、性别、体力活动等不同有显著的差异。

（一）窦性心动过速

成人窦性心律 100～150 次/min，偶有高达 200 次/min，称窦性心动过速。窦性心动过速通常逐渐开始与终止。刺激迷走神经可以使其频率减慢，但刺激停止有加速原来的水平。

1.病因

多数属生理现象，健康人常在吸烟，饮茶、咖啡、酒，剧烈运动或情绪激动等情况下发生。在某些病时也可发生，如发热、甲状腺功能亢进、贫血、心肌缺血、心力衰竭、休克等。应用肾上腺素、阿托品等药物亦常引起窦性心动过速。

2.心电图特征

窦性 P 波规律出现，频率＞100 次/min，P-P 间期＜0.6s。

3.治疗原则

一般不需特殊治疗。祛除诱发因素和针对原发病做相应处理。必要时可应用 β 受体阻滞药如美托洛尔，减慢心率。

（二）窦性心动过缓

成人窦性心律频率＜60 次/min，称窦性心动过缓。常同时伴发窦性心律不齐（不同 P-P 间期的差异＞0.12s）。

1.病因

多见于健康的青年人、运动员、睡眠状态，为迷走神经张力增高所致。亦可见于颅内压增高、器质性心脏病、严重缺氧、甲状腺功能减退、阻塞性黄疸等。服用抗心律失常药物如 β 受体阻滞药、胺碘酮、钙通道阻滞药和洋地黄过量等也可发生。

2.心电图特征

窦性 P 波规律出现，频率＜60 次/min，P-P 间期＞1s。

3.临床表现

一般无自觉症状，当心率过分缓慢，出现心排血量不足，可出现胸闷、头晕，甚至晕厥等症状。

4.治疗原则

窦性心动过缓一般无症状，也不需治疗；病理性心动过缓应针对病因采取相应治疗措施。如因心率过慢而出现症状者则可用阿托品、异丙肾上腺素等药物，但不宜长期使用。症状不能缓解者可考虑心脏起搏治疗。

（三）病态窦房结功能综合征

病态窦房结功能综合征，简称病窦综合征，是由于窦房结的病变导致功能减退，出现多种心律失常的表现。病窦综合征常合并心房自律性异常，部分患者可有房室传导功能障碍。

1.病因

某些疾病如甲状腺功能亢进、伤寒、布氏杆菌病、淀粉样变、硬化与退行性变等，在病程中损害了窦房结，导致窦房结起搏和传导功能障碍；窦房结周围神经和心房肌的病变，减少窦房结的血液供应，影响其功能；迷走神经张力增高、某些抗心律失常药物抑制窦房结功能，亦可导致窦房结功能障碍。

2.心电图特征

主要表现为：①非药物引起的持续的窦性心动过缓，心率＜50 次/min；②窦性停搏与窦房传导阻滞；③窦房传导阻滞与房室传导阻滞同时并存；④心动过缓与房性快速心律失常交替发作。

其他表现还可为：①心房颤动患者自行心室率减慢或发作前后有心动过缓和（或）一度房室传导阻滞；②房室交界区性逸搏心律。

3.临床表现

发作性头晕、黑矇、乏力，严重者可出现晕厥等，与心动过缓有关的心、脑血管供血不足的症状。有心动过速症状者，还可有心悸、心绞痛等症状。

4.治疗原则

对于无心动过缓有关供血不足的症状患者，不必治疗，定期随访，对于有症状的患者，应用起搏器治疗。心动过缓-心动过速综合征患者应用起搏器后，仍有心动过速症状，可应用抗心律失常药物，但避免单独使用抗心律失常药物，以免加重心动过缓症状。

二、期前收缩

根据异位起搏点部位的不同，期前收缩可分为房性、房室交界区性和室性期前收缩。期前收缩起源于一个异位起搏点，称为单源性，起源于多个异位起搏点，称为多源性。

临床上将偶尔出现期前收缩称偶发性期前收缩，但期前收缩每分钟＞5 个称频发性期前收缩。如每一个窦性搏动后出现一个期前收缩，称为二联律；每两个窦性搏动后出现一个期前收缩，称为三联律；每一个窦性搏动后出现两个期前收缩，称为成对期前收缩。

（一）病因

各种器质性心脏病如冠心病、心肌炎、心肌病、风湿性心脏病、二尖瓣脱垂等可引起期前收缩。电解质紊乱、应用某些药物亦可引起期前收缩。另外，健康人在过度劳累、情绪激动、大量吸烟饮酒、饮浓茶、进食咖啡因等可引起期前收缩。

（二）心电图特征

1.房性期前收缩

P 波提早出现，其形态与窦性 P 波不同，P-R 间期＞0.12s，QRS 波群形态与正常窦性心律的 QRS 波群相同，期前收缩后有不完全代偿间歇。

2.房室交界性期前收缩

提前出现的 QRS 波群,其形态与窦性心律相同;P 波为逆行型(在Ⅱ、Ⅲ、aVF 导联中倒置)出现在 QRS 波群前,P-R 间期<0.12s。或出现在 QRS 波后,R-P 间期<0.20s。也可出现在 QRS 波之中。期前收缩后大多有完全代偿间歇。

3.室性期前收缩

QRS 波群提前出现,形态宽大畸形,QRS 时限>12s,与前一个 P 波无相关;T 波常与 QRS 波群的主波方向相反;期前收缩后有完全代偿间歇。

(三)临床表现

偶发期前收缩大多无症状,可有心悸或感到 1 次心搏加重或有心搏暂停感。频发期前收缩使心排血量降低,引起乏力、头晕、胸闷等。

脉搏检查可有脉搏不齐,有时期前收缩本身的脉搏减弱。听诊呈心律失常,期前收缩的第一心音常增强,第二心音相对减弱甚至消失。

(四)治疗原则

1.病因治疗

积极治疗病因,消除诱因。如改善心肌供血,控制炎症,纠正电解质紊乱,防止情绪紧张和过度疲劳。

2.对症治疗

偶发期前收缩无重要临床意义,不需特殊治疗,亦可用小量镇静药或β受体阻滞药;对症状明显、呈联律的期前收缩需应用抗心律失常药物治疗,如频发房性、交界区性期前收缩常选用维拉帕米、β受体阻滞药等;室性期前收缩常选用利多卡因、美西律、胺碘酮等;洋地黄中毒引起的室性期前收缩应立即停用洋地黄,并给予钾盐和苯妥英钠治疗。

三、阵发性心动过速

阵发性心动过速是指阵发性、快速而规则的异位心律,由 3 个以上包括 3 个连续发生的期前收缩形成。根据异位起搏点部位的不同,可分为房性、交界区性和室性三种,房性与交界区性心动过速有时难以区别,故统称为室上性心动过速,简称室上速。阵发性室性心动过速简称室速。

(一)病因

1.室上速病因

常见于无器质性心脏病的正常人,也可见于各种心脏病患者,如冠心病、高血压、风心病、甲状腺功能亢进、洋地黄中毒等患者。

2.室速病因

多见于器质性心脏病患者,最常见于冠心病急性心肌梗死,其他如心肌病、心肌炎、风湿性心脏病、电解质紊乱、洋地黄中毒、Q-T 延长综合征、药物中毒等。

(二)心电图特征

1.室上速心电图特征

连续 3 次或以上快而规则的房性或交界区性期前收缩(QRS 波群形态正常),频率为 150~250 次/min,P 波为逆行性(Ⅱ、Ⅲ、aVF 导联倒置),常埋藏于 QRS 波群内或位于其终末部分,与

QRS 波群保持恒定关系，但不易分辨。

2.室速心电图特征

连续 3 次或 3 次以上室性期前收缩；QRS 波形态畸形，时限＞0.12s，有继发性 ST-T 改变，T 波常与 QRS 波群主波方向相反；心室率 140～220 次/min，心律可以稍不规则；一般情况下 P 波与 QRS 波群无关，形成房室分离；常可见到心室夺获或室性融合波，是诊断室速的最重要依据。

（三）临床表现

1.室上速临床表现特点

心率快而规则，常达 150～250 次/min。突发突止，持续数秒、数小时甚至数日不等。发作时患者可有心悸、胸闷、乏力、头晕、心绞痛，甚至发生心力衰竭、休克。症状轻重取决于发作时的心率及持续时间。

2.室速临床表现特点

发作时临床症状轻重可因发作时心率、持续时间、原有心脏病变而各有不同。非持续性室速（发作持续时间少于 30 秒，能自行终止）患者，可无症状；持续性室速（发作持续时间长于 30 秒，不能自行终止）由于快速心率及心房、心室收缩不协调而致心排血量降低，血流动力学明显障碍，心肌缺血，可出现呼吸困难、心绞痛、血压下降、晕厥、少尿、休克甚至猝死。听诊心率增快 140～220 次/min，心律可有轻度失常，第一心音强弱不一。

（四）治疗原则

1.室上速治疗

发作时间短暂，可自行停止者，不需特殊治疗。

持续发作几分钟以上或原有心脏病患者应采取：①刺激迷走神经的方法：刺激咽部引起呕吐反射、Valsalva 动作（深吸气后屏气，再用力做呼气动作）、按压颈动脉窦、将面部浸没于冰水中等。②抗心律失常药物：首选维拉帕米，其他可选用艾司洛尔、普罗帕酮等药物。③对于合并心力衰竭的患者，洋地黄可作首选药物，毛花苷 C 静脉注射。但其他患者洋地黄目前已少用。④应用升压药物：常用间羟胺、去甲肾上腺素等。

对于药物效果不好患者可采用食管心房起搏，效果不佳可采用同步直流电复律术。

对于症状重、频繁发作、用药物效果不好的患者，可应用经导管射频消融术进行治疗。

2.室速治疗

无器质性心脏病患者非持续性室速，又无症状者，无需治疗。

持续性发作时治疗首选利多卡因静脉注射，首次剂量为 50～100mg，必要时 5～10 分钟后重复。发作控制后应继续用利多卡因静脉滴注维持 24～48 小时，维持量 1～4mg/min 防止复发。其他药物有普罗帕酮、索他洛尔、普鲁卡因胺、苯妥英钠、胺碘酮、溴苄胺等。

如应用药物无效或患者已出现低血压、休克、心绞痛、出血性心力衰竭、脑血流灌注不足时，可用同步直流电复律。洋地黄中毒引起的室速，不宜应用电复律。

四、扑动与颤动

当异位搏动的频率超过阵发性心动过速的范围时，形成的心律称为扑动或颤动。可分为心房扑动(简称房扑)、心房颤动(简称房颤)、心室扑动(简称室扑)、心室颤动(简称室颤)。房颤是仅次于期前收缩的常见心律失常,比房扑多见,是心力衰竭最常见的诱因之一。室扑、室颤是极危重的心律失常。

(一)房扑与房颤

心房内产生极快的冲动,心房内心肌纤维极不协调地乱颤,心房丧失有效的收缩,心排血量比窦性心律减少 25%以上。

1.病因

房扑、房颤病因基本相同,常发生于器质性心脏病患者,如风湿性心瓣膜病、冠心病、高血压性心脏病、甲状腺功能亢进、心力衰竭、心肌病等。也可发生于健康人情绪激动、手术后、急性酒精中毒、运动后。

2.心电图特征

(1)房扑心电图特点:P 波消失,呈规律的锯齿状扑动波(F 波),心房率 250～350 次/min,F 波与 QRS 波群成某种固定的比例,最常见的比例为 2∶1 房室传导,心室率规则或不规则,取决于房室传导比例,QRS 波群形态一般正常,伴有室内差异性传导或原有束支传导阻滞者 QRS 波群可宽大变形。

(2)房颤心电图特点:为窦性 P 波消失,代之以大小形态及规律不一的 F 波,频率 350～600 次/min,R-R 间期完全不规则,心室率极不规则,通常在 100～160 次/min。QRS 波群形态一般正常,伴有室内差异性传导或原有束支传导阻滞者 QRS 波群可宽大变形。

3.临床表现

房扑与房颤的临床症状取决于心室率的快慢,如心室率不快者可无任何症状。房颤心室率<150 次/min,患者可有心悸、气促、心前区不适等症状,心室率极快者>150 次/min,可因心排血量降低而发生晕厥、急性肺水肿、心绞痛或休克。持久性房颤,易形成左心房附壁血栓,若脱落可引起动脉栓塞。

房颤心脏听诊第一心音强弱不一致,心律绝对不规则。脉搏表现为快慢不均,强弱不等,发生脉搏短绌现象。

房扑心室率如极快,可诱发心绞痛和心力衰竭。

4.治疗原则

(1)房扑治疗:针对原发病进行治疗。应用同步直流电复律术转复房扑是最有效的方法。普罗帕酮、胺碘酮对转复、预防房扑复发有一定疗效。洋地黄类制剂是控制心室率首选药物,钙通道阻滞药对控制心室率亦有效。部分患者可行导管消融术治疗。

(2)房颤治疗:积极查出房颤的原发病及诱发原因,并给予相应的处理。急性期应首选电复律治疗。心室率不快,发作时间短暂者无需特殊治疗;如心率快,且发作时间长,可用洋地黄减慢心室率,维拉帕米、地尔硫䓬等药物终止房颤。对持续性房颤患者,如有恢复正常窦性心律指征时,可用同步直流电复律或药物复律。也可应用经导管射频消融进行治疗。

(二)室扑与室颤

心室内心肌纤维发生快而微弱的,不协调的乱颤,心室完全丧失射血能力,是最严重的心律失常,相当于心室停搏。

1.病因

急性心肌梗死是最常见病因，洋地黄中毒、严重低血钾、心脏手术、电击伤以及胺碘酮、奎尼丁中毒等也可引起。是器质性心脏病和其他疾病危重患者临终前发生的心律失常。

2.临床表现

室颤一旦发生，表现为迅速意识丧失、抽搐、发绀，继而呼吸停止，瞳孔散大甚至死亡。查体心音消失、脉搏触不到，血压测不到。

3.心电图特征

(1)室扑心电图特征：QRS-T 波群消失，带之以相对规律均齐的快速大幅波动，频率为 150～300 次/min。

(2)室颤心电图特征：QRS 波群与 T 波消失，呈完全无规则的波浪状曲线，形状、频率、振幅高低各异。

4.治疗原则

室颤可致心搏骤停，一旦发生立即做非同步直流电除颤，同时胸外心脏按压及人工呼吸，保持呼吸道通畅，迅速建立静脉通路，给予复苏和抗心律失常药物等抢救措施。

五、房室传导阻滞

房室传导阻滞是指由于生理或病理的原因，窦房结的冲动经心房传至心室的过程中，房室交界区出现部分或完全的传导阻滞。按阻滞的严重程度可将传导阻滞分三度：一度、二度为不完全性房室传导阻滞。三度为完全性传导阻滞，所有冲动都不能传导至心室。

(一)病因

(1)正常人或运动员可发生莫氏Ⅰ型(文氏型)房室阻滞，夜间多见，与迷走神经张力增高有关。

(2)器质性心脏病：是房室传导阻滞最常见的病因，如高血压性心脏病、冠心病、心脏瓣膜病。

(3)其他：心脏手术、电解质紊乱、药物中毒、甲状腺功能低下等都是房室阻滞的病因。

(二)心电图特征

1.一度房室传导阻滞

一度房室传导阻滞仅有房室传导时间的延长，时间＞0.20s，无 QRS 波群脱落。

2.二度房室传导阻滞

(1)Ⅰ型：又名文氏阻滞，较常见，极少发展为三度房室传导阻滞。心电图表现为：①P-R 间期进行性延长，直至一个 P 波受阻不能下传心室；②包含受阻 P 波在内的 R-R 间期小于正常窦性 P-P 间期的两倍；③QRS 波群大多正常。最常见的房室传导比例为 3∶3 或 5∶4。

(2)Ⅱ型：又称莫氏现象，易转变成三度房室传导阻滞。心电图特征为：①下传的搏动中，P-R 间期固定不变，时限可正常亦可延长；②有间歇性 QRS 波群脱落，常呈 2∶1 或 3∶1；③QRS波形态正常，则阻滞可能位于房室结内。

PR 间期逐渐延长，直至 P 波后的 QRS 波脱落，出现长间歇，为文氏型传导阻滞。P 波规律出现，PR 间期固定，P 波与 QRS 波之比为 2∶1～3∶2，为莫氏Ⅱ型房室传导阻滞。

3.三度房室传导阻滞

心电图特征为：①心房和心室的激动各自独立，互不相关；②心房率快于心室率，心房冲动来自窦房结或异位心房节律；③心室起搏点通常在阻滞部位以下，如为希氏束及其近邻，则频率 40～60 次/min，QRS 波正常；如位于室内传导系统的远端，则心室率在 40 次/min 以下，QRS 波增宽。

（三）临床表现

一度房室传导阻滞的患者常无症状。二度房室传导阻滞可有心悸，也可无症状。三度房室阻滞的症状取决于心室率快慢与原发病变，可有疲倦、乏力、头晕，甚至晕厥、心肌缺血和心力衰竭的表现。突发的三度房室传导阻滞常因心室率过慢导致急性脑缺血，患者可出现意识丧失，甚至抽搐等症状，称为阿-斯综合征，严重者可发生猝死。

听诊时，一度房室传导阻滞可有第一心音减弱；二度房室传导阻滞文氏型可有第一心音逐渐减弱，并有心搏脱落；莫氏型有间歇性心搏脱落，但第一心音强度恒定。三度房室传导阻滞的第一心音强度经常变化，可闻及大炮音，心率多在 40～60 次/min，伴有低血压。

（四）治疗

针对不同病因、不同阻滞程度及症状轻重进行不同的治疗。

1.一度与二度Ⅰ型房室阻滞

心室率不太慢，故无需特殊治疗。

2.二度Ⅱ型与三度房室阻滞

心室率显著减慢，伴有明显症状与血流动力学障碍，甚至出现阿-斯综合征，应及时提高心室率。

（1）药物治疗：阿托品（0.5～2.0mg，静脉注射），适用于房室结阻滞的患者。异丙肾上腺素（1～4μg/min，静脉滴注）适用于任何部位的房室阻滞，但急性心肌梗死患者易产生严重室性心律失常，故此类患者应慎用。上述药物不应长期使用。

（2）心脏起搏治疗：心室率低于 40 次/min，症状严重，特别是有阿-斯综合征发作者，应首选临时或埋藏式心脏起搏治疗。

六、心律失常的护理

（一）常用的护理诊断/问题

1.活动无耐力

与严重心律失常导致心排血量减少有关。

2.恐惧

与心律失常反复发作引起的心悸、心跳停跳感有关。

3.有受伤的危险

与心律失常引起的头晕或晕厥有关。

4.潜在并发症

心绞痛、阿斯综合征、猝死。

(二)护理措施

1.病情观察

(1)监测生命体征:心律失常多发生突然,变化迅速,严重者可诱发休克、心绞痛、心肌梗死,甚至导致患者猝死,故应密切观察病情变化。①仔细检查心率和节律:对于房颤患者,应同时测量心率和脉搏。②密切监测血压变化:严重心律失常可致心源性休克,如患者收缩压低于80mmHg,脉压小于20mmHg,脉搏细速,面色苍白,四肢发凉、青紫,烦躁,尿少等,应按休克处理。③密切观察是否发生室颤及停搏:一旦发现患者意识丧失、抽搐、心音及大动脉搏动消失、血压测不到、呼吸停止等表现,应立即进行CPR抢救,进行心脏按压、人工呼吸等。

(2)熟悉心电监护性能:对严重心律失常患者进行心电监护,密切关注是否存在危险的先兆,如频发的、多源性、成联律的室性期前收缩,RonT现象,阵发性室上性心动过速,二度Ⅱ型房室传导阻滞;是否存在随时有猝死危险的严重心律失常,如室性心动过速、心室颤动、三度房室传导阻滞等。一旦发现,应及时报告医师,做出紧急处理。

2.生活护理

(1)充分休息:①保持环境安静,限制探视,减少不良刺激。②保证患者充足的休息时间和睡眠,严重心律失常患者应绝对卧床休息,减少心肌耗氧量和交感神经兴奋性;对无器质性心脏病的心律失常患者,应鼓励其正常工作和生活,但应避免过劳。③患者外出或上厕所时应有人陪伴、扶持,以防止患者摔倒、受伤。

(2)减少诱因:①保持大便通畅。②戒烟、限酒,不饮浓茶、咖啡等兴奋饮料。③给予高维生素、高蛋白、低脂、低钠饮食,不宜过饱。

3.用药护理

(1)遵医嘱使用抗心律失常药物:严格掌握其适应证,并密切观察心律变化,监测电解质。口服药物要定时定量,静脉给药要注意浓度及速度,如腺苷需弹丸式快速注射,避免失效,其他多数抗心律失常药需要缓慢注射。

(2)密切观察药物疗效及不良反应:用药后要观察患者的心率、节律、脉搏、血压及药物不良反应。因抗心律失常药物一般都有致心律失常作用,因此用药后需密切观察是否出现新的心律失常或原有心律失常加重。常用抗心律失常药物的不良反应如下:①利多卡因如剂量过大,可引起头晕、眩晕、意识模糊、抽搐和呼吸抑制、心脏停搏等,静脉注射1小时内的总量不得超过300mg。②苯妥英钠用药期间应注意白细胞变化。此外静脉注射时勿将药物注射到皮下,以免组织坏死。③胺碘酮致心律失常很少发生,偶可致心动过缓;最严重的不良反应是肺纤维化,需定期查胸片;可致转氨酶升高,定期查肝功能;因含碘,长期应用应定期查甲状腺功能。④维拉帕米可致血压下降、心动过缓等。

4.备好急救药物和设备

(1)一旦发生严重心律失常,立即吸氧;快速建立至少两条静脉通道;准备好急救药物(如苯妥英钠、利多卡因、阿托品、异丙肾上腺素等)及除颤器、临时起搏器等。

(2)当阵发性室上速、持续性室性心动过速、心房颤动等导致血压降低、心衰、休克等发生且药物使用无效时,尽快协助医生实施同步电复律。

(3)对发生室颤者,即使当时无医师在场,护士也应立即使用除颤器为患者施行非同步直流电除颤或胸外心脏按压。

(4)窦性停搏、二度Ⅱ型传导阻滞和三度传导阻滞出现严重的循环障碍时,协助医生做好安置临时起搏器的准备。

5.心理护理

鼓励患者说出自己的心理感受,给予耐心的解释、安慰,消除患者的焦虑与恐惧心理;加强床边巡视,以增加患者的安全感。

(三)健康指导

(1)积极防治原发疾病,避免各种诱因如发热、疼痛、寒冷、饮食不当等,向患者及家属讲解心律失常的基本知识,重点是病因、诱因及预防知识。

(2)适当地休息与活动,注意生活规律、情绪稳定、劳逸结合,戒烟、酒、咖啡、浓茶。

(3)指导患者选择高蛋白、高维生素饮食,多食蔬菜、水果、低脂、低盐饮食,少量多餐,避免饱食、刺激性饮料、吸烟、酗酒等因素,保持大便通畅。

(4)指导患者及家属的应急措施,如教会家属 CPR,告知阵发性室上速患者物理兴奋迷走神经的方法。

(5)教会患者自测脉搏和听心律的方法,每天至少 1 次,每次 1 分钟,向患者及家属阐明按医嘱服药的重要性,让患者认识到服药的重要性,不可自行减量或撤换药,如有不良反应要及时就医。高危的慢性房颤的患者应坚持服用抗凝药物,观察有无出血的不良反应。

(6)注意安全。有晕厥史的患者应避免从事高危险性工作,安装起搏器患者应随身携带诊断卡及急救药物。

第三章 消化系统疾病护理

第一节 急性上消化道出血

上消化道出血是指十二指肠悬韧带(Treitz 韧带,屈氏韧带)以上的消化道,包括食管、胃、十二指肠或胰、胆等病变引起的出血。大量出血是指在数小时内失血量超出 1000mL 或循环血容量的 20%,其临床主要表现为呕血和(或)黑粪,往往伴有血容量减少引起的急性周围循环衰竭,是常见的急症,病死率高达 8%～13.7%。

导致上消化道出血的病因很多,常见的有消化性溃疡、食管-胃底静脉曲张、急性胃黏膜损伤和胃癌等。

一、诊断

1.症状

(1)呕血和(或)黑粪是上消化道出血的特征性表现。出血部位在幽门以上者常有呕血和黑粪,在幽门以下者可仅表现为黑粪。

(2)失血性周围循环衰竭:出血量 400mL 以内可无症状,出血量中等可引起贫血或进行性贫血、头晕、软弱无力,突然起立可产生晕厥、口渴、肢体冷感及血压偏低等。大量出血达全身血量 30%～50%即可产生休克,表现为烦躁不安或神志不清、面色苍白、四肢湿冷、口唇发绀、呼吸困难、血压下降至难以测出、脉压差缩小及脉搏快而弱等,若处理不当,可导致死亡。

(3)氮质血症。

(4)急性大出血后均有失血性贫血,出血早期,血红蛋白浓度、红细胞计数及红细胞比容可无明显变化,一般需要经 3～4 小时或以上才出现贫血。上消化道大出血 2～5 小时,白细胞计数可明显升高,止血后 2～3 天才恢复正常。但肝硬化和脾功能亢进者,则白细胞计数可不增高。

(5)发热:中度或大量出血病例,于 24 小时内发热,多在 38.5℃以下,持续数日至一周不等。

(6)出血情况:重点了解呕血时间、次数、数量、血色,何时发现柏油样便、排便次数及排出量,以估计出血速度及出血量。

2.实验室检查

血、尿常规,急性出血后白细胞计数常增高,如增高不明显甚至降低,可见于肝硬化。肝功能检查异常，有助于肝硬化诊断。出血后短期内血胆红素增高，考虑胆道出血、肝硬化、壶腹部肿瘤的可能。

3.辅助检查

(1)纤维或电子胃镜检查：急诊检查可直接观察食管、胃、十二指肠病变性质及出血情况，同时可经内镜紧急止血治疗。

(2)选择性动脉造影：在出血期进行股动脉插管行腹腔动脉、肠系膜上动脉造影，有助于明确出血部位。活动性出血每分钟超过 0.5mL，造影即可显示。

(3)X 线钡餐检查：出血停止后行钡餐检查，有助于明确上消化道病变部位。

二、急救与治疗

1.急救措施

对出血性休克采取抢救措施，建立良好的静脉输液通道，输注平衡盐液、生理盐水、血浆代用品等，同时做血型鉴定，交叉配血，准备输血。经输血、补液后，使血压稳定在 13.3kPa (100mmHg)，脉率在 100 次/min 以下，最好保持血红蛋白在 90～100g/L。

2.止血措施

(1)药物治疗

①近年来治疗消化性溃疡疗效最好的药物是质子泵抑制剂奥美拉唑，H_2 受体拮抗剂西咪替丁或雷尼替丁，雷尼替丁在基层医院亦较常用。上述三种药物用药 3～5 日血止后皆改为口服。对消化性溃疡和糜烂性胃炎出血，可用去甲肾上腺素 8mg 加入冰盐水 100mL 口服或作鼻胃管滴注，也可使用凝血酶口服应用。凝血酶需临床用时新鲜配制，且服药同时给予 H_2 受体拮抗剂或奥美拉唑以便使药物得以发挥作用。

②食管-胃底静脉曲张破裂出血时，垂体后叶素是常用药物，但作用时间短，主张小剂量用药。患高血压病、冠心病或孕妇不宜使用。有主张同时舌下含硝酸甘油或硝酸异山梨醇酯。也有采用生长抑素，对上消化道出血的止血效果较好。短期使用几乎没有严重不良反应，但价格较贵。

(2)内镜局部止血：经内镜对出血灶喷洒止血药，如凝血酶、孟氏液、去甲肾上腺素液或经内镜行电凝止血。对食管静脉曲张破裂出血，可经内镜注射血管硬化剂或采用套扎器结扎曲张静脉止血。

(3)三腔气囊管压迫出血：适用于食管-胃底曲张静脉破裂出血者。

3.病因治疗

(1)胃、十二指肠溃疡出血：年轻人急性溃疡经对症治疗多可好转。下述情况经积极治疗后应争取早期手术：①出血后迅速出现休克或反复呕血，内科治疗无效；②年龄在 50 岁以上伴动脉硬化者；③合并穿孔、幽门梗阻者；④较大溃疡出血，有溃疡恶变可能者。

(2)门静脉高压引起的大出血：视肝脏功能情况决定处理方法。肝功能差的，宜采用三腔二囊管压迫止血或采用内镜硬化、套扎治疗；肝功能好的可采用手术治疗，如贲门胃底周围血管离断术或分流手术以及经颈内静脉肝内门体分流术。

(3)消化道肿瘤所致:纠正全身情况后尽早手术。

(4)肝内胆道出血:多数可经内科治疗止血,如反复出血,可采用选择性动脉造影明确出血部位,采取栓堵止血或手术治疗。

(5)对出血部位不明的上消化道出血:在积极处理后仍有出血,可行选择性动脉造影。血压、脉搏仍不稳定,应考虑手术探查,明确原因,有效止血。

三、护理

1.护理目标

(1)保持呼吸道通畅,防止窒息。

(2)保障快速补充血容量,维护血流动力学稳定,抢救生命。

(3)保障及时应用止血药物。

(4)保障三腔二囊管压迫止血安全、有效。

(5)维护患者舒适。

2.护理措施

(1)保持呼吸道通畅,防止窒息:发现卧床患者发生大呕血时,立即帮助其取头高侧卧位,患者取俯卧位呕吐时用手托扶其前额,防止大量血液涌入鼻腔或气道导致窒息。必要时用吸引器及时清除呼吸道、口、鼻咽部的呕吐物和血液。

(2)维护血流动力学和生命体征稳定:①建立有效的静脉通道:立即穿刺体表大静脉,开通2条静脉通道,连接三通接头。根据医嘱输注晶体液生理盐水、林格液等来进行最初的容量补充,同时送血标本检验血型、交叉配血等。待静脉充盈后在近端行留置针穿刺,多条通路补液,有休克者中心静脉置管,尽快补充血容量,纠正低血压休克。输液、输血速度开始要快,待血压回升后,根据血压、中心静脉压、尿量和患者心肺功能而定。大量输血前应加温使低温库存血接近体温时再输入,防止快速大量输入导致患者寒战等不良反应。输液、输血时保持通畅,管道连接处连接紧密,防止脱落。意识不清躁动者应安全约束,防止拔管。②呕血暂停后,嘱患者绝对安静卧床休息,严禁自行下床以防晕厥。给予吸氧,禁饮食。休克患者平卧位,下肢抬高30°。③监测患者血压、心率、呼吸等生命体征,老年或休克患者进行心电监护、中心静脉压测定。密切观察患者表情、意识、皮肤色泽、温度与湿度。留置导尿,记录24小时出入量和每小时出入量。遵医嘱定期抽取标本检测血红蛋白、红细胞、白细胞、血小板计数、肝肾功能、电解质及血氨分析等。④正确估计和记录出血量(呕血及便血)。

一般出现临床症状时失血已超过500mL;超过1000mL的失血导致血压下降和脉速,如由仰卧位到直立位时,收缩压可下降10～20mmHg,脉搏增加20次/min或更多;超过2000mL的急性出血常表现为临床休克,患者烦躁不安、面色苍白、脉搏细速,冷汗,收缩压低于90mmHg。

(3)三腔两囊管(以下简称三腔管)压迫止血的护理:对出血病因明确,肝硬化门脉高压致食管-胃底静脉曲张破裂出血者,护士要做好三腔管压迫止血的物品准备,加强护理与观察,保障疗效,杜绝因护理不当而造成的危害和意外。①检查气囊是否完好,有无漏气、偏心。置管后妥善固定，导管贴近鼻翼处要以脱脂棉衬垫，避免压伤局部皮肤。标记刻度，注意检查胃囊及食管囊压力，一般胃囊压力 37～45mmHg，食管囊压力 22.5～30mmHg。每 12 小时放气 10 分钟，防止黏膜压迫坏死。抢救车上备剪刀，以备在胃囊意外滑出时迅速剪断胃管放气，防止堵塞咽喉引起窒息或造成急性食管损伤等意外危险。②观察止血效果。置管后定时抽胃内容物，必要时用生理盐水加止血药灌洗，观察抽出液的颜色，判断止血效果。连续抽出鲜血者，表明止血效果不好，应及时报告医生处理，可增加气囊气量。③保持口腔清洁，每日口腔护理 3 次。及时吸尽咽喉分泌物，防止吸入性肺炎。三腔管放置时间不宜超过 48 小时，否则食管、胃底受压迫时间过长发生溃烂、坏死。患者翻身、大小便等活动后注意检查三腔管有无脱出或移位。④如出血已停止，可先排空食管气囊，后排空胃气囊，再观察 12～16 小时，如再出血可随时再次压迫止血。拔管前，先给患者口服石蜡油 15～20mL，然后缓慢慢将管拔出，擦拭面部，帮助患者漱口。

(4)止血药物的应用及护理：①静脉用药：制酸剂应现配现用，保证疗效，使胃内 pH>6 为最佳止血效果；垂体后叶素常用于食管-胃底静脉曲张破裂出血，应用时应逐步调整剂量，剂量过大可导致头痛、腹痛、排便次数增加，也可引起心肌缺血诱发心肌梗死等。输液时要加强巡视，并严防药液外渗导致皮肤坏死，一旦发生渗出，立即给予局部封闭治疗；常用降门静脉压的药物善宁、生长抑素，因半衰期短，中断 5 分钟后即需要再次给予冲击量，因此需用输液泵匀速泵入，防止中断，以免影响疗效和增加患者费用。该类药物用药速度过快、浓度过大可引起恶心、呕吐，诱发再次出血。②胃管用药冰盐水洗胃或注入孟氏液、凝血酶等止血药物，注意防止呛咳、误吸和窒息。

(5)药物治疗无效时，配合医生做好急诊内镜治疗和手术准备：①术前向患者及家属做好解释工作，讲明胃镜下止血的必要性及可能出现的问题。询问患者药物过敏史。舌咽部黏膜麻醉，用丁卡因喷咽喉部 2～3 次。②术中配合准备冰生理盐水 50～60mL 加去甲肾上腺素 6mg、凝血酶 2000U 加冰生理盐水 20mL，用于经内镜注入胃内。介入治疗过程中，随时严密观察病情，注意生命体征变化。③术后护理术后应继续观察出血情况。用生理盐水漱口，清洁口腔，去除口腔内积血及麻醉药，防止误吸入气管。禁食、禁饮 2 小时，防止因口咽部感觉迟钝导致呛咳。2 小时后若病情平稳，可进温凉流质饮食。若病情严重则禁食 24～72 小时。

(6)预防感染并发症：严格无菌技术操作，中心静脉置管处每日用碘伏消毒、更换无菌敷料，观察局部有无红肿、渗液等。每日更换输液器和三通接头；意识不清者，每 2 小时翻身 1 次，防止皮肤损伤，翻身时注意防止胃管等脱出。

(7)维护患者舒适：呕血后帮助患者漱口或做口腔护理，擦净皮肤、地面的血迹，更换被服，及时倾倒容器内的污物，病室通风，保持空气清洁、无异味。帮助患者取舒适的治疗体位。抢救过程中要保持安静，操作准确、轻巧，尽量减少患者痛苦。

(8)心理护理：消化道大出血患者见到排出大量鲜血会产生紧张、恐惧心理，不利于止血和休克的治疗。护士要陪伴、安抚和支持患者。尽快清除血迹，避免不良刺激。实施检查治疗前，向患者说明目的、过程、配合要点等，尽量减轻因强烈的不确定感带来的恐惧。

第二节　肝性脑病

肝性脑病又称为肝昏迷或门体脑病。它是指发生在严重肝脏疾病伴有肝功能失调或障碍或各种原因导致的门脉高压伴广泛门体分流的基础上出现的一系列中枢神经功能失调综合征，主要表现为意识障碍、行为失常和昏迷。

一、病因和诱因

引起肝性脑病的常见病因分为以下几种：

1.急性肝性肝功能衰竭

如暴发性、重症各种病毒性肝炎、药物性肝炎、化学药品(如四氯化碳或毒蕈)引起的中毒性肝炎以及急性妊娠期脂肪肝等。

2.慢性肝脏疾病伴肝功不全

最常见的病因是各种病因所致的终末期慢性肝病，如终末期肝硬化、晚期肝癌、肝大部分切除术后等。

3.各种原因引起的门脉高压症或门体分流

如终末期肝硬化、布查综合征、经皮经肝门体静脉分流术(TIPS术)后、外科门体分流手术等。

肝性脑病，尤其是慢性肝脏疾病或门体分流所引起肝性脑病常有诱因，在慢性肝病时，大约半数病例可发现肝性脑病的诱因。常见的诱因可归纳为三个方面：①增加氨等含氮物质及其他毒物的来源，如进食过量的蛋白质、消化道大出血、肾功能不全等。便秘也是不利的因素，使有毒物质排出减慢。②加重对肝细胞的损害，使肝功能进一步减退，例如手术，肝损药物使用不当、感染和缺氧等。③增加血脑屏障的通透性或加重脑细胞对氨及其他毒物的敏感性，如止痛、镇静、麻醉药的使用不当、缺氧等。

二、发病机制

迄今为止，肝性脑病的发病机制仍不甚明了。但动物和临床研究表明肝功能衰竭时，许多有毒物质不能在肝内代谢解毒或由于门-体短路绕开肝脏直接进入体循环，并通过通透性增高的血脑屏障，引起中枢神经系统功能失调，进而导致肝性脑病的发生。这些有害物质包括氨、硫醇、短链脂肪酸、过多的芳香族氨基酸、假性神经递质以及γ-氨基丁酸等，其中多数为含氮物质。

(一)氨中毒学说

目前氨中毒学说仍是肝性脑病发病机制中研究最多、证据较为充分的学说，在肝性脑病的治疗学中有举足轻重的意义。大量临床资料表明，80%～90%的肝性脑病患者，尤其是慢性肝性脑病患者有不同程度的血氨升高；肝硬化患者摄入大量蛋白质后，血氨水平升高，并可诱发肝性脑病；相反，若能有效地降低血氨，病情多有好转。这些事实均表明，肝性脑病的发生与血氨升高有明显关系。但临床上，动脉血氨浓度和肝性脑病的程度并不都平行，血氨过高并不都出现肝性脑病时的脑电图表现，提示除血氨外，可能有其他毒性物质参与肝性脑病的发生。一些研究表明，由肠道细菌产生的硫醇在血内的浓度与肝性脑病的严重程度有关；短链脂肪酸的增加也加重神经症状。很可能是氨、硫醇、短链脂肪酸在肝性脑病的发病中起协同作用。

1.血氨升高的原因和机制

(1)氨的清除不足

①肝脏清除氨的功能减弱：a.肝脏实质细胞数量减少。b.肝内鸟氨酸循环的酶系统严重受损。c.来自肠道的氨绕过肝脏。d.ATP供给不足。

②氨经肌肉代谢减少：肝功能障碍时，肌肉即成为重要的氨代谢场所。肝硬化患者肌肉明显萎缩，可促进高氨血症。

③肾脏排氨减少：肝功能障碍特别是伴有碱中毒时，肾小管上皮细胞分泌氢离子减少，致使肾排氨减少。

(2)产氨增加：肝功能障碍时引起机体产氨增加的原因：①肠道内含氮成分增多：肝硬化时，由于门静脉回流受阻，消化道淤血致使胃肠消化、吸收及排空功能障碍，使肠内积存的蛋白质等含氮成分增多，尤其是高蛋白质饮食或消化道出血后高肠道内含氮物质，导致肠道内氨的生成增多。②尿素的肠肝循环增加：慢性肝病晚期常伴有肾功能不全，由此引起氮质血症，血液中的尿素等非蛋白氮含量增高，弥散到肠腔的尿素大大增加。③肠道淤血，细菌繁殖增加，分泌的氨基酸氧化酶及尿素酶增多，产氨增加。④肾脏产氨增加：肝硬化腹水患者可发生呼吸性碱中毒或以排钾利尿剂利尿时，可使肾小管上皮细胞排钾增加，氢离子排出减少，尿液酸度降低，因而同氨结合生成的铵也减少，氨弥散入血增加。⑤肌肉产氨增加：肌肉组织中腺苷酸分解是产氨的主要方式之一。当肌肉收缩加强时，这种分解代谢增强，产氨增加。

2.氨对中枢神经系统的毒性作用

血氨增高对中枢神经系统产生毒性作用的机制最主要是干扰脑细胞能量代谢。

(1)干扰脑细胞的能量代谢：进入脑内的氨与α-酮戊二酸、谷氨酸结合生成毒性较低的谷氨酰胺，但此过程使脑组织ATP生成减少、消耗增加，导致大脑能量严重不足，难以维持中枢神经系统的兴奋活动而昏迷。

(2)影响脑内神经递质的平衡：大量氨与α-酮戊二酸结合生成谷氨酸，后者再与氨结合而生成谷氨酰胺，使兴奋性递质谷氨酸减少，而抑制性递质谷氨酰胺增加。此外，氨能抑制丙酮酸脱羧酶的活性，使乙酰CoA生成减少，结果导致兴奋性递质乙酰胆碱合成减少。因此，血氨增高使脑内的神经递质平衡失调，兴奋性递质减少，抑制性递质增多，导致中枢神经系统功能紊乱。

(3)对神经元细胞膜的直接抑制作用：氨对神经细胞膜上的Na^{+}-K^{+}-ATP酶可能有干扰，不仅消耗ATP，而且影响柠檬酸循环，减少ATP的形成，导致脑内能量代谢的障碍。

(二)氨基酸代谢异常和假性神经递质形成

肝脏为芳香族氨基酸(AAA)代谢的主要部位，而支链氨基酸(BCAA)主要在肌肉组织和脂库内代谢。肝功能减退时，血内AAA升高，而BCAA代谢增快，血胰岛素浓度升高也促进了BCAA的降解，故血内BCAA浓度下降。暴发性肝衰竭时，血浆支链氨基酸(BCAA)(包括亮氨酸、异亮氨酸和缬氨酸)浓度正常或降低,其余氨基酸浓度增加;慢性肝病时,血浆 BCAA 的浓度下降,而芳香族氨基酸(AAA,包括苯丙氨酸、酪氨酸、色氨酸)的浓度增高。AAA 进入脑内后,竞争性抑制正常神经递质的合成,如苯丙氨酸和酪氨酸作为酪氨酸羟化酶的底物互相竞争,过多的苯丙氨酸抑制了酪氨酸转变成多巴胺和去甲肾上腺素。脑内过量的色氨酸也增加 5-羟色胺的合成,产生神经抑制作用。此外,增多的酪氨酸和苯丙氨酸在肠道内、脑内均可分别变成鲱胺和 β-苯乙醇胺,与正常神经递质的结构十分相似,通过竞争结合于受体部位,但假性神经递质所起的作用仅为正常神经递质的 1%,因此称为假性神经递质,当假性神经递质被脑细胞摄取并取代了突触中的正常递质,则神经传导发生障碍,出现意识障碍与昏迷。

(三)抑制性氨基酸神经递质优势学说

γ-氨基丁酸(GABA)是哺乳动物大脑的主要抑制性神经递质。发生肝性脑病时,肠源性的 GABA 在血中聚集,GABA 血浓度增加,透过异常的血脑屏障,和高敏感度的突触后 GABA 受体结合产生大脑抑制。突触后 GABA 受体与另两种受体蛋白质紧密相连,一为苯二氮 NFDA8 受体,另一为印防己毒素,在神经细胞膜上形成 GABA 超分子复合物。所有这些受体部位均参与调节氯离子通道。任何一个受体与相应物质结合都使氯离子内流入突触后神经元产生神经抑制作用。苯二氮 NFDA8 或巴比妥可增加 GABA 介导的氯离子内流,增加 GABA 介导的神经抑制。

(四)其他

肝性脑病的发病机制错综复杂。很可能上述各有害因子的协同和综合作用导致发病,还可能有未知因子。

三、病理生理

肝性脑病时,不仅中枢神经系统,而且其他脏器功能也有明显改变。

1.脑

暴发性肝衰竭时,81%～99%的患者有脑水肿。慢性肝功能衰竭时,也可发生脑水肿。这一方面是由于血脑屏障的通透性、渗透性增加,使细胞外液体增多,出现血管性水肿。另一方面由于缺氧和毒素的作用,发生脑细胞水肿。深度昏迷患者,脑水肿加重。持续的时间越长,病变损害越难逆转。

2.心、肺

暴发性肝衰竭、慢性肝病晚期时,心率增快,心排出量增加,周围血管阻力低,血压可低于正常。心排出量增加以保证足够的肝动脉血流。但由于肝内微循环的阻塞,使血流在肝内、外形成短路,肝血流量并不代偿性增多。肝内微循环损害、缺氧为肝功能严重减退的可能机制。同时,肝功失代偿时,肝脏不能代谢内源性或外源性的舒缩血管物质。肠血管活性肽(VIP)和 P 物质增加,使血管扩张,周围血管阻力下降,进而反射性刺激交感神经,使血内去甲肾上腺素和肾上腺素增多,导致不合理的血流分布。门静脉与食管周围、纵隔、气管甚至肺静脉可形成交通短路,肺内动、静脉也形成短路,患者常有低氧血症。部分患者的肺血流异常还与高动力的周围循环有关。

3.肾

暴发性肝炎、肝硬化晚期，尤其有大量腹水、消化道出血或合并感染时，不少患者发生肾衰竭，称为肝肾综合征或肝性肾病。肝肾综合征与急性肾前性肾功能衰竭很相似，两者都存在肾有效灌注下降、尿少、尿钠排出明显下降、氮质血症。肾脏本身无明显组织解剖的异常。但肾前性者对扩容反应好，而肝肾综合征时扩容无效。引起肾灌注不足可能与交感神经兴奋、肾素-血管紧张素系统的参与有关，更可能由于内毒素的作用，使肾血管持续收缩，肾小球滤过率下降。

4.电解质和酸碱平衡紊乱

常见的有低钠、低钾，少尿时出现高钾。此外，还可有低镁。低钠常为稀释性的，机体总的可交换钠增加。近曲小管钠的吸收增加，同时醛固酮增加，都造成水钠潴留。此外，还可能有细胞膜缺损，使钠泵受损，细胞内钾外流，而钠内流，进一步使细胞外钠浓度下降。应用强力利尿剂时，血钠可＜110mmol/L。但一般的低钠发展慢，机体可以慢慢适应。除利尿剂引起低血钾外，其他的因素如碱中毒、醛固酮增多、胃肠道丢失钾均可引起血钾下降。肾小管酸中毒和低镁均可导致低钾血症。肝功能衰竭时，利尿剂阻碍 Mg^{2+} 再吸收，导致 Mg^{2+} 丢失。肝功能衰竭时酸碱平衡失调呼吸性碱中毒外，低钾时可伴有代谢性碱中毒，出现肾功能衰竭则有代谢性酸中毒，乳酸在肝脏内代谢，肝功能严重减退时，血乳酸浓度增高，故乳酸性酸中毒并非少见。

5.免疫功能

急性和慢性肝功能衰竭时容易并发感染。90％网状内皮系统，包括枯否细胞，位于肝内。严重的肝脏病变使肝内网状内皮系统功能明显下降。门脉高压明显或门-腔短路术后，肝外门静脉血内细菌旁开肝脏，直接流入体循环，导致菌血症，进而细菌可入腹水或细菌直接透过肠壁进入腹水，引起原发性腹膜炎。腹水穿刺、内镜检查、静脉输液，导尿等都容易导致各种感染，使预后凶险。

不少肝性脑病患者如晚期肝硬化或暴发性肝炎肝实质严重损害，使肝功能衰竭，临床上不仅表现为肝性脑病，还有各脏器功能损害，这使临床表现、诊治更为复杂。

四、诊断

(一)临床表现特点

肝性脑病主要表现为脑病、原发肝脏疾病或分流以及并发症等相关症状。

1.脑病表现

肝性脑病主要表现为意识障碍、智能损害、神经肌肉功能障碍。根据症状、体征轻重可分为四级(表 3-2-1)。症状可表现为性格，行为改变或异常，定向力和计算能力下降，昏睡、昏迷；神经系统体征表现为肌张力增强、腱反射亢进，可出现踝阵挛、扑击样震颤。随着病情发展，可出现锥体束征。严重时有阵发性惊厥。晚期神经反射消失，全身呈弛缓状态。

表 3-2-1 肝性脑病的临床分级

级别	症状	体征	脑电图
Ⅰ	轻度性格、行为异常、计算能力下降	一或±	一
Ⅱ	睡眠障碍、精神错乱、行为异常、定向力下降	＋	＋
Ⅲ	昏睡、严重精神错乱	＋	＋
Ⅳ	昏迷	＋	＋

肝性脑病如不及时治疗，尤其Ⅲ、Ⅳ级重度患者，神经损害常不可逆，症状、体征则持续存在。脑电图上可出现异常的δ波率，两侧同时出现高电压的慢波。脑电图是一项较敏感的检查方法，但并不特异。

肝性脑病的起病、病程、表现因病因、诱因和病理基础不一而异。暴发性肝炎患者可在数日内进入昏迷，可不经过Ⅰ、Ⅱ级，预后差。肝硬化晚期消化道大出血或伴严重感染时，病情发展也很迅速。而门-腔吻合术后或门体侧支循环广泛形成时，可表现为慢性反复发作性木僵。

2.肝病表现

主要表现为肝功能减退、衰竭，伴有门脉高压症。前者常表现有消化道和全身症状，黄疸、肝臭、出血倾向等。门脉高压症表现为门体侧支循环形成和消化道出血，腹水，脾大，脾功能亢进。有些患者有门-体吻合术史。

3.其他

包括其他各种基础疾病以及肝病的并发症的表现，后者如食管、胃底曲张静脉破裂出血、原发性腹膜炎、严重的电解质紊乱、肝肾综合征等。它们可以成为肝性脑病的诱因或在肝性脑病中同时出现。

(二)实验室和辅助检查特点

1.血氨

慢性肝脏疾病的基础上发生的肝性脑病和门体分流相关的肝性脑病的症状型肝性脑病多半有血氨升高，但急性肝功能衰竭的肝性脑病患者血氨可正常。

2.脑电图

肝性脑病患者脑电图基本节律变慢，有散在θ波，但仍可见α波，随着意识障碍加深，可出现高波幅的δ波及三相波。对于轻微型肝性脑病和Ⅰ级肝性脑病患者脑电图改变特异性变化不强，诊断价值相对较小，但在排除其他可能原因，如低血糖、尿毒症、呼吸衰竭等后，仍具有一定的诊断意义。

3.心理测试

使用各种心理智能测验以测试患者在认知或精确运动方面的细微改变。主要测试方法包括数字连接试验和成人智力量表，WCOG 工作小组推荐的主要有 4 种：NCT-A，NCT-B，数字-符号试验和木块图试验。另外，还有线追踪试验和系列打点试验等。这几种方法相对简便、易行、价廉，但单独应用时敏感性低，应至少采用两种方法，在分析结果时还要注意年龄、性别、职业、教育和文化程度差异的影响。其他的测试方法还有计算机辅助神经心理测试，如连续反应时间测定、扫描测验，以及选择反应时间等，这些方法操作简单，不需特殊训练，结果敏感可靠，不受年龄、职业和文化程度的影响。

4.生理神经测试

生理神经测试主要是各种诱发电位的测定，常用的有视觉诱发电位、脑干听觉诱发电位、躯体感觉诱发电位和事件相关电位P300。其中视觉诱发电位敏感性和特异性相对较低，可作为一种筛选方法；脑干听觉诱发电位比较可靠、客观、灵敏性和特异性相对较好，并且不受教育程度和年龄的影响；躯体感觉诱发电位是刺激出现后潜伏期在300ms左右的第一个正向波，是用听觉或视觉刺激引起的大脑皮质信号(听觉诱发电位或视觉诱发电位)，对反映轻度认知功能障碍有较高的敏感度，但这些测试对肝性脑病的诊断及分级的价值尚待进一步研究和更精确评价，如应用计算机辅助技术分析平均优势频率及特殊节律强度等。

5.影像学检查

(1)CT检查：急性肝性脑病患者进行头部CT检查可发现脑水肿；慢性肝性脑病患者可有不同程度的脑萎缩，但其与症状的相关性有待于进一步研究。

(2)MRI检查：MRI检查显示，80%以上的肝性脑病患者有不同程度的脑萎缩，特别是额叶，45%轻微型肝性脑病患者亦有脑萎缩。大多数肝硬化患者可出现双侧苍白球及壳核对称的T加权信号增强，这些异常高信号可延至基底节区的其他结构和边缘系统或枕叶白质，这可能与顺磁性物质锰在基底神经节的沉积有关，门体分流及胆汁排泄障碍都会引起锰在脑内的异常沉积。有研究表明肝硬化等慢性肝病患者脑含水量增加。

(3)磁共振波谱分析：用质子(H_1)MRS检测慢性肝病患者能发现脑部的代谢改变，包括谷氨酸或谷氨酰胺增加、肌醇与胆碱减少，因而肌醇与肌酐的比值，胆碱与肌酐的比值降低；而谷氨酸或谷氨酰胺与肌酐的比值增加，但MRS与肝性脑病的分级相关性不明显。

(4)正电子发射断层摄影：采用不同的示踪剂可反映脑内不同的生理生化过程，如^{15}O-H_2O可用来评价脑组织的血流灌注情况。急性肝性脑病时，脑血流量增加；慢性肝性脑病时，脑血流量普遍减低，尤其是额叶、颞叶、顶叶和枕叶等，降低水平与认知障碍程度相关。^{13}N-NH_3可用来测定氨代谢，肝硬化患者脑内氨代谢率增高，血脑屏障对氨的通透面积增加。

(5)临界视觉闪烁频率检测：测定患者视觉功能的变化，判定视网膜胶质细胞的病变，间接反映大脑胶质星形细胞肿胀和神经传导功能障碍，是发现和监测轻微型肝性脑病的一项敏感、简单而可靠的指标，并可对症状性肝性脑病进行定量诊断。

(三)诊断和鉴别诊断

肝性脑病的诊断缺乏金标准，很难说某种临床表现或某项实验室检查能确定肝性脑病。所以，肝性脑病的诊断是基于进展性肝病或门体分流的基础，有中枢神经系统异常的表现，又除去了其他引起类似神经异常的各种病因而做出的。肝性脑病的完整的诊断程序包括：①什么情况下应该考虑是否有肝性脑病(即诊断线索)；②明确是否为肝性脑病(即诊断依据和鉴别诊断)；③明确肝性脑病的临床分级、急性或慢性肝性脑病的类型；④进一步调查了解肝性脑病的诱因和肝病的病因，评估肝脏和其他脏器的功能状态。

1.肝性脑病的诊断线索

首先要确定有无脑病存在的可能，临床上对于有以下线索者，宜进一步仔细了解患者近期的表现，详细体检，结合其他检查，以明确是否有肝性脑病的存在。

(1)有较长的肝硬化病史,尤其是肝硬化失代偿期患者出现上消化道大出血、自发性腹膜炎等并发症。

(2)各种原因所致的急慢性肝功能衰竭者。

(3)各种原因的门脉高压症或门体分流者,如TIPS术后或外科门体分流术后。

(4)不明原因出现性格行为异常、意识障碍或精神异常,以及神经肌肉的异常表现,尤其是有慢性肝脏病病史、肝功能明显改变或肝硬化失代偿表现者。

对于有怀疑的患者,则要进一步检查以明确诊断。

2.肝性脑病的诊断依据和鉴别诊断

肝性脑病的诊断没有"金标准",其诊断包括两方面:①支持肝性脑病的依据。②同时还应该排除其他疾病。

肝性脑病的主要诊断依据为:①严重肝病或广泛门体侧支循环病史,这是确诊的必须条件。②出现中枢神经功能紊乱的表现,如行为性格异常,精神紊乱、昏睡或昏迷,可有神经体征如扑翼样震颤、腱反射亢进、肌张力、踝阵挛、锥体束征的改变等;但值得注意的是,一些轻微型患者的中枢神经功能紊乱的表现轻微而不典型,易被忽视。③肝性脑病的诱因。④明显肝功能严重失调或障碍的临床表现和实验室检查异常或血氨增高。在进行相关辅助检查并排除其他导致精神症状的疾病后,就可诊断。扑翼(击)样震颤和典型的脑电图改变有重要参考价值。对肝硬化患者进行数字连接试验和心理智能测验可发现轻微肝性脑病。

以精神症状为唯一突出表现的肝性脑病易被误诊为精神病,因此凡遇精神错乱患者,应警惕肝性脑病的可能性。另外,某些疾病可能伴有颅内病变,酒精性肝病常伴酒精性脑病,此时宜仔细询问病史,结合体格检查和实验室辅助检查手段加以鉴别。有肝性脑病还应与可引起昏迷的其他疾病,尤其是某些肝脏疾病患者合并有其他疾病或用药的情况下,如糖尿病、低血糖、尿毒症、脑血管意外、脑部感染和镇静药过量等,若出现嗜睡或昏迷的情况,应进一步追问现病史和既往病史,检查有无肝脏疾病的相关体征、神经系统定位体征,结合肝功能、血氨、脑电图等将有助于诊断与鉴别诊断。

该病的诊断在有符合肝性脑病的诊断依据的基础上,排除其他相关的情况,可明确诊断。

3.临床分型

根据世界消化病学大会(WCOG)工作小组出台的《肝性脑病的定义、命名、诊断及定量》,建议将肝性脑病分为三型。

(1)A型:急性肝衰竭相关的肝性脑病。

(2)B型:门体分流相关的肝性脑病,无肝细胞实质性病变。

(3)C型:肝硬化、门脉高压或门体分流相关的肝性脑病,是发生在慢性肝病、肝硬化基础上的肝性脑病。根据肝性脑病的不同表现、持续时间和特性,C型又可分为以下3个亚型。

C1发作性肝性脑病,在慢性肝病的基础上在短时间内出现意识障碍或认知改变,不能用先前存在的有关精神失常来解释,可在短期内自行缓解或在药物治疗后缓解。发作性肝性脑病根据有无诱因又可分为:

C1-1诱因型:有明确的、可追踪的诱发因素,如上消化道出血、大量排钾利尿、脱水、大量放腹水、高蛋白饮食、使用镇静催眠药或麻醉药等精神类药物、便秘、尿毒症、外科手术、感染以及电解质(高血钾、低血钾或低血钠和酸碱平衡失调等)紊乱。

C1-2 自发型:无明确的诱发因素。

C1-3 复发型:指 1 年内有 1 次或 1 次以上肝性脑病发作。

C2 持续性肝性脑病,在慢性肝病的基础上出现持续性的神经精神异常,包括认知力下降、意识障碍、昏迷甚至死亡。根据患者自制力和自律性受损的严重程度可进一步分为:

C2-1 轻型:即肝性脑病Ⅰ级。

C2-2 重型:即肝性脑病Ⅱ～Ⅳ级。

C2-3 治疗依赖型:经药物治疗可迅速缓解,若间断治疗,症状又会加重。

C3 轻微肝性脑病,以前曾称为亚临床肝性脑病(SHE),是指某些慢性肝病患者无明显症状性肝性脑病(发作性肝性脑病或持续性肝性脑病)的临床表现和生化异常,但用精细的智力试验或神经电生理检查可见智力、神经精神的异常而诊断的肝性脑病。患者虽无肝性脑病的临床表现,但操作能力和应急反应能力减低,在从事高空作业、机械或驾驶等工作时容易发生意外。由于亚临床肝性脑病这个词有一定的误导性,易被误认为亚临床型肝性脑病发病机制独立于肝性脑病之外或临床意义不大,近年来逐渐改称为轻微肝性脑病,以强调其作为肝性脑病发展过程中的一个特殊阶段。

West Haven 精神分级根据患者意识、智力和行为改变,West Haven 标准将肝性脑病分为Ⅰ～Ⅳ级:

Ⅰ级:轻微的认识不清、欣快或焦虑、注意力集中时间缩短、数字加减能力减退。

Ⅱ级:嗜睡,定向力和计算力轻度失常、人格改变、行为失常。

Ⅲ级:嗜睡至半昏迷,但可唤醒应答,神志不清,定向力障碍。

Ⅳ级:昏迷,对言语刺激或强烈刺激无反应。

对 West HavenⅢ级和Ⅳ级患者,还可采用 Glasgow 昏迷分级以减少测试主观性,主要测试睁眼反应、语言行动反应、运动反应及神经障碍定量。

五、治疗

(一)治疗原则

肝性脑病的治疗应全面考虑,综合治疗,不同病因,不同病情,不同类型肝性脑病治疗可能有所不同。对 A 型肝性脑病患者,宜采取综合治疗措施(如抗病毒治疗、促进肝细胞再生、支持对症治疗等)治疗急性肝衰竭;对 B 型或 C 型某些与门体分流相关的自发型肝性脑病患者,临床上可用介入治疗技术(如金属圈、气囊、油剂、无水乙醇)或手术阻断门体侧支循环,以降低肝性脑病的复发率。C 型肝性脑病患者应尽快行肝移植,包括原位肝移植和肝细胞移植。目前的外科和免疫抑制技术的发展使肝移植得以广泛开展,因此,对于有适应证的患者,肝移植是肝性脑病的最理想和最根本的治疗手段。

轻微型肝性脑病的预防和治疗,要增强对轻微型肝性脑病重要性的认识,对高危人群及早进行筛查,早期预防和治疗。对从事潜在危险性工作的轻微型肝性脑病患者进行教育,治疗上可采用乳果糖、口服非吸收抗菌药长程维持治疗,也有口服 L-鸟氨酸 L-天门冬氨酸(OA)的报道,可以起到改善神经心理测验结果和生活质量以及降低临床型肝性脑病发病率的作用,但由于上述药物治疗轻微型肝性脑病的研究均是小样本,短疗程的研究,因此,其效果宜从循证医学角度看,尚需通过大样本随机对照临床研究来证实。

(二)临床型肝性脑病的治疗

1.严密观察病情变化

肝性脑病常发生于严重或终末期肝脏疾病,病情重,死亡率高,故宜严密观察病情变化,包括生命体征、神志、尿量、血清生化学、肝功能、血氨、凝血功能等。

2.去除诱因

多数肝性脑病的发生有明确的诱因,控制或消除这些诱因常可有效地逆转肝性脑病的发展。例如肝功能失调或障碍时,宜严格控制肠道内蛋白质的摄入;防治便秘;维持水电解质和酸碱平衡;食管曲张静脉破裂大出血后常出现肝性脑病,应积极止血、清除肠道积血、并纠正贫血、避免输库存血等可以抑制肝性脑病的发生。合并感染时,肝功能恶化,可促发肝性脑病,应尽早发现和给予抗生素治疗。值得重视的是,严重肝脏疾病时,感染的发生率较高,其临床表现可很不典型,且容易被原发病所掩盖,故要警惕。对躁动的患者,主要是治疗肝性脑病,应慎用镇静剂,尤其是苯巴比妥类药物,以免加重病情。

3.营养支持治疗

改善肝细胞功能肝性脑病患者往往食欲缺乏或已处于昏迷状态,进食少,甚至不能进食,仅靠一般的静脉输液远远不能满足机体的需要。

(1)饮食:每天热量<6000～8000kJ,应以碳水化合物为主,每天葡萄糖总量可达300～400g;蛋白质摄入的控制取决于病情轻重和基础病,肝性脑病发作时,严格控制肠道内蛋白质摄入(可经静脉适当补给蛋白质)(尤其是急性肝功能衰竭诱发的肝性脑病),但禁食蛋白质食物不宜过长时间(<4天);待病情改善后,每天经胃肠道摄入蛋白质量宜控制在1～1.5g/(kg·d),选择植物蛋白质和奶制蛋白质为佳,因其有较高的产热量和提供食物纤维,有利于胃肠正常菌群和酸化肠道。可少量多次鼻饲或必要时辅予经中心静脉予肠道外营养。

(2)维持水、电解质和酸碱平衡:记录每天液体出入量,定期查血钾、钠、氯、二氧化碳结合力、血尿素氮、血细胞比容、尿钾、尿钠等。每天入液量应量出而入,一般为2000mL左右,不宜超过2500mL。有腹水、水肿、脑水肿者,应减少液量,并限钠,氯化钠量<3～5g/d。如水潴留和低血钠同时存在,多为稀释性低钠血症,应同时限制水,不主张补给高钠液体。但如重度缺钠时,水中毒对机体造成威胁,尤其是可能出现脑水肿时,可酌情补给适量高渗盐水,同时严格限水(每天700～1000mL)。血钠水平纠正到120mmol/L以上即为安全范围。此外,透析治疗可用于纠正严重的低钠,以移去过多的水。对缺钠性低钠、低钾血症,以补钾为主,补钠为辅。进食困难者,要静脉补钾,每天给氯化钾3g,低钾碱中毒时,补钾量还要增加。如伴有低镁血症,也应予以补镁。

肝性脑病患者如出现肝肾综合征时,预后很差。要注意有无引起急性肾前性肾功能衰竭的各种因素。可试给右旋糖酐-40、白蛋白扩容,并在此基础上,再给多巴胺以增加肾小球灌注,然后静脉推注100～200mg呋塞米。应严格限制入液量(1000～1500mL/d或以前一天尿量加上1000mL为当天输液总量)。也有主张应用血透或腹膜透析,但疗效较差。

对肝功能衰竭时各类酸碱失衡，主要针对原发病因处理。

(3)维生素和能量合剂：宜给予各种维生素，如维生素B、维生素C、维生素K，此外还有维生素A、维生素D、叶酸。有人认为不宜给维生素B_6，因为它使周围神经的多巴转变成多巴胺，影响多巴进入脑部，因而减少中枢神经系统内神经递质的形成。此外，可给ATP 20mg，每天1～2次，肌内注射或静脉滴注；辅酶A50U，每天1～2次，肌内注射或静脉滴注；可酌情补给锌剂。

(4)加强支持治疗：酌情输给血、血浆及白蛋白；胃肠道大出血或放腹水引起肝性脑病时，可输血、血浆及白蛋白，可维持胶体渗透压。补充白蛋白对肝细胞的修复和提高机体免疫力也有利。

4.抗感染治疗

感染是Ⅲ、Ⅳ级和部分Ⅱ级肝性脑病患者的常见并发症。最常见的病原体为革兰阳性(金黄色葡萄球菌和链球菌)和革兰阴性细菌。30%患者可发生真菌感染，主要是念珠菌属。严密监测，包括每天血、尿培养和胸片，可早发现早治疗，对改善预后非常重要。避免不必要的静脉置管。

抗生素运用有三种方法：①预防性运用：联合注射和口服抗生素的预防方案未能改善预后或生存率，不推荐常规运用。②治疗：有细菌培养的药物敏感试验结果或胸片异常。③超前治疗：当临床病情恶化，如肝性脑病加重或出现全身炎症反应综合征(SIRS)，即使没有培养结果也应抗菌治疗，宜选用广谱抗生素。SIRS还可反映因细胞因子释放和激活产生的全身炎症表现。

5.降低血氨的浓度或拮抗氨及其他有害物质，改善脑细胞功能

(1)减少肠道内氨及其他有害物质的生成和吸收：清洁肠道，口服缓泻剂，如乳果糖、乳梨醇、20%甘露醇、50%硫酸镁及大黄等，维持稀软大便2～4次/天(不能口服或意识障碍时进行清洁灌肠)，使肠内保持酸性环境，减少氨的吸收(其中乳果糖口服或灌肠是目前国内外认为最有效的治疗)。

①导泻或灌肠：清除肠道内积食或积血，减少氨、含氮物质及其他有害物质的来源，是一重要的辅助治疗。如无上消化道出血，可口服50%硫酸镁40mL导泻。肝硬化患者上消化道大出血后合并肝性脑病时，口服20%甘露醇100～200mL，能使血NH_3和氨基酸浓度迅速下降。

②不吸收的双糖：

乳果糖：是人工合成的双糖(乳糖和果糖)，人类小肠细胞的微绒毛无分解乳果糖的双糖酶，所以乳果糖不被小肠吸收。起效的初始部位在结肠，乳果糖被结肠菌丛酵解，能增加大便次数，从而减少肠道谷氨酰胺转换成氨或α-酮戊二酸的能力，从而减少氨负荷，降低血氨水平。乳果糖有糖浆剂和粉剂，每天30～100mL或30～100g分3次口服，宜从小剂量开始，调节至每天2～3次软便，粪pH 5～6。有研究显示，乳果糖减少肠道需氧菌数量，降低粪便pH，降低血氨浓度，能有效改善肝性脑病患者的心理智能测试结果。有学者建议对TIPS术后患者和门静脉高压的肝硬化患者预防性地常规应用乳果糖。但近年来，对乳果糖治疗肝性脑病的疗效有一定的争议。另外，乳果糖引起腹胀等不良反应有不少报道。

乳梨醇：是乳果糖的衍生物，作用机制与乳果糖相似，口服更易被吸收。应用乳梨醇后厌

氧菌和乳酸杆菌占肠道细菌总量的比值增加，产氨的细菌和需氧菌占肠道细菌总量的比值减少，同时，肠道 pH 下降，排便次数增加，大便多为软便，患者血氨浓度下降，精神状态改善，扑翼样震颤减轻，且因乳梨醇的口感更好，不良反应更少，易于携带，故更易耐受。剂量均遵从个体化，以保持每天 2 次软便为宜。

③口服抗生素：轻度肝性脑病患者可口服一些不吸收的抗生素被认为是一种与不吸收双糖制剂一样有效的治疗肝性脑病的措施。口服新霉素、卡那霉素、庆大霉素、甲硝唑或替硝唑、氟喹诺酮类、利福昔明等曾被应用于肝性脑病的治疗，以减少细菌对蛋白质的分解，从而减少氨和内毒素的产生(但这些药物都有一定的不良反应，有可能造成菌群失调)，也可使用乳酸杆菌、双歧杆菌等肠道有益活菌制剂，抑制肠道有害菌群的繁殖，减少氨的生成，但新霉素等氨基糖苷类药物由于其潜在的肾脏毒性已渐渐被弃用；而甲硝唑引起胃肠道反应大，近年来临床应用越来越少。近年来，喹诺酮类药物在防治肝性脑病的报道越来越多。另外，利福昔明的报道也逐渐引起人们的重视，利福昔明是利福霉素的衍生物，抑制细菌 RNA 的合成。口服给药实际上不吸收，仅作用于胃肠道局部。临床试验证明利福昔明治疗肝性脑病至少与乳果糖和新霉素作用同样有效，同时耐受性更好。在不耐受新霉素和肾功能损害的患者，利福昔明是首选的抗生素。有研究发现，利福昔明联合乳果糖治疗肝性脑病更能有效控制患者症状、体征，且耐受性良好，无不良反应发生。在减少产氨菌丛方面，两药合用有协同作用。在需接受长时间治疗的肝性脑病患者，利福昔明和双糖联合使用因其有效性和耐受性良好应首先考虑。

④其他：如粪肠球菌(SF68)，SF68 是通过发酵乳酸而产生的一种尿素酶阴性的细菌，对几种肠道抗生素均耐药。它能抑制其他肠道细菌的复制。有研究发现 SF68 对慢性肝性脑病患者的治疗作用至少与乳果糖同样有效，且无不良反应，治疗中断 2 周也不会失去其有效作用。

(2)增加氨等毒性物质的排除

①L-鸟氨酸-L-天门冬氨酸(OA)：OA 通过刺激谷氨酰胺合成而降氨。OA 是安全、有效的治疗肝硬化伴肝性脑病患者的药物。口服 OA 是安全、耐受良好的治疗肝性脑病的药物。OA 在临床上开始应用，初步证实是安全有效的，OA 中的鸟氨酸为鸟氨酸循环的底物，并能增加氨基甲酰磷酸合成酶的活性，天冬氨酸能促进谷氨酰胺的形成，从而达到促进氨的转化与尿素合成的目的，降低血氨水平，减轻脑水肿(这是目前认为较为有效的可以降低血氨的静脉用药物)。

②苯甲酸盐：苯甲酸盐与氨结合后以马尿酸盐的形式排泄而使血氨下降。但其疗效尚有待进一步研究。临床上常用的有谷氨酸钠、谷氨酸钾、门冬氨酸钾镁及盐酸精氨酸等。但均为经验用药，其确切疗效仍有争议(谷氨酸钠与谷氨酸钾可与氨结合形成谷氨酰胺，但可导致或加重碱中毒，并且在腹水、少尿和水肿时限制了钾盐和钠盐的使用)。盐酸精氨酸在理论上可促进鸟氨酸循环，但对于 A 型肝性脑病患者，由于肝衰竭时缺乏鸟氨酸氨基甲酰转移酶和精氨酸酶而导致效果较差；B 型疗效可能较好(因精氨酸为酸性，适用于有碱中毒者)。

③其他：如补充锌，动物实验证实脑中锌含量下降与肝性脑病的神经抑制有关，肝性脑病患者在限制蛋白质摄入的同时也限制了锌的摄入，蔬菜又阻碍了锌的吸收，而尿素循环中有两种酶依赖锌，故理论上认为给乙酸锌可改善症状。但在两项大样本研究中，发现口服锌

(200mg,每天 3 次)能提高血浆锌浓度,但不能改善 PSE 指数。L-卡尼汀能显著降低血液和脑内的氨水平,对氨中毒导致的肝性脑病有明显的保护作用,故有人试用于各型肝性脑病的治疗。

(3)基于假性神经递质的治疗:主要使用支链氨基酸。有研究显示,支链氨基酸治疗肝性脑病,可能有助于患者的症状、体征好转,摄入足量富含支链氨基酸的混合液对恢复患者的正氮平衡是有效和安全的。但支链氨基酸用于预防和治疗慢性肝性脑病,在权威著作上意见分歧。目前临床上支链氨基酸预防和治疗肝性脑病,仅用于不耐受蛋白质的进展期肝硬化患者。

(4)基于假性神经递质和"GABA/BZ 符合受体"假说的治疗:针对假性神经递质学说和 GABA/BZ 复合受体学说,许多研究者进行了相关的探索,如左旋多巴、多巴胺受体激动剂——溴隐亭、苯二氮䓬受体拮抗剂——氟马西尼、阿片受体拮抗剂——纳洛酮等,但实际疗效差异,评价不一,临床工作中不做常规推荐。氟马西尼对 70%的肝性脑病患者可产生短暂而明显的改善,氟马西尼口服吸收达高峰浓度需 20～90 分钟,静脉应用 20 分钟遍布全身,因起效快,排泄快,故多用静脉注射。马西尼不是对所有肝性脑病有效,可能同时存在颅压升高、脑水肿、低氧、低血糖;肝衰竭终末期或某些物质,并非苯二氮䓬类与肝性脑病发生有关或存在其他苯二氮䓬受体的配体。

6.防治脑水肿和其他并发症,积极治疗原发疾病

(1)防治脑水肿:对严重肝昏迷(HE)的脑水肿处理仍有争议。①Ⅲ、Ⅳ级肝性脑病者,若动脉血氨>150μmol/L 有发生脑疝的危险,若>200μmol/L 有高度危险性。降低血氨水平的手段有限,但可用透析,正如在儿童尿素环化酶缺乏症中的所用。②建议行 CT 扫描排除其他颅内病变,但对脑水肿的发现敏感性差。③ICP 监测仍有争议。其引起颅内出血的危险性在近来的 ALF 学组系列中已降至 10%,20 世纪 90 年代早期为 22%。可能永远无法进行 ICP 监测的随机对照研究。有用与未用 ICP 对肝移植预后影响的研究发现两组在移植后生存率上相似,用 ICP 监测的患者治疗脑水肿的频率更多。颅内压>60mmHg 造成的神经系统损伤可能在移植后数月才表现出来。ALF 学组将对此进行前瞻性研究。脑水肿在 ALF 出现以下情况的患者中更为显著,有快速临床恶化的患者如对氨基乙酰酚诱导的肝损伤,严重高血氨症(>200μg/dL),血钠低于 125mmol/L(潜在的高血氨诱导的脑水肿)和那些获得性感染者。在肝移植候选者中,ICP 监测可能有助于对无益处的肝移植及时决定终止和手术中管理 ICP。大多数中心避免在没有肝移植可能的患者中用此方法。处理时基础措施很重要:患者应置于安静的环境,30°半卧位,避免过度扩容。发热可加重颅内高压,应及时处理。输注高张盐水被认为可防止颅内高压的发展。甘露醇以 0.5mg/kg 剂量快速输注,可升高脑部血管的渗透压,是治疗高 ICP 的主要方法。治疗目标为 ICP<20mmHg 和维持 CPP 50～80mmHg,此基于对其他疾病高 ICP 的研究结果而制定。但 CPP<40mmHg 时也有成功施行肝移植的报告,此应视为特例。CPP<40mmHg 超过 2 小时或严重的难治的持续颅内高压(>40mmHg)是凶险的征兆。

(2)凝血机制异常:肝性脑病患者常有明显的凝血机制异常,由合成功能低下(如维生素 K 依赖性因子)、血小板功能异常和纤溶所造成,但是罕见明显的出血。现有的凝血异常检测方法往往不能恰当反映肝硬化患者的出血危险性。主要的出血发生于侵袭性操作或诊断性检查

中的皮肤组织穿刺伤，通常用新鲜冰冻血浆预防。

(3)预防与治疗胃肠道出血：首选质子泵抑制剂，也可使用 H_2 受体拮抗剂。

(4)肾衰竭：肝性脑病患者常发生肾功能衰竭，缘于感染和(或)肝衰竭本身导致的严重动脉血管扩张，临床表现为急性肾小管坏死。通过中央静脉导管可以评估血管内容量，但可能需更多的 ICU 内特异检测来辅助。Swan-Ganz 导管的安全性日益受到质疑，已很少用于 ALF 处理。现在，对抗动脉血管扩张的缩血管疗法不推荐用于肾衰竭。特利加压素已越来越多地用于肝硬化和肝肾综合征，但发现可增加颅内压力，即使没有动脉压力增高时亦如此。动物实验也发现血管加压素通过 V_2 受体诱导脑部充血，加重脑水肿。严重肝性脑病患者脑血管自我调节功能丧失，所以那些可以增加动脉压力的药物都有可能增加脑血流量，加重脑水肿。出现尿毒症、容量超负荷和其他代谢紊乱(酸中毒、高钾血症)的肾功能衰竭，人工肾疗法是标准措施。推荐使用连续血液透析，如持续静脉/静脉血滤(CV/VH)，相比较于间歇性血透更加安全，可以使 ICP 上升减少、心血管系统更为稳定和脑部灌注更好。若要清除血氨，更倾向于用连续性静-静脉血液透析(CVVHD)。近年来血管升压素在防治肝肾综合征方面有一定的效果。

(5)循环衰竭：循环衰竭是动脉血管扩张状况的更晚期表现，预后凶险。平均动脉压(MAP)明显下降(＜65mmHg)可影响大脑灌注，大脑灌注压(CPP)＝MAP－ICP，当 CPP＜40mmHg 时极可能导致大脑缺血。应当排除肾上腺功能不足引起的心血管功能衰竭，补充氢化可的松可改善对去甲肾上腺素的反应，后者通常用于治疗此类循环功能不全。

7.人工肝支持系统

人工肝支持系统包括机械人工肝支持系统和生物人工肝支持系统。后者尚处于实验研究阶段。临床上常用的机械人工肝支持系统包括血浆置换、血液透析、血液灌流、分子吸附再循环系统等，主要用于 A 型肝性脑病患者，主要是通过清除血液中的氨和其他毒性物质，并可补充蛋白质及凝血因子，纠正水、电解质紊乱及酸碱平衡失调。实际工作中要针对患者的具体情况，选择不同的方法，以达到最佳效果。其疗效有待进一步验证。

8.肝移植和肝细胞移植

肝性脑病常发生于终末期肝脏疾病或严重肝功能衰竭患者，肝脏移植和肝细胞移植是最终治疗肝性脑病的重要而且非常有效的治疗手段，尤其对于终末期肝脏疾病，有条件的应尽快行肝脏移植或肝细胞移植。

(1)肝细胞移植：肝细胞移植目前尚处于临床研究阶段，技术尚不成熟。前期研究表明肝细胞能移植、扩增，对慢性肝功能不全的患者提供代谢支持。

(2)原位肝移植：近年来，随着肝移植的开展，肝脏移植手术在技术上趋于成熟，手术成功率和生存率越来越高，对于许多目前尚无其他满意治疗方法可以逆转的慢性肝性脑病，肝移植是一种有效的治疗方法。肝移植的成功为肝硬化并发症如肝性脑病等的治疗提供了新的解决思路，但供体不足仍然是目前的主要困难之一。

9.门体分流栓塞术

门体分流栓塞术主要用于门体分流性肝性脑病的治疗。门体分流栓塞术常用的途径有经皮逆行经腔静脉栓塞术、经皮经肝门静脉栓塞术。栓塞材料可为不锈钢螺栓或乳胶气囊。研究发现,栓塞术后分流消失且血氨下降、脑电图改善者未再发生肝性脑病。门体分流栓塞术的并发症有发热、一过性胸腔积液、腹水和轻微的食管静脉曲张,对于轻微的食管静脉曲张无严重后果不需治疗。另有学者提出,TIPS术后患者用乳胶气囊能栓塞分流,并改善脑病的症状、体征。然而,患者依然有发生门静脉高压并发症的危险。

六、护理

(一)护理评估

1.病因评估

有无长期使用损肝药物或嗜酒;有无上消化道出血、感染、使用镇静药等;有无大量利尿和放腹水;是否进行过外科手术等。各型肝硬化,特别是肝炎后肝硬化是引起肝性脑病最常见的病因。

2.症状体征评估

(1)一般状况:评估患者的意识状态和一般身体状况,注意观察患者的性格和行为表现,对时间、地点、人物的理解力是否正常,定向力是否正常,有无幻觉及意识障碍。评估患者的身高、体重、血压、体温及全身营养状况。

(2)一般根据意识障碍程度、神经系统体征和脑电图改变,可将肝性脑病的主要症状分为5期。

0期(潜伏期):又称轻微肝性脑病,无行为、性格的异常,无神经系统病理征,脑电图正常,只在心理测试或智力测试时有轻微异常。

1期(前驱期):轻度性格改变和行为异常。反应和回答问题尚可,但有时吐字不清,动作缓慢等。此期一般无神经体征,脑电图无明显异常。

2期(昏迷前期):以意识错乱、睡眠障碍、行为异常为主要表现。定向力和理解力下降,语言不清,书写障碍,举止反常(如寻衣摸床、手舞足蹈),有时有幻觉、狂躁,类似于轻微精神病表现。常出现扑翼样震颤,腱反射亢进,肌张力增高,锥体束征阳性。脑电图常出现异常的慢波。

3期(昏睡期):以昏睡和精神错乱为主。患者大部分时间处在昏睡中,呼之可醒,然后又入睡,答话不准、有幻觉。如患者合作,可引出扑翼样震颤,各种神经病理征陆续出现。脑电图有异常波形。

4期(昏迷期):神志完全丧失,呼之不醒,对疼痛刺激尚有反应。浅昏迷时腱反射亢进,肌张力增高,对体格检查不合作,不能引出扑翼样震颤。进入深昏迷,各种反射消失,对各种刺激无反应,瞳孔散大,过度换气,脑电图明显异常。

(3)实验室检查及其他检查:评估血氨变化;有无电解质和酸碱平衡失调;肝功能有无异常;凝血功能有无异常;脑电图检查有无异常;简易智力测验结果有无异常。

(4)有无出现脑水肿,消化道出血,肾功能不全,水、电解质、酸碱平衡失调及感染等并发症。

(5)心理状态:鉴别患者是因疾病所产生的心理问题还是出现精神障碍的表现。评估患者及其家属对疾病的认识程度。患者出现意识障碍时,主要了解其家属对其目前身体状况的看法、应对能力等。

(二)护理措施

1.对症护理

(1)脑水肿者,用冰帽降低颅内温度,以减少能量消耗,保护脑细胞功能;遵医嘱静脉滴注高渗葡萄糖、甘露醇等脱水药,注意严格控制滴速,并观察尿量。

(2)兴奋、烦躁不安或抽搐者,注意安全保护,取出患者的义齿,加床挡,必要时使用约束带,防止坠床及撞伤的发生。

(3)若患者出现呕血、便血或大便、呕吐物潜血阳性,应按照消化道出血急救护理处理,及时清除肠道内积血,但禁用碱性液(如肥皂水)灌肠。

(4)乙型肝炎后肝硬化患者若同时处于肝炎活动期(乙型肝炎表面抗原、e抗原、核心抗体阳性者),则应实施隔离措施。

(5)昏迷患者的护理:①患者取仰卧位,头偏向一侧,防止舌后坠堵塞气道;②保持气道通畅,必要时气管插管或切开以排痰,保证氧气供给;③做好生活护理,防止压疮;④尿潴留患者留置导尿管,观察尿液的颜色、性质、量;⑤给患者肢体做被动运动,防止静脉血栓形成及肌肉萎缩。

2.病情观察

观察患者疾病发展处于哪一阶段,尽早发现肝性脑病的早期征象,密切观察患者神志及一般状况,观察患者思维和认知的改变,监测生命体征及血、尿、粪常规,血电解质,肝肾功能等指标的变化。认真记录24小时出入水量。应用利尿药者尤其要注意用药后的反应。

3.饮食护理

减少饮食中蛋白质的供给量,因食物中的蛋白质可被肠菌的氨基酸氧化酶分解产生氨,故肝性脑病患者应限制蛋白质的摄入。蛋白质摄入原则:①急性期禁食蛋白,供给足够的热量和维生素,昏迷患者可鼻饲25%葡萄糖供给能量。②慢性肝性脑病患者无禁食蛋白质的必要。③神志恢复后逐渐增加蛋白质摄入量,由0.5g/(kg·d)渐增量1.0g/(kg·d)。④植物和奶制品蛋白优于动物蛋白。⑤不宜用维生素B_6。

4.去除和避免诱发因素

①清除胃肠道内积血,减少氨的吸收。可用生理盐水或弱酸性溶液清洁灌肠。②避免快速利尿和大量放腹水。③慎用镇静药及损伤肝功能的药物,当患者烦躁不安或抽搐时,禁用吗啡、水合氯醛、哌替啶及巴比妥类,必要时使用地西泮、东莨菪碱,并减少给药次数。④防止及控制感染。⑤保持排便通畅,防止便秘。

5.基础护理

保持床单位清洁、平整、无渣屑。注意皮肤护理,预防压疮。口腔护理每日两次。留置尿管者,注意无菌操作、冲洗会阴、观察有无会阴部水肿。患者若有阴囊水肿,可用吊带将阴囊托起,以免阴囊与双腿摩擦损伤局部皮肤。患者有腹水时协助其取半卧位。保持大便通畅,防止便秘。患者下肢水肿严重时,协助其抬高下肢,减轻水肿。

6.心理护理

随着病情的发展,患者逐渐丧失工作和自理能力。长期治疗会给家庭带来沉重的经济负担，患者及其家属会出现各种心理问题，应密切注意其心理状态，尤其应鉴别患者是因疾病产生的心理问题还是出现精神障碍的表现。此外，应重视患者家属的心理护理，与患者家属建立良好的关系，给予患者家属情感上的支持，并与其一起讨论患者的护理，制订切实可行的照顾计划，将各种需照顾的内容和方法对患者家属进行讲解和示范。

7.用药护理

肝硬化患者应严格遵医嘱用药。将药物对肝脏的影响减到最小。有食管胃底静脉曲张者，应将药物研碎服用，以防划破曲张变薄的静脉。肝功能不全或有肝性脑病前期症状出现时，不能随意使用镇静药、麻醉药及四环素类药。

七、健康教育

(1)向患者及其家属讲解本病的发生、发展过程及治疗、预后，使他们认识到疾病的严重性和自我保健的重要性。

(2)鼓励患者树立战胜疾病的信心，保持乐观的情绪，配合医生积极治疗，家属应给予患者精神支持和生活方面的照顾。

(3)坚持合理的饮食，以高糖、低脂及严格控制蛋白质为原则。有黄疸及皮肤瘙痒的患者，应注意个人卫生，勤洗澡，勤换内衣。经常用温水擦洗全身、不要搔抓及使用碱性肥皂，以免抓破感染和碱性肥皂刺激皮肤。

(4)指导患者及其家属认识肝性脑病的各种诱发因素。注意保暖，防止受凉和感染。避免使用镇静催眠及含氮类药物，不滥用对肝功能有损害的药物。避免大量排钾利尿和放腹水，限制蛋白质的摄入。保持大便通畅。预防低血糖的发生，戒烟酒等。

(5)教会患者及其家属识别肝性脑病的早期征象。如出现性格行为异常、睡眠异常等，需要及时到医院就诊。

(6)指导患者按医嘱规定的药物及其剂量、用法服药，了解药物的不良反应，定期随访复诊。

第三节 急性胰腺炎

急性胰腺炎(AP)是指多种病因引起的胰酶激活，继以胰腺局部炎症反应为主要特征，病情较重者可发生全身炎症反应综合征(SIRS)并可伴有器官功能障碍的疾病。急性胰腺炎是临床中常见的急腹症之一，有着病情重、进展快、死亡率高等特点。轻度急性胰腺炎以胰腺水肿为主，往往有自限性，预后良好；而重度胰腺炎则严重威胁患者的生命，具有死亡率和并发症发生率较高的特点，给临床救治带来了很大困难。近年来，随着重症医学、医学影像学和微创技术的发展，重度急性胰腺炎的死亡率较之前已有显著降低，治疗策略逐步达成共识。

一、病因

SAP 的病因很多，包括胆源性、特发性、酒精性以及高脂血症等多种。SAP 在发达国家则以胆源性和酒精性为主，而在我国以胆源性为多见，随着生活水平的提高，我国现在酒精性及高脂血症性胰腺炎也呈逐渐增多的趋势。

1.胆源性因素

由于胆道系统结石，胆道蛔虫、十二指肠乳头缩窄等导致胆汁反流。无论是在国内还是国外，胆源性都是急性胰腺炎的主要病因。

2.酒精性因素

酒精性在西方国家酗酒是SAP的主要病因之一，在我国酒精性比例明显低于国外，与我国人均饮酒量明显少于欧美国家有关。近年我国成人饮酒量也呈增加趋势。

3.高脂血症性因素

高三酰甘油血症性由于我国生活水平的提高、饮食结构的改变，高三酰甘油血症已经成为SAP的常见原因之一。目前认为高三酰甘油血症是AP的重要病因，高胆固醇血症不会引起AP的发作。原发性高三酰甘油血症的病因包括Ⅰ型、Ⅳ型和Ⅴ型家族性高脂血症，继发性因素包括饮食、酗酒、糖尿病、肥胖、口服避孕药、妊娠、甲状腺功能减退症等。如同时存在高三酰甘油血症的继发性因素或其他家族性脂蛋白异常，有助于诊断。研究发现血三酰甘油水平和AP的严重度之间并无关系。在AP急性期有50%的患者血脂水平升高且高于正常，但不会如此明显地升高。因此，需要谨慎判断，重复检验。

4.高钙血症

高钙血症多发生在甲状旁腺功能亢进、恶性疾病、结节病、维生素D中毒、过量补钙等。引起AP的机制为钙沉积在胰管内引起阻塞或钙引起胰蛋白酶原的活化。所有SAP患者入院时应常规行血钙检测，而且因为SAP时常伴有血钙的下降，推荐康复后复查血钙。

5.手术和创伤

手术和创伤包括ERCP术后、腹部手术、腹部外伤等。因为挤压胰腺实质、胰管内压力过高、短暂术中低血压或手术操作中胰腺损伤引起AP。AP是ERCP的常见并发症约占5%，诊断依靠ERCP术后持续腹痛和血清淀粉酶或脂肪酶至少升高3倍。体外震波碎石术或射频治疗可造成肾及周围组织损伤，经皮胰腺穿刺活检、体外肾脏碎石术或射频治疗可引起SAP。腹部钝伤或贯通伤均可导致SAP，因胰腺是腹膜后器官，发生率不高。

6.特发性

特发性经临床与影像、生化等检查，不能确定病因者称为特发性，随着病因的深入研究和超声内镜等技术的应用，可以明确部分特发性的病因如小结石病、Oddi括约肌功能障碍、胰腺分裂等。

7.其他

(1)Oddi括约肌功能障碍，包括Oddi括约肌狭窄和Oddi括约肌运动障碍，使胆汁、胰液排出受阻，诊断依靠ERCP和内镜下Oddi括约肌测压。

(2)胰腺分裂是胰腺发育过程中腹侧、背侧胰管未完全融合的先天解剖变异，由于胰液引流不畅易导致AP，诊断依靠分泌素刺激的MRCP或ERCP。

(3)十二指肠乳头旁憩室，胆总管囊肿，胰腺或壶腹肿瘤，自身免疫性(系统性红斑狼疮，干燥综合征)，遗传性(胰蛋白酶原基因PRSS1、丝氨酸蛋白酶抑制剂SPINK1、囊性纤维化跨膜转运调节基因CFTR的突变)等因素均可引起AP。

二、病理生理

AP的发病机制是一个复杂的、多因素参与的病理、生理过程，这些因素相互作用、相互影响，至今尚未完全阐明。众多学说中，“胰酶自身消化学说”是AP最基本的发病机制，“炎性因子学说”也被广泛接受。近年来“氧化应激”“肠道细菌易位”“胰腺腺泡内钙超载”等学说也受到了重视。胰酶自身消化学说认为胰蛋白酶催化胰酶系统、激活补体和激肽系统，进而引起胰腺局部炎症反应，严重的导致全身的病理生理改变，包括白细胞趋化、活性物质释放、氧化应激、微循环障碍、细菌易位等。

三、临床表现

1.症状

主要症状多为急性发作的持续性上腹部剧烈疼痛，常向背部放射，常伴有腹胀及恶心呕吐。临床体征轻症者仅表现为轻压痛，重症者可出现腹膜刺激征。发热常源于急性炎症、胰腺坏死组织继发细菌或真菌感染，发热伴黄疸者多为胆源性胰腺炎。急性重症胰腺炎常发生低血压或休克，主要是有效循环血容量不足。

2.体征

体征与病情严重程度相关，轻症胰腺炎腹部体征较轻，可有上腹部轻压痛，多无腹肌紧张，反跳痛。重症胰腺炎往往表现为腹部压痛、肌紧张，可有明显的腹胀、肠鸣音消失或减弱，血液、胰酶及坏死组织穿过筋膜与肌层渗入腹壁时，可表现为Grey-Tumer征或Cullen征。并发假性囊肿或脓肿时可在腹部扪及肿块。肿大的胰头压迫胆总管或胆源性胰腺炎还可引起梗阻性黄疸。

3.并发症

并发症包括全身并发症和局部并发症。全身并发症AP病程进展过程中可引发全身性并发症，包括SIRS、脓毒症、多器官功能障碍综合征（MDOS）、多器官功能衰竭及腹腔间隔室综合征（ACS）等。局部并发症主要包括：急性胰周液体积聚（APFC）；急性坏死物积聚；胰腺假性囊肿；包裹性坏死（WON）。其他并发症有胸腔积液、消化道功能紊乱、消化道瘘、腹腔出血、脾静脉及门静脉血栓、坏死性结肠炎等。

四、诊治思路及措施

（一）AP的诊断

对于AP的诊断，符合下列3项指标中2项即可确诊：临床症状表现为上腹部疼痛；血清脂肪酶或淀粉酶＞3倍正常值上限；有特征性的影像学表现。对多数患者通过前2项即可确诊，如患者有上腹部疼痛而血清脂肪酶或淀粉酶不高于正常值上限的3倍，则需要增强CT或MRI检查来明确诊断。

将AP按病情严重程度分为轻症，中度重症及重症3类。轻症AP(MAP)定义为不伴有器官功能衰竭以及局部和全身并发症。中度AP(MSAP)定义为伴有一过性器官功能衰竭（持续时间＜48 小时)，合并有局部或全身并发症。重度 AP(SAP)定义为伴有持续性器官功能衰竭(持续时间＞48 小时)。器官功能衰竭定义为修订版的 Marshall 评分系统中 3 个器官系统中任一器官功能评分≥2 分。呼吸衰竭主要包括急性呼吸窘迫综合征(ARDS)，循环衰竭主要包括心动过速，低血压或休克，肾功能衰竭主要包括少尿、无尿和血清肌酐升高。

(二)AP 的治疗

MAP 症状轻，不伴有器官功能衰竭以及局部和全身并发症，通常在 1～2 周内恢复正常，治疗效果良好。而 SAP 病情复杂多变，凶险且难以控制，其治疗方案虽经多次纠正，目前其死亡率仍高达 14%～25%。近年来随着人们对其病理生理特性的不断深入了解，AP 的治疗观点发生了质的改变，从以内科治疗为主逐渐转变为多学科共同参与的系统化综合治疗，根据不同病因，不同严重程度，不同病程时期，不同合并症选择不同的治疗方式，个体化治疗观点已经贯穿于整个 AP 治疗的全过程。

1.针对病因的治疗

(1)胆源性 AP：胆石症是目前国内急性胰腺炎的主要致病因素，凡有胆道结石梗阻者需要及时解除梗阻，治疗方式包括经内镜或手术治疗。有胆囊结石的轻症急性胰腺炎患者，应在病情控制后尽早行胆囊切除术；而坏死性胰腺炎患者可在后期行坏死组织清除术时一并处理或病情控制后择期处理。

(2)高血脂性 AP：AP 并静脉乳糜状血或血甘油三酯＞11.3mmol/L 可明确诊断，需要短时间降低三酰甘油水平，尽量降至 5.65mmol/L 以下。这类患者要限用脂肪乳剂，避免应用可能升高血脂的药物。治疗上可以采用小剂量低分子肝素和胰岛素或血脂吸附和血浆置换快速降脂。

(3)其他病因：高血钙性胰腺炎多与甲状旁腺功能亢进有关，需要做降钙治疗。胰腺解剖和生理异常、药物、胰腺肿瘤等原因引起者予以对应处理。

2.非手术治疗

(1)一般治疗：包括禁食、胃肠减压，药物治疗包括解痉、止痛、抑酸和胰酶抑制治疗，如生长抑素及其类似物或蛋白酶抑制剂等。

(2)液体复苏及重症监护治疗：液体复苏、维持水电解质平衡和加强监护治疗是早期治疗的重点，由于 SIRS 引起毛细血管渗漏综合征(CLS)，导致血液成分大量渗出，造成血容量丢失与血液浓缩。复苏液首选乳酸林格液，对于需要快速复苏的患者可适量选用代血浆制剂。扩容治疗需避免液体复苏不足或过度，可通过动态监测 CVP/PWCP、HR、血压、尿量、HCT 及混合静脉血氧饱和度等作为指导。

(3)器官功能的维护治疗：①针对呼吸衰竭的治疗：给予鼻导管或面罩吸氧，维持氧饱和度在 95%以上，动态监测血气分析结果，必要时应用机械通气。②针对急性肾功能衰竭的治疗：早期预防急性肾功能衰竭主要是容量复苏等支持治疗，稳定血流动力学；治疗急性肾功衰主要是连续肾脏替代疗法(CRRT)。③其他器官功能的支持：如出现肝功能异常时可予以保肝药物，急性胃黏膜损伤需应用质子泵抑制剂或 H_2 受体拮抗剂。

(4)肠功能恢复前，可酌情选用肠外营养；一旦肠功能恢复，就要尽早进行肠内营养。采用鼻空肠管或鼻胃管输注法，注意营养制剂的配方、温度、浓度和输注速度，并依据耐受情况进行调整。

(5)抗生素应用:AP患者不推荐静脉使用抗生素以预防感染。针对部分易感人群(如胆源性、高龄、免疫低下等)可能发生的肠源性革兰阴性杆菌易位,可选择的抗生素包括:喹诺酮类、头孢菌素、碳青霉烯类及甲硝唑等行预防感染治疗。

(6)中药治疗:可以使用中医中药治疗促进胃肠功能恢复及胰腺炎症的吸收,包括理气攻下的中药内服、外敷或灌肠等。

3.手术治疗

外科治疗主要针对胰腺局部并发症继发感染或产生压迫症状,如消化道梗阻、胆道梗阻等以及胰瘘、消化道瘘、假性动脉瘤破裂出血等其他并发症。胰腺及胰周无菌性坏死积液无症状者无需手术治疗。

(1)胰腺、胰周感染性坏死的手术指征:临床上出现脓毒血症,CT检查出现气泡征,细针穿刺抽吸物涂片或培养找到细菌或真菌者,可诊断为感染性坏死,需考虑手术治疗。手术治疗应遵循延期原则,一旦判断坏死感染可立即行针对性抗生素治疗,严密观察抗感染的疗效,稳定者可延缓手术。B超或CT引导下经皮穿刺引流(PCD)引流胰腺、胰周感染的脓液,缓解中毒症状,可作为手术前的过度治疗。研究表明,早期手术治疗显著增加手术次数、术后并发症发生率及病死率。

(2)胰腺、胰周感染性坏死的手术方式:胰腺感染性坏死的手术方式可分为PCD、内镜、微创手术和开放手术。微创手术主要包括小切口手术、视频辅助手术(腹腔镜、肾镜等)。开放手术包括经腹或经腹膜后途径的胰腺坏死组织清除并置管引流。对于有胆道结石患者,可考虑加做胆囊切除或胆总管切开取石,建议术中放置空肠营养管。胰腺感染性坏死病情复杂多样,各种手术方式须遵循个体化原则单独或联合应用。

(3)局部并发症的治疗原则 APFC和ANC:无症状者,无需手术治疗。症状明显,出现胃肠道压迫症状,影响肠内营养或进食者或继发感染者,可在B超或CT引导下行PCD治疗,感染或压迫症状不缓解需进一步手术处理。WON:无菌性WON,原则上不手术治疗,随访观察。发生感染时,可行PCD或手术治疗。胰腺假性囊肿:继发感染者治疗与WON相同,无症状,不做处理,随访观察;若体积增大出现压迫症状则需外科治疗。外科治疗方法以内引流手术为主,内引流手术可在腹腔镜下手术或开腹手术。

(4)其他并发症的治疗:胰瘘多由胰腺炎症、坏死、感染导致胰管破裂引起。胰瘘的治疗包括通畅引流和抑制胰腺分泌以及内镜和外科手术治疗。腹腔大出血时,条件具备的首选血管造影检查明确出血部位,如为动脉性(假性动脉瘤)出血则行栓塞术。未明确出血部位或栓塞失败者可考虑积极手术止血或填塞止血。同时做好凝血机制的监测和纠正。消化道瘘可来源于AP本身,但也可能与手术操作有关,以结肠瘘最为常见。治疗与肠瘘治疗原则相同,包括通畅引流及造口转流手术。

五、护理

1.护理目标

(1)维持生命体征稳定,降低病死率。

(2)减轻患者身体痛苦,提高舒适度。

(3)帮助预防并发症。

(4)减轻心理痛苦。

2.护理措施

在 SAP 发病早期，尤其在发病 72 小时内，生命体征监护和生命支持是护理工作的主要内容，重点应放在有效循环和呼吸通气方面，纠正循环障碍，改善呼吸功能。

(1)维持有效循环的护理：SAP 早期由于大量炎性递质释放、液体渗出、频繁呕吐等导致有效循环量严重不足。①密切观察生命体征及意识变化，持续心电、血压、中心静脉压监护；严格记录 24 小时出入量，持续导尿，观察每小时尿量(尿量应≥30mL/h)，根据监测结果调节输液速度及液体成分，快速有效地补充体液。②保持有效的静脉通道，深、浅静脉置管，连接三通接头，预留一通道作抢救用药专用。应用输液泵，保证特殊用药安全和最佳效果。静脉置管处严格无菌操作，每天碘伏消毒，更换肤贴，保持清洁干燥，输液器每 12 小时更换 1 次。观察置管处局部有无红肿、压痛等。③维持呼吸功能的护理 SAP 时 ARDS 发生率高达 60%，病死率极高。应早期给予呼吸支持、机械通气等措施。护理措施包括：④密切观察患者呼吸频率、节律、形态、呼吸困难、发绀的程度，动态观察脉搏血氧饱和度、动脉血气分析结果，出现变化及时报告医生处理。⑤轻者面罩给氧，流量 4～6L/min。重者随时协助医生进行气管插管，正压机械通气。每 30 分钟抽血做 1 次血气分析，根据监测结果及时调整通气方式、通气量和吸氧浓度，病情稳定后改为每天测定 1 次或 2 次。⑥维持呼吸道通畅，及时清除气道分泌物，鼓励患者主动排痰，雾化吸入湿化呼吸道。帮助患者每小时变换体位 1 次，有助于改善通气和血流灌注，利于痰液排出，对治疗 ARDS 及预防肺部感染均有益。

(2)维持其他重要器官功能的护理：SAP 时可发生急性肝、肾功能损害，胃肠道出血、胰性脑病等。①除密切监测生命体征变化外，还应注意监测血糖、血常规、肝肾功能、电解质(尤其是钾、钙离子)的变化情况。观察皮肤黏膜黄染情况。②注意呕吐物、排泄物的颜色、性状和量；持续胃肠减压者，观察引流物色、性质和量；动态观察腹部体征和肠鸣音改变。注意胃肠道出血、麻痹性肠梗阻的征象。③密切观察患者意识、瞳孔变化，及时发现患者早期神志改变及神经系统的阳性体征。注意有无烦躁不安、情绪反常、谵妄、狂躁、情感异常及反应迟钝等，警惕胰性脑病发生。发现异常立即报告医生并配合做相应急救和处理。意识障碍患者要防止意外坠床或其他伤害。

(3)药物治疗护理：SAP 非手术治疗措施复杂，用药种类繁多，包括镇痛药、抗炎症递质药物、抗生素、抑制胰腺外分泌药物和胰酶抑制剂、血管活性物质等。护士要熟知药物的作用、剂量、给药方式、正确配制和输入方法、药物不良反应，观察患者对各种药物治疗的反应。对可能发生的不良反应有预见性，及时采取护理措施或报告医生处理。注意生长抑素及其类似物如奥曲肽(善得定)等应用时现配现用，用输液泵持续、准确给药，如果中断给药超过 5 分钟必须再次给予冲击量 1 次，确保药物疗效。

(4)营养支持疗法的护理。①SAP 早期需禁食，先施行肠外营养，待病情缓解后再经鼻饲肠内营养，可辅以肠外营养，并观察患者的反应，如能耐受，则逐渐加大剂量。②进行肠内营养时，可先试探性滴注生理盐水 0.5～1.0L/d，1～2 天后症状无加重，可给予要素膳或半要素膳，每天最好有 4～6 小时肠道休息时间。输注肠内营养液时掌握好浓度、速度、温度。应注意腹痛、肠麻痹、腹部压痛等胰腺炎症状和体征是否加重，并定期复查电解质、血脂、血糖、总胆红素、血清白蛋白水平、血常规及肾功能等，评价机体代谢状况，调整肠内营养的剂量。③患者腹痛、腹胀减轻或消失，肠道动力恢复或部分恢复时可以考虑开放饮食，不以血清淀粉酶活性高低作为开放饮食的必要条件。食物开始以糖类为主，逐步过渡至低脂饮食。

(5)腹痛的护理：剧烈腹痛是SAP突出的症状，导致患者不适、焦虑、恐惧情绪。护士帮助患者取舒适体位，安抚鼓励患者，疼痛剧烈时遵医嘱给予镇痛治疗，在严密观察下可注射盐酸哌替啶(杜冷丁)，不应用吗啡或胆碱能受体拮抗剂，如阿托品、山莨菪碱(654-2)等，因前者会收缩奥狄括约肌，后者则会诱发或加重肠麻痹。

(6)发热的护理：根据病情定时测量体温，观察体温变化及伴随症状。遵医嘱给予冰袋、温水擦浴或降温药物。每日进行皮肤清洁护理，及时擦干汗液，更换衣被，保持干燥舒适。

(7)基础护理：禁食，高热患者每日口腔清洁护理2次，保持口唇湿润，协助患者改变卧位姿势，翻身、拍背、按摩背部，增加舒适感。指导有效咳嗽及深呼吸，及时排除呼吸道分泌物，避免肺不张与坠积性肺炎。病房保持适宜的温度、湿度。保持床面平整干燥，防止压疮。

(8)心理护理：由于本病重危并且容易反复波动，病痛剧烈，疗程长、治疗费用高，患者心理压力大，心理问题多见。主要表现为情绪不稳定、绝望、焦虑或抑郁。心理护理要适时、恰当，向患者介绍疾病的知识，解释及澄清其疑问，鼓励患者表达其担心及害怕的事情，提供舒适温馨的环境，安排亲属探视。指导患者亲属做好精神支持。

六、健康教育

使患者和家属了解本病基本诱因。如暴饮暴食、酗酒，帮助患者制定食谱和戒酒计划。指导患者掌握饮食卫生的基本知识；帮助患者掌握观察病情的方法；告知出院后定期复诊、随时复诊指征及联系电话；发现有胰腺和十二指肠疾病应及时治疗，避免急性胰腺炎复发。

第四节　急性肠梗阻

急性肠梗阻是一种常见的外科急腹症。由于引起肠梗阻的病因复杂、形式多变，常给临床医师的诊断和治疗带来许多困惑；然而其发病急、变化快，需要早期做出诊断和处理。诊治延误可使病情发展、加重，甚至造成肠管缺血坏死等严重情况，如果处理不当，往往造成严重后果，甚至危及患者生命。

一、病因

(一)机械性肠梗阻

1.肠外因素

(1)粘连与粘连带的压迫。粘连可引起肠折叠、扭转，因而造成梗阻。先天性粘连带较多见于小儿，因腹部手术和腹腔炎症产生的粘连则多见于成人。

(2)嵌顿性外疝或内疝。

(3)肠外肿瘤或腹块的压迫。

(4)肠扭转,常由于粘连所致。

2.肠管本身的原因

(1)先天性狭窄和闭孔畸形。

(2)炎症、肿瘤、吻合手术及其他因素所致的狭窄。例如炎症性肠病、肠结核、放射性损伤、肠肿瘤、肠吻合等。

(3)肠套叠。成人较少见,常因息肉或其他病变引起。

3.肠腔内原因

由于成团的蛔虫、胆石、粪块和异物引起,均不常见。

(二)动力性肠梗阻麻痹性

腹部大手术后、腹膜炎、腹部外伤、腹膜后出血、麻醉药、肺炎、脓胸、低钾血症等全身性代谢紊乱均可引起肠麻痹;痉挛性:肠道炎症及神经系统功能紊乱均可导致肠管暂时性痉挛。

(三)血运性肠梗阻

肠系膜动脉栓塞或血栓形成和肠系膜静脉血栓形成是主要原因。肠假性梗阻是一种有肠梗阻症状和体征,但无机械性梗阻证据的综合征,可以是急性或是慢性的,近年来日益受到重视,一般认为是肠肌肉神经变性的结果。结缔组织疾病、原发性肌病、某些内分泌疾病、神经系统疾病及一些药物可引起继发性肠假性梗阻。原发性肠假性梗阻的原因还不十分明确。

二、病理生理

肠梗阻可引起局部和全身性的病理和生理变化,慢性不完全性肠梗阻的局部主要改变是梗阻近端肠壁肥厚和肠腔膨胀,远端肠管变细、肠壁变薄。继发于肠管疾病的病理性肠梗阻,梗阻部位还具有原发疾病的改变如结核、Crohn 病等。营养不良以及因营养不良而引起器官与代谢改变是主要的改变。急性肠梗阻随梗阻的类型及梗阻的程度而有不同的改变,概括起来有下列几方面。

(一)全身性病理生理改变

1.水、电解质和酸碱失衡

肠梗阻时,吸收功能发生障碍,胃肠道分泌的液体不能被吸收返回全身循环系统而积存在肠腔内。同时,肠梗阻时,肠壁继续有液体向肠腔内渗出,导致了体液在第三间隙的丢失。如为高位小肠梗阻,出现大量呕吐更易出现脱水,并随丧失液体电解质含量而出现电解质紊乱与酸碱失衡。胆汁及肠液均为碱性,损失的 Na^+、K^+ 较 Cl^- 为多,再加之组织灌注不良,禁食而易有代谢性酸中毒,但在高位小肠梗阻时,胃液的丧失多于小肠液,则有可能出现代谢性碱中毒。K^+ 的丢失可引起肠壁肌张力减退,引起肠腔膨胀。

2.休克

肠梗阻如未得到及时适当的治疗,大量失水、失电解质可引起低血容量休克。在手术前由于体内代偿性的调节,血压与脉搏的改变不明显,但在麻醉后,机体失去调节的功能,休克的症状可迅速表现出来。另外，由于肠梗阻引起了肠黏膜屏障功能障碍，肠道内细菌、内毒素易位至门静脉和淋巴系统，继有腹腔内感染或全身性感染，也可因肠壁坏死、穿孔而有腹膜炎与感染性休克。在绞窄性肠梗阻时，常是静脉回流障碍先于动脉阻断，致动脉血仍不断流向肠壁、肠腔，还因有血流障碍而迅速发生肠坏死，出现感染和低血容量休克。

3.脓毒症

肠梗阻时，肠内容物淤积，细菌繁殖，因而产生大量毒素，可直接透过肠壁进入腹腔，致使肠内细菌易位引起腹腔内感染与脓毒症，在低位肠梗阻或结肠梗阻时更明显，因肠腔内有较多的细菌，在梗阻未解除时，因静脉回流有障碍，肠内毒素被吸收较少，但一旦梗阻被解除血液循环恢复后毒素大量被吸收而出现脓毒症、中毒性休克。因此，在解决梗阻前应先清除肠内积存的感染性肠液。

4.呼吸和心脏功能障碍

肠腔膨胀时腹压增高，膈肌上升，腹式呼吸减弱，可影响肺内气体交换，同时，有血容量不足、下腔静脉被压而下肢静脉血回流量减少，均可使心输出量减少。腹腔内压力＞20mmHg，可产生系列腹腔间室综合征累及心、肺、肾与循环障碍。

（二）局部病理生理改变

1.肠腔积气、积液

由于吸收功能降低，水与电解质积存在肠腔内，24 小时后不但吸收减少而且有分泌增加。

2.肠蠕动增加

正常时肠管蠕动受到自主神经系统、肠管本身的肌电活动和多肽类激素的调节来控制。在发生肠梗阻时，各种刺激增强而使肠管活动增加。在高位肠梗阻频率较快，每 3～5 分钟即可有 1 次，低位肠梗阻间隔时间较长，可 10～15 分钟 1 次，但如梗阻长时间不解除，肠蠕动又可逐渐变弱甚至消失，出现肠麻痹。

3.肠壁充血水肿、通透性增加

在肠内压增加时，肠壁静脉回流受阻，毛细血管及淋巴管淤积，引起肠壁充血水肿，液体外渗。同时由于缺氧，细胞能量代谢障碍，致使肠壁通透性增加，液体可自肠腔渗透至腹腔，在闭襻型肠梗阻中，肠内压可增加至更高点，使小动脉血流受阻，引起点状坏死和穿孔。概括起来，高位小肠梗阻易有水、电解质与酸碱失衡。低位肠梗阻容易出现肠腔膨胀，感染及中毒。绞窄性肠梗阻易引起休克。结肠梗阻或闭襻型肠梗阻则易出现肠穿孔、腹膜炎。

三、临床表现

单纯性肠梗阻早期，患者全身情况多无明显改变。严重缺水或绞窄性肠梗阻患者可出现脉搏细数、血压下降、面色苍白、四肢发凉等中毒和休克征象。梗阻晚期可表现为唇干舌燥、眼窝内陷、皮肤弹性消失、尿少或无尿等明显脱水征。尽管由于肠梗阻的病因、部位、病变程度、发病急缓的不同，可有不同的临床表现，但肠内容物不能顺利通过肠腔则具有一致性，其共同表现是腹痛、呕吐、腹胀及停止排气、排便。

（一）腹痛

机械性肠梗阻多为阵发痉挛性肠绞痛，它是由于梗阻以上的肠管蠕动加剧所引起的。其疼痛的特点是:开始疼痛较轻,逐渐加重至高峰,然后逐渐减轻直至消失,经过一段时间后再次发作。间歇期疼痛完全消失者,称阵发性腹痛;间歇期仍有腹痛,称持续性痛阵发性加剧。若痛在脐周,病变多在小肠;痛在左上,病变可能在空肠上段;痛在右下腹,病变可能在末段回肠;痛在左下腹,除小肠外,还要考虑乙状结肠病变。嵌顿性外疝时,多有该侧腹股沟附近痛,全小肠扭转可因牵扯肠系膜根部引起后腰痛。麻痹性肠梗阻为持续性腹痛伴有阵发性加剧,绞痛发作快,消失也快,但在阵发性绞痛过后常有持续性钝痛,甚至为剧烈的持续性腹痛。

(二)呕吐

多在腹痛后出现,梗阻早期呈反射性呕吐,吐出食物和胃液,以后则根据梗阻部位的不同各有特点。在肠梗阻早期即可出现反射性呕吐,吐出物为食物或胃液;进食或饮水均可引起呕吐。此后,呕吐随梗阻部位高低而有所不同,一般是梗阻部位愈高,呕吐出现愈早、频繁。高位肠梗阻时呕吐频繁,吐出物主要为胃十二指肠内容物及胆汁;低位肠梗阻时,呕吐出现迟而次数少,吐出物为带臭味的粪样物。结肠梗阻时呕吐到晚期才出现。如呕吐物呈棕褐色或血性,是肠管血运障碍的表现。麻痹性肠梗阻时,呕吐多呈溢出性。

(三)停止排气排便

完全性肠梗阻发生后,患者多不再排气排便;但梗阻早期,尤其是高位肠梗阻,可因梗阻以下肠内尚残存的粪便和气体,仍可自行或在灌肠后排出,不能因此而否定肠梗阻的存在。某些绞窄性肠梗阻,如肠套叠、肠系膜血管栓塞或血栓形成,则可自肛门排出血性黏液或果酱样粪便。

(四)腹胀

腹胀是肠梗阻的后期症状,高位肠梗阻由于频繁呕吐,故腹胀较轻,但有时可见胃型;低位肠梗阻则呈全腹膨胀,呈均匀性隆起,如腹胀不均匀隆起,可能为小肠扭转或其他闭襻性肠梗阻(内疝),如乙状结肠扭转;结肠梗阻因回盲瓣关闭良好,梗阻以上结肠至盲肠可成为闭襻,腹胀以脐周显著,且有压痛,说明肠管血运障碍。

四、诊治思路及措施

(一)诊断

1.腹部检查

在机械性肠梗阻中,常可见肠型和蠕动波;肠扭转时腹胀多不对称;麻痹性肠梗阻则腹胀均匀;单纯性肠梗阻因肠管膨胀,可有轻度压痛,但无腹膜刺激征;绞窄性肠梗阻时腹腔有渗液,移动性浊音可呈阳性。听诊可有肠鸣音亢进,有气过水声或金属音,为机械性肠梗阻表现;麻痹性肠梗阻时,则肠鸣音减弱或消失。

2.直肠指检

应作为常规检查不能忽略。如触及肿块,可能为直肠肿瘤所引起的结肠梗阻或极度发展的肠套叠套头或低位肠腔外肿瘤。

3.实验室检查

血红蛋白及血细胞比容可因脱水、血液浓缩而升高。白细胞计数和中性粒细胞数量明显增加,多见于绞窄性肠梗阻。全血二氧化碳结合力和血清 Na^+、K^+、Cl^- 的变化,可反映酸碱平衡失调和水电解质紊乱的状况。呕吐物和粪便检查,有大量红细胞或隐血试验阳性,应考虑肠管有血运障碍。

4.X 线检查

一般在肠梗阻发生 4～6 小时后即显示出肠腔内气体,立位或侧卧位透视或摄片,可见多数液平面及胀气肠襻。但无上述征象,也不能完全排除肠梗阻的可能。

5.CT 检查

CT 检查可明显提高绞窄性肠梗阻的诊断率,而多层螺旋 CT(MSCT)处理技术的应用可以清晰显示肠道解剖结构与周围组织结构的相对关系,在诊断肠梗阻的部位及原因方面有较大优势,术前也可较全面评价肠梗阻,对指导临床诊疗有较大帮助。

6.螺旋 CT

血管成像(CTA)诊断:CTA 不仅能够明确小肠梗阻的部位、程度、并发症,还可以明确小肠梗阻的病因。不同病因小肠梗阻的肠系膜血管 CTA 有一定的特征性临床表现,其对小肠扭转的确诊率高,而且对小肠内疝和肠系膜血栓引起的肠梗阻也有一定的诊断价值。

(二)肠梗阻的治疗

1.保守治疗

肠血运良好,肠管没有出现绞窄、坏死时可采取保守治疗。其方法包括:禁食;有效的胃肠减压;纠正水、电解质紊乱与酸碱平衡失调;使用有效抗生素,预防感染;加强营养支持以及保护重要脏器等措施。

2.手术治疗

对于急性肠梗阻除及时正确诊断和术前处理外,应该把握手术时机、选择合理术式、采取积极的术后治疗措施。采取这些治疗措施可有效改善预后。

手术时机:把握适宜的手术时机至关重要。若手术过早常使本来应当采用保守疗法即可治愈的患者遭受不必要的手术打击;过晚则造成肠血运障碍,甚至肠坏死,令行肠切除术的机会明显增加。因此,要求临床医师要抓住适宜的手术时机,在肠管绞窄坏死前予以手术。对于绞窄性或绞窄性可能性很大的肠梗阻,一般经短期术前准备,补足血容量后尽早手术;但若伴有休克,则需待休克纠正或好转后手术比较安全,而休克一时难以纠正,则一边抗休克,一边手术,只有将坏死肠段切除,休克才会好转。对于单纯性机械性肠梗阻,若其梗阻原因不能为非手术解除者,亦宜经短时期准备后尽早手术。

手术方式应根据梗阻的原因、部位、性质、病程早晚及全身情况来决定手术方式,当梗阻原因解除后,判断肠管生机对决定手术方式至关重要。若解除梗阻原因后对肠管生机难以确定时,贸然做肠切除或放回腹腔都是不妥的。可以将肠管暂时外置,经观察确定已坏死则做切除,若生机恢复则放回腹腔。手术方式大致可归纳为四种。

(1)解决引起梗阻的原因,如肠粘连松解,肠扭转或肠套叠复位,嵌顿疝行疝环松解及疝内容物还纳术,肠切开取出异物等。

(2)肠切除再吻合术,如肠管局部失活坏死,炎症性狭窄或肠道肿瘤,需做肠切除肠吻合术。

(3)肠造瘘或肠外置术:如患者情况较差,不能耐受复杂或长时间手术,可用这类术式解除梗阻。

(4)短路手术:当引起梗阻的原因不能简单解除,如晚期肿瘤无法切除,则可做梗阻近端与远端肠袢的短路吻合术。

五、护理

1.护理目标

(1)严密观察病情变化,使患者迅速进入诊断、治疗程序。

(2)维持有效的胃肠减压。

(3)减轻症状:如疼痛、腹胀、呼吸困难等。

(4)加强基础护理,增强患者的舒适感。

(5)做好水分、电解质管理。

(6)预防各种并发症,提高救治成功率。

(7)加强心理护理,增强患者战胜疾病的信心。

(8)帮助患者及家属掌握自护知识,为患者回归正常生活做准备。

2.护理措施

(1)密切观察病情变化:①意识表情变化能够反映中枢神经系统血液灌注情况。意识由清醒变模糊或昏迷提示病情加重。②监测患者血压、脉搏、呼吸、体温,每15～30分钟1次,记录尿量,观察腹痛、腹胀、呕吐、肛门排气排便情况。如果患者有口渴、尿量减少、脉率增快、脉压缩小、烦躁不安、面色苍白等表现,为早期休克征象,应加快输液速度,配合医生进行抢救。早期单纯性肠梗阻患者,全身情况无明显变化,后因呕吐,水、电解质紊乱,可出现脉搏细速、血压下降、面色苍白、眼球凹陷、皮肤弹性减退,四肢发凉等中毒和休克征象,尤以绞窄性肠梗阻更为严重。③注意有无突发的剧烈腹痛、腹胀明显加重等异常情况。若出现持续剧烈的腹痛,频繁的呕吐,非手术治疗疗效不明显,有明显的腹膜炎表现以及呕血、便血等症状为绞窄性肠梗阻表现,应尽早配合医生行手术治疗。④术后密切观察患者术后一般情况,应30～60分钟测血压、脉搏1次,平稳后可根据医嘱延长测定时间。对重症患者进行心电监护,预防中毒性休克。如发现异常情况要及时通知医生,做好抢救工作。⑤保持各引流管通畅,妥善固定,防止挤压扭曲,同时密切观察引流液的性状,如量、颜色、气味等。

(2)胃肠减压的护理:①肠梗阻的急性期须禁食,并保持有效的胃肠减压。胃肠减压可吸出肠道内气体和液体,减轻腹胀,降低肠腔内压力,改善肠壁血液循环,有利于改善局部病变及全身情况。关心安慰患者,讲解胃肠减压的作用及重要性,使患者重视胃肠减压的作用。②妥善固定胃管,每2小时抽吸1次,避免折曲或脱出,保持引流通畅,若引流不畅时可用等渗盐水冲洗胃管,观察引出物的色、质、量并记录。③避免胃内存留大量的液体和气体影响药物的保存和吸收。注药操作时,动作要轻柔,避免牵拉胃管引起患者不适,注射完毕,一定要夹紧胃管2～3小时,以利于药物吸收及进入肠道。④动态观察胃肠吸出物的颜色及量。若吸出物减少及变清,肠鸣音恢复,表示梗阻正在缓解;若吸出物的量较多,有粪臭味或呈血性,表示肠梗阻未解除，促使细菌繁殖或者引起肠管血循环障碍，应及早通知医生，采取合理手术治疗。⑤术后更应加强胃肠减压的护理。每天记录胃液量，便于医生参考补液治疗。注意胃液性质，发现有大量血性液体引出时，应及时报告医生处理。

(3)体位和活动的护理：①非手术患者卧床休息。在血压稳定的情况下，可采取半卧位，以减轻腹痛、腹胀，并有利于呼吸。②术后待生命体征平稳后采用半卧位，以利于腹腔内渗出液流向盆腔而利于吸收(盆腔内腹膜吸收能力较强)，使感染局限化，减少膈下感染，减轻腹部张力，减轻切口疼痛，有利于切口愈合。有造瘘口者应向造瘘口侧侧卧，以防肠内大便或肠液流出污染腹部切口或从造瘘口基底部刀口流入肠腔而致感染。护理人员应经常协助患者维持好半卧位。③指导和协助患者活动。术后 6 小时血压平稳后可在床上翻身，动作宜小且轻缓；术后第一天可协助坐起并拍背促进排痰。同时鼓励患者早期下床活动，有利于肠蠕动恢复，防止肠粘连，促进生理功能和体力的恢复，防止肺不张。④被动、主动活动双下肢，防止下肢静脉血栓形成。瘦、弱、年老的患者同时要特别注意骶尾部的皮肤护理，防止因受压过久发生压疮。

(4)腹痛的护理：①患者主诉疼痛时应立即采取相应的处理措施，如给予舒适的体位、同情安慰患者、让患者做深呼吸。但在明确诊断前禁用强镇痛药物。②禁食，保持有效的胃肠减压。③观察腹痛的部位、性质、程度、进展情况。单纯性机械性肠梗阻一般为阵发性剧烈绞痛；绞窄性肠梗阻腹痛往往为持续性腹痛伴有阵发性加重，疼痛也较剧烈；麻痹性肠梗阻腹痛往往不明显，阵发性绞痛尤为少见；结肠梗阻一般为胀痛。要观察生命体征变化，判断有无绞窄性肠梗阻及休克的发生，为治疗时机选择提供依据。

(5)呕吐的观察及护理：①呕吐时，协助患者坐起或使其头侧向一边，及时清理呕吐物，防止窒息和引起吸入性肺炎。②呕吐后用温开水漱口，保持口腔清洁，清洁颜面部，并观察记录呕吐时间、次数、性质、量等。维持口腔清洁卫生，口腔护理每天 2 次，防止口腔感染。③若留置胃肠减压后仍出现呕吐者，应考虑是否存在引流不畅，检查胃管的深度是否移位或脱出，管道是否打折、扭曲，管腔是否堵塞，应及时给予相应的处理。

(6)腹部体征的观察及护理：①评估、记录腹胀的程度，观察病情变化。观察腹部外形，每小时听诊肠鸣音 1 次，腹胀伴有阵发性腹绞痛，肠鸣音亢进，甚至有气过水声或金属音，应严密观察。麻痹性肠梗阻时全腹膨胀显著，但不伴有肠型；闭袢性肠梗阻可以出现局部膨胀；结肠梗阻因回盲瓣关闭可以显示腹部高度膨胀，而且往往不对称。②动态观察是否有肛门排气、排便。③减轻腹胀的措施有胃管引流，保持有效负压吸引。热敷或按摩腹部。如无绞窄性肠梗阻，可从胃管注入石蜡油，每次 20～30mL，促进排气、排便。

(7)加强水、电解质管理：①准确记录 24 小时出入量、每小时尿量，作为调整输液量的参考指标。②遵医嘱尽快补充水和电解质的丢失。护士应科学、合理地安排补液顺序。危及生命的电解质紊乱，如低钾，要优先补给。③维持有效的静脉通道，必要时建立中心静脉通道。加强局部护理。

(8)预防感染的护理：①为患者执行各项治疗、操作时严格遵守无菌技术原则。接触患者前后均用流水洗手，防止交叉感染。②有引流管者，应每天更换引流袋，保持引流通畅。③禁食和胃肠减压期间应用生理盐水或漱口液口腔护理，每天 3 次，防止口腔炎的发生。④留置导尿管者应用 0.1%苯扎溴铵消毒尿道口或抹洗外阴，每天 3 次。⑤加强皮肤护理，及时擦干汗液、清理呕吐物、更换衣被。每2小时变换体位1次,按摩骨突部位,防止压疮的发生。

(9)引流管的护理:①术后因病情需要放置腹腔引流管,护士应明确引流管的放置位置及作用,注意引流管是否固定牢固,有无扭曲、阻塞等。②术后每30分钟挤压1次引流管,以避免管腔被血块堵塞,保持引流管通畅。③注意观察引流液的量及性质,及时准确地向医生报告病情。④在操作过程中注意无菌操作,防止逆行感染。

(10)饮食护理:待胃肠功能恢复,肛门排气后给患者少量流质饮食。肠切除者,应在肛门排气后1~2天后才能开始进食流质饮食。进食后如无不适,逐渐过渡至半流、软质、普通饮食。给予无刺激、易消化、营养丰富及富含纤维素的食物。有造瘘口者避免进食产气、产酸和刺激性食物如蛋、洋葱、芹菜、蒜或含糖高的食物,以免产生臭气。随着病情恢复,造瘘口功能的健全,2周左右可进容易消化的少渣普食及含纤维素高的食物,不但可使粪便成形,便于护理,而且起到扩张造瘘口的作用。

(11)心理护理:肠梗阻发病急,疼痛剧烈,患者一般有紧张、恐惧、焦虑等不良情绪,入院后急于想得到治疗,缓解疼痛。护士耐心安慰解释,与家属做好沟通工作,共同鼓励、关心患者。①介绍环境及负责医生、护士,协助患者适应新环境。为患者提供安静、整洁、舒适的环境,避免不良刺激。②治疗操作前简单解释,操作轻柔,尽量减少引起患者恐惧的医源性因素。③用浅显的语言向患者解释疾病的原因、治疗措施、手术需要的配合。④对患者的感受表示理解,耐心倾听,鼓励其说出自己心中的感受,给予帮助。⑤避免在与医生、家属充分沟通前,直接同患者谈论病情的严重性。

六、健康教育

(1)养成良好的生活习惯,如生活起居要有规律,每天定时排便,排便时精力集中,即使无便意也要做排便动作,保持大便通畅。

(2)饱餐后不宜剧烈运动和劳动,防止发生肠扭转。

(3)定期复诊。有腹胀、腹痛等不适时,及时到医院检查。及早发现引起肠梗阻的因素,早诊断、早治疗。

第四章　泌尿外科疾病护理

第一节　肾损伤

肾脏的解剖位置较深，且肾脏周围有脂肪囊和周围组织结构的保护，一般情况下，受伤机会较少。然而肾脏为一实质性器官，结构比较脆弱，包膜薄，受直接或间接暴力打击时会发生破裂造成肾损伤；肾脏在肾脂肪囊内有一定活动度，被暴力推移时会牵拉肾蒂，造成肾蒂损伤；肾脏有原发病变时（如肾巨大肿瘤、肾积水、肾结石等），轻微的震动也可导致肾损伤；在某些医疗工作中，如肾穿刺活检、经皮肾穿刺造瘘等也可能造成肾脏损伤。肾脏损伤多见于青壮年男性，在泌尿系统损伤中发生率较高。

一、病因

（一）闭合性损伤

引起损伤可以是直接外力，也可以是间接外力。直接外力引起的闭合性损伤往往是钝性外力直接撞击腰部、腹部或背部造成的肾实质损伤，如交通事故、体育活动撞击或暴力冲突等；间接外力引起的闭合性损伤主要是指体位变化或身体剧烈运动引起的肾实质损伤，如机动车突然减速、高处坠落等。

（二）开放性损伤

主要以刀刺伤、枪击伤多见，常合并胸腹部其他脏器损伤。

（三）医源性损伤

是指在疾病诊断或者治疗过程中发生的损伤。如肾盂输尿管镜、体外冲击波碎石、经皮肾镜以及腹腔镜检查或治疗时造成的损伤。

（四）自发破裂

是指在无明显外伤情况下突然发生的肾实质、集合系统或肾血管的损伤，临床较罕见。自发性肾破裂的发生往往由肾脏本身病变所致，如肾动脉瘤、巨大肾错构瘤或肾癌、肾积水及肾囊肿等疾病引起。

二、病理

根据损伤的部位与程度不同，可将肾脏损伤分为以下几种类型：

（一）肾挫伤

仅局限于部分肾实质，形成肾瘀斑和（或）包膜下血肿，肾包膜及肾盂黏膜完整。该型损伤最轻微,血肿多能自行吸收。

(二)肾部分裂伤

部分肾实质挫裂伤伴有肾包膜破裂,致肾周血肿。

(三)肾全层裂伤

肾实质深度裂伤,外及包膜,内达肾盂、肾盏黏膜,常引起广泛肾周血肿、血尿和尿外渗。

(四)肾蒂损伤

肾蒂血管或肾段血管的部分和全部撕裂;也可因肾动脉突然牵拉,致内膜撕裂。如肾蒂完全断裂,伤肾甚至可被挤压通过破裂的横膈进入胸腔。锐器刺伤肾血管可致假性动脉瘤、动静脉瘘或肾盂静脉瘘。对冲伤常使肾动脉在腹主动脉开口处的内膜受牵拉而破裂,导致肾动脉血栓形成,使伤肾失去功能。

(五)病理性肾破裂

轻度的暴力即可导致有病理改变的肾脏破裂,如肾积水、肾囊肿、肾肿瘤、肾动脉瘤、移植肾的排斥期等。

三、临床表现

肾损伤的临床表现与损伤程度有关,在合并其他器官损伤时,肾损伤的症状容易掩盖。主要症状有休克、血尿、疼痛、腰腹部肿块、发热等。

(一)休克

严重肾裂伤、肾蒂裂伤或合并胸、腹部器官损伤时,因损伤和失血常发生休克,可危及生命。

(二)血尿

肾损伤患者大多有血尿,是肾损伤的常见症状。轻微肾损伤仅见镜下血尿,严重肾裂伤则呈大量肉眼血尿。但血尿也可与损伤程度不一致,如肾蒂血管断裂、肾动脉血栓形成、肾盂或输尿管断裂、血块堵塞尿路等,血尿可不明显或无血尿。

(三)疼痛

肾包膜下血肿、肾周软组织损伤、出血或尿外渗引起患侧腰、腹部疼痛。血液、尿液进入腹腔或合并腹腔内器官损伤时,可出现腹痛和腹膜刺激征。血块阻塞输尿管时可发生肾绞痛。

(四)腰腹部肿块

血液、尿液渗入肾周围组织可使局部肿胀,形成肿块,有明显触痛和肌紧张。

(五)发热

血肿、尿外渗易继发感染,甚至导致肾周脓肿或化脓性腹膜炎,引起发热等全身中毒症状。

四、辅助检查

(一)实验室检查

尿常规可见尿中含大量红细胞。血常规检查发现血细胞比容与血红蛋白持续降低提示有活动性出血;血白细胞增多则提示有感染。

(二)影像学检查

1.B超

能提示肾损伤的部位和程度，有无包膜下和肾周血肿及尿外渗情况，有无其他器官损伤等。

2.CT

可清楚显示肾皮质裂伤、尿外渗和血肿范围，显示无活力的肾组织，还可了解与周围组织和腹腔其他脏器的关系，为首选检查。

3.排泄性尿路造影

可了解肾损伤的范围和程度。

4.动脉造影

可显示肾动脉和肾实质损伤情况。

五、治疗要点

根据肾损伤的程度采取不同的治疗。若无合并其他脏器损伤，多数肾挫裂伤可经非手术治疗而治愈，仅少数需要手术治疗。

(一)紧急处理

大出血、休克的患者应紧急抗休克治疗，同时明确有无合并其他脏器损伤，做好手术探查的准备。

(二)非手术治疗

绝对卧床休息 2～4 周，补充血容量，抗感染，合理运用止痛、镇静剂和止血药物，密切观察病情。

(三)手术治疗

严重肾裂伤、肾碎裂、肾蒂损伤及开放性肾损伤，应尽早施行手术。手术方式包括肾修补术、肾部分切除或肾切除术；血或尿外渗引起肾周脓肿时行肾周引流术。

六、护理评估

(一)术前评估

1.健康史

了解患者的年龄、性别、职业等基本资料；了解患者受伤史，包括受伤的原因、时间、地点、部位、暴力性质、强度和作用部位，伤后的病情变化和就诊前的处理情况。

2.身体状况

(1)局部：有无腰腹部疼痛、肿块、血尿等，有无腹膜炎的症状与体征。

(2)全身：有无休克征象，患者的生命体征、尿量和尿色的变化情况；有无发热等全身感染中毒症状。

3.辅助检查

血、尿常规检查结果的动态情况；影像学检查有无异常发现。

4.心理和社会支持状况

评估患者和家属对伤情的认知程度、对突发事故和预后的心理承受能力、对疾病治疗的知晓程度和对治疗费用的承担能力。

(二)术后评估

了解麻醉与手术的方式,术中的情况;评估引流管是否通畅,引流液的颜色、量、性质;伤口愈合情况和肾功能恢复情况;有无术后出血、感染等并发症;患者及家属的心理状态,对术后护理配合和康复知识的认知程度。

七、护理诊断/问题

(一)疼痛

与损伤后局部肿胀和尿外渗等有关。

(二)组织灌注量改变

与严重肾脏损伤或合并其他器官损伤引起大出血等有关。

(三)焦虑/恐惧

与外伤打击、担心预后不良、害怕手术等有关。

(四)潜在并发症

感染。

八、护理措施

(一)非手术治疗患者的护理/术前护理

1.卧床休息

绝对卧床休息2～4周,即使血尿消失,仍需继续卧床休息至预定时间。肾挫裂伤通常于损伤后4～6周才趋于愈合,过早、过多离床活动,均有可能再度出血。

2.病情观察

(1)监测生命体征:定时测量血压、脉搏、呼吸、体温,并观察其变化。

(2)观察血尿情况:动态观察血尿颜色的深浅变化,若血尿颜色逐渐加深,说明出血加重。

(3)观察腰腹部肿块:观察肿块的大小变化,若肿块逐渐增大,说明有进行性出血或尿外渗。

(4)观察疼痛:观察疼痛的部位和程度,腹膜刺激征的轻重。

(5)动态监测血常规:监测血红蛋白和血细胞比容变化,以判断出血情况;监测白细胞计数,判断有无感染。

3.维持体液平衡

建立静脉通道,遵医嘱及时输液、输血,维持有效循环血量。合理安排液体种类,维持患者水、电解质及酸碱平衡。

4.对症护理

遵医嘱给予止血药物,以减少或控制出血;积极防治感染,遵医嘱应用对肾无毒性的广谱抗生素,护理操作中严格遵守无菌原则;腰腹部疼痛明显者,在诊断明确的情况下,可遵医嘱给予适当的止痛、镇静剂,以减轻疼痛、避免躁动而加重出血;给予高热患者物理或药物降温。

5.心理护理

主动关心、安慰患者及家属,稳定情绪,减轻其焦虑与恐惧;加强沟通交流,解释肾损伤的病情发展情况、主要的治疗与护理措施、注意事项,鼓励患者及家属积极配合。

6.术前准备

有手术指征者,在抗休克治疗的同时,应遵医嘱协助做好各项检查准备工作,及时完成急诊手术术前常规准备。

(二)术后护理

1.体位与活动

麻醉作用消失、血压平稳者,宜取半卧位。肾切除术后需卧床休息 2～3 天,肾修补或肾部分切除术后需绝对卧床休息 1～2 周,以防止手术后出血。

2.饮食

待肠蠕动恢复后可进流质饮食,再逐步过渡到普食。肾区手术后易出现腹胀,因此注意早期少进易胀气的食物。

3.预防感染

做好伤口及引流的护理,严格执行无菌操作,遵医嘱使用抗生素。

4.病情观察

特别注意术后 24～48 小时的生命体征变化,警惕术后内出血的发生;注意伤口渗血、渗尿情况及有无感染;行肾周引流术者,注意引流液的颜色、量、性质;注意尿量及性质的变化;监测血、尿常规及肾功能;如有异常,及时报告医生,及时处理。

(三)健康教育

1.活动指导

告诉患者早期绝对卧床休息和床上适度活动调节的必要性和方法;恢复后 2～3 个月内不宜参加体力劳动或剧烈运动,以防继发性出血。

2.保护健肾

对一侧肾切除者须注意保护健肾,防止外伤,忌用对肾功能有损害的药物,如氨基糖苷类抗生素。

3.定期复查

以便及早发现和处理并发症。

第二节 尿石症

一、概述

尿石症又称为尿路结石,是肾结石、输尿管结石、膀胱结石、尿道结石的总称,是泌尿外科的常见病、多发病。尿石症好发于25～40岁之间，男：女约为3：1。

(一)病因及发病机制

1.流行病学因素

性别、年龄、种族、职业、地理环境和气候、饮食和营养、水分摄入、代谢和遗传等因素均可影响尿路结石的形成。

2.尿液因素

(1)形成尿路结石的物质排出增加：尿液中钙、草酸或尿酸排出量增加。

(2)尿pH改变：在碱性尿中易形成磷酸镁铵及磷酸盐沉淀；在酸性尿中易形成尿酸和胱氨酸结晶。

(3)尿液浓缩：尿中盐类和有机物质的浓度增高。

(4)尿中抑制晶体形成和聚集的物质减少：如枸橼酸、焦磷酸盐、酸性黏多糖、镁等含量减少。

3.泌尿系统局部因素

如尿液淤滞、尿路感染、尿路异物等。

(二)病理生理

尿路结石是在肾和膀胱内形成，绝大部分输尿管结石和尿道结石是结石在排出过程中停留在该处所致。结石对泌尿系统的影响主要是直接损伤、梗阻、感染，长期慢性刺激偶可发生癌变。肾、输尿管结石可导致结石以上部位的尿路扩张和积水，肾实质可受压萎缩、功能受损或丧失；膀胱和尿道结石可导致排尿困难，甚至尿潴留。尿路梗阻促进感染，梗阻与感染促使结石增大或再形成结石。

尿路结石以草酸钙结石最常见，磷酸盐、尿酸盐、碳酸盐次之，胱氨酸结石罕见。上尿路结石以草酸钙结石多见，下尿路结石以磷酸镁铵、磷酸盐结石多见。

二、上尿路结石

上尿路结石指肾结石和输尿管结石，以单侧多见，双侧占约10%。

(一)病因

影响结石形成的因素很多，年龄、性别、种族、遗传、环境因素、饮食习惯和职业等对结石的形成影响很大。身体的代谢异常、尿路梗阻、感染、异物和药物使用是结石形成的常见病因。

1.代谢异常

(1)形成尿结石的物质增加：长期卧床、甲状旁腺功能亢进者尿钙增加；痛风患者、使用抗结核药物和抗肿瘤药物者的尿酸排出增加。内源性合成草酸或肠道吸收草酸增加引起高草酸尿症。摄钠过多易致高钙尿。尿液中钙、草酸或尿酸的排出量增加，易形成尿结石。

(2)尿pH值改变：碱性尿中易形成磷酸盐及磷酸镁铵沉淀；酸性尿中易形成尿酸结石和胱氨酸结晶。

(3)尿中抑制晶体形成的物质不足：如枸橼酸、焦磷酸盐、酸性黏多糖等。

(4)尿量减少：使尿中盐类和有机物质的浓度增高。

2.局部因素

(1)尿液淤滞:由于机械性因素导致的尿路梗阻、尿动力学改变、肾下垂等原因均可引起尿液淤滞,促使结石形成。

(2)尿路感染:泌尿系统感染时,细菌、坏死组织、脓块等均可成为结石的核心,尤其与磷酸镁铵和磷酸钙结石的形成有关。

(3)尿路异物:长期留置尿管、小线头等可成为结石的核心而逐渐形成结石。

3.药物相关因素

药物引起的肾结石占所有结石的1%~2%。相关药物分为2类:①尿液的浓度高而溶解度比较低的药物,包括氨苯蝶啶、治疗HIV感染的药物(如印地那韦indinavir)、硅酸镁和磺胺类药物等,这些药物本身就是结石的成分。②能够诱发结石形成的药物,包括乙酰唑胺,维生素D、维生素C和皮质激素等,这些药物在代谢的过程中导致了其他成分结石的形成。

(二)病理生理

泌尿系统结石在肾和膀胱内形成,绝大多数在排出过程中停留在输尿管和尿道。输尿管结石常停留或嵌顿于3个生理狭窄处:①上狭窄:位于肾盂输尿管连接处;②中狭窄:位于输尿管跨过髂血管处;③下狭窄:位于输尿管膀胱壁段。

泌尿系统结石所致的病理生理改变与结石部位、大小、数目、是否有继发性炎症和梗阻的程度等因素有关。位于肾盏的结石可使肾盏颈部梗阻,引起局部积液或积脓,进一步导致肾实质萎缩,甚至发展为肾周围感染。肾盏结石进入肾盂或输尿管后可自然排出或停留在泌尿道任何部位。当结石堵塞肾盂输尿管连接处或输尿管时,可引起完全性或不完全性尿路梗阻。结石引起的完全性尿路梗阻往往导致肾积水,使肾实质受损、肾功能不全。结石可引起局部损伤、梗阻、感染,梗阻与感染也可使结石增大,三者互为因果加重泌尿系统损害。

泌尿系统结石以草酸钙结石最常见,磷酸盐、尿酸盐、碳酸盐次之,胱氨酸结石罕见。通常尿路结石以多种盐类混合形成。上尿路结石以草酸钙结石多见,

(三)临床表现

1.症状

(1)疼痛:患者多有肾区疼痛,疼痛程度取决于结石大小和位置。结石大、移动小的肾盂肾盏结石可无明显临床症状,活动后可引起上腹和腰部钝痛或隐痛。肾内小结石与输尿管结石可引起肾绞痛,常见于结石活动并引起输尿管梗阻的情况。肾绞痛的典型表现为突发性严重疼痛,多在深夜至凌晨发作,可使人从熟睡中痛醒,剧烈难忍。疼痛位于腰部或上腹部,沿输尿管放射至同侧腹股沟,甚至涉及同侧睾丸或阴唇。疼痛持续数分钟至数小时不等。发作时患者精神恐惧,坐卧不安,痛极时可伴恶心、呕吐,面色苍白、冷汗,甚至休克。

(2)血尿:多为镜下血尿,少数为肉眼血尿。有时活动后出现镜下血尿是上尿路结石的唯一症状。

(3)膀胱刺激症状:结石伴感染或输尿管膀胱壁段结石时,可有尿频、尿急、尿痛。

(4)排石:少数患者可自行排出细小结石,是尿石症的有力证据。

(5)感染和梗阻:结石继发急性肾盂肾炎或肾积脓时,可有发热、畏寒等全身症状。小儿上尿路结石以尿路感染为主要表现。双侧上尿路完全性梗阻时可导致无尿,甚至出现尿毒症。

2.体征

患侧肾区可有轻度叩击痛。结石所致梗阻引起肾积水时，可在上腹部触到增大的肾脏。

(四)辅助检查

1.实验室检查

(1)尿液分析：常能见到肉眼血尿或镜下血尿；伴感染时有脓尿；还可检测尿 pH，持续性酸性尿(尿pH<6)提示尿酸结石，持续性碱性尿(尿 pH>7.2)提示磷酸铵镁结石。还可测定尿钙、钠、镁、磷、尿酸、草酸盐、胱氨酸等的水平。

(2)血液检查：检测血钙、磷、尿酸、尿素氮和肌酸等的水平。代谢异常者应做相关检查。

(3)结石成分分析：可确定结石性质，也是制定结石预防措施和选用溶石疗法的重要依据。常用物理方法和化学方法 2 种。

2.影像学检查

(1)超声检查：是肾结石重要的筛查手段，能显示结石的特殊声影，可发现平片不能显示的小结石和透 X 线结石，还能显示肾积水和肾实质萎缩情况。

(2)X 线检查

①KUB：能发现 90%以上的泌尿系统结石。但结石过小、钙化程度不高或纯尿酸结石常不显示。

②排泄性尿路造影：可显示结石所致的尿路形态和肾功能改变。透 X 线的尿酸结石可显示充盈缺损。

③逆行肾盂造影：常用于其他方法不能确定结石的部位或结石以下尿路系统病情不明时，一般不作为初始检查手段。

(3)CT 和 MRU：平扫 CT 能发现较小的结石，包括 X 线透光结石。增强 CT 可显示肾积水的程度和肾实质的厚度，反映肾功能的改变情况。磁共振水成像(MRU)能够了解结石梗阻后肾输尿管积水的情况，不适合做静脉尿路造影者可考虑采用。

3.内镜检查

包括肾镜、输尿管镜和膀胱镜检查。通常用于泌尿系统平片未显示结石，排泄性尿路造影有充盈缺损而不能确诊时，借助于内镜可明确诊断和进行治疗。

(五)治疗

1.病因治疗

如切除甲状旁腺瘤、解除尿路梗阻可防止结石复发。

2.非手术治疗

适用于结石直径<0.6cm、表面光滑、无尿路梗阻、无感染的纯尿酸或胱氨酸结石患者。直径<0.4cm、表面光滑的结石，90%能自行排出。

(1)水化疗法：每日饮水 2500～3000mL，保持每日尿量在 2000mL 以上。大量饮水配合适当的运动有利于小结石的排出，有助于稀释尿液、减少晶体沉积、起到内冲洗的作用，可延缓结石的增长和手术后结石的复发。

(2)药物治疗：根据对已排出结石或经手术取出结石进行成分分析的结果，决定药物治疗的方案。

①药物溶石：用于非钙结石。a.调节尿 pH 值的药物：可增高结石的溶解度。尿酸结石可服用枸橼酸氢钾钠、碳酸氢钠碱化尿液；胱氨酸结石的治疗需碱化尿液；口服氯化铵使尿液酸化，有利于防止磷酸钙及磷酸镁铵结石的生长。b.调节代谢的药物：α-巯丙酰甘氨酸、乙酰半胱氨酸有溶石作用；别嘌醇可降低血、尿的尿酸含量，可治疗尿酸结石。

②中药和针灸：可解痉、止痛，促进小结石的排出。常用中药有金钱草、车前子，常用针刺穴位是肾俞、膀胱俞、三阴交、阿是穴等。

③控制感染：感染性结石需控制感染。

④解痉镇痛：主要治疗肾绞痛。常用镇痛药物包括非甾体镇痛抗炎药，如双氯芬酸、吲哚美辛；阿片类镇痛药，如哌替啶、曲马多等，解痉药物主要有阿托品、钙离子通道阻滞药、黄体酮等。

3.手术治疗

(1)体外冲击波碎石(ESWL)：通过 X 线或超声检查对结石进行定位，利用高能冲击波聚焦后作用于结石，使之裂解、粉碎成细砂，随尿流排出。临床实践证明它是一种安全而有效的非侵入性治疗，大多数的上尿路结石可采用此方法治疗。常见并发症包括出血、“石街”形成、肾绞痛、高血压等。

①适应证：适用于直径≤2cm 的肾结石及输尿管上段结石。输尿管中下段结石治疗的成功率比输尿管镜取石低。

②禁忌证：a.结石远端尿路梗阻、妊娠、出血性疾病、严重心脑血管病、主动脉瘤、尚未控制的泌尿系统感染等。b.过于肥胖、肾位置过高、骨关节严重畸形、结石定位不清等。

(2)内镜取石或碎石术

①经皮肾镜取石或碎石术(PCNL)：利用超声或 X 线检查定位，经腰背部细针穿刺直达肾盏或肾盂，扩张并建立皮肤至肾内的通道，插放肾镜，直视下取石或碎石。取石后酌情放置双 J 管和肾造瘘管。此法适用于≥2cm 的肾结石、有症状的肾盏结石、体外冲击波治疗失败的结石。术中术后出血是 PCNL 最常见及危险的并发症。

②输尿管镜取石或碎石术(URL)：经尿道插入输尿管镜至膀胱，经膀胱输尿管口进入输尿管，直视找到结石，进行套石或取石。若结石较大可用超声、液电、激光或气压弹道碎石。此法适用于中、下段输尿管结石，因肥胖、结石硬、停留时间长而用 ESWL 困难者，亦可用于 ESWL 治疗后所致的“石街”处理。常见并发症主要有感染、黏膜下损伤、穿孔、撕裂等。

③腹腔镜输尿管取石(LUL)：适用于直径>2cm 的输尿管结石，原考虑开放手术或经 ESWL、输尿管镜手术失败者。一般不作首选方案。

(3)开放手术：过去多数尿石症采用开放手术取石，但创伤较大，且复发率高。由于内镜技术及 ESWL 的普遍开展，大多数上泌尿系统结石已不再需用开放手术。开放手术适用于结石远端存在梗阻、部分泌尿系统畸形、结石嵌顿紧密、其他治疗无效，肾积水感染严重或病肾功能丧失的尿石症。主要术式有肾盂切开取石术、肾实质切开取石术、肾部分切除术、肾切除术、输尿管切开取石术等。

(六)护理评估

1.术前评估

(1)健康史

①一般情况:包括患者的年龄、性别、职业、居住地、饮水习惯与饮食习惯(如肉类、奶制品的摄入)等。

②既往史:了解患者既往有无结石病史,有无代谢和遗传性疾病,有无泌尿系统感染、梗阻性疾病,有无甲状旁腺功能亢进、痛风、肾小管酸中毒、长期卧床病史等。有无服用引起高尿钙尿、高草酸尿、高尿酸尿等代谢异常的药物。既往手术史,肠管切除可引起腹泻,并引起高草酸尿和低枸橼酸尿。

(2)身体状况

①症状与体征:评估疼痛的部位、性质与程度,肾绞痛的发作情况;血尿的特点,有无活动后血尿;尿石排出情况;是否并发尿路感染、肾积脓、肾积水、肾损害。体格检查是否有肾区叩击痛。

②辅助检查:了解实验室检查、影像学检查有无异常发现。

(3)心理-社会状况:评估患者是否了解尿石症的治疗方法;是否担心尿石症的预后;是否知晓尿石症的预防方法。

2.术后评估

(1)术中情况:了解患者手术、麻醉方式与效果,术中出血、补液、输血情况。

(2)身体状况评估:①生命体征是否平稳。②患者是否清醒。③伤口与引流管情况:伤口是否干燥,有无渗液、渗血,肾造瘘管及导尿管是否通畅,引流量、颜色与性状等。④治疗效果:尿路梗阻解除程度,肾功能恢复情况,结石排出情况。⑤并发症发生情况:有无尿路感染、出血、“石街”形成等并发症发生。

(3)心理-社会状况:评估患者是否存在焦虑情绪,是否配合术后治疗和护理等。

(七)护理诊断/问题

1.疼痛

与结石刺激引起的炎症、损伤及平滑肌痉挛有关。

2.潜在并发症

感染、“石街”形成、出血。

3.知识缺乏

缺乏预防尿石症的知识。

(八)护理目标

(1)患者自述疼痛减轻,舒适感增强。

(2)患者未发生并发症或并发症得到及时发现或处理。

(3)患者知晓尿石症的预防知识。

(九)护理措施

1.非手术治疗的护理

(1)缓解疼痛:嘱患者卧床休息,局部热敷,指导患者作深呼吸、放松以减轻疼痛。遵医嘱应用解痉镇痛药物，并观察疼痛的缓解情况。

(2)饮水与活动：大量饮水可稀释尿液、预防感染、促进排石。在病情允许的情况下，适当做一些跳跃运动或经常改变体位，有助于结石的排出。

(3)病情观察：观察体温、尿液颜色与性状、尿中白细胞数及早发现感染征象。观察结石排出情况，排出结石可作成分分析，以指导结石治疗与预防。

2.体外冲击波碎石的护理

(1)术前护理

①心理护理：向患者及家属解释 ESWL 的方法、碎石效果及配合要求，解除患者的顾虑；嘱患者术中配合做好体位固定，不能随意变换体位，以确保碎石定位的准确性。

②术前准备：术前 3 日忌食产气食物，术前 1 日口服缓泻药，术晨禁饮食；教患者练习手术配合体位、固定体位，以确保碎石定位的准确性；术晨行泌尿系统 X 线复查，了解结石是否移位或排出，复查后用平车接送患者，以免结石因活动再次移位。

(2)术后护理

①鼓励患者多饮水：每日饮水 2500～3000mL，可根据出汗量适当增减饮水量，促进排石。

②采取有效体位、促进排石：术后卧床休息 6 小时；若患者无全身反应及明显疼痛，适当活动、变换体位，可增加输尿管蠕动、促进碎石排出。a.肾结石碎石后一般取健侧卧位。b.结石位于中肾盏、肾盂、输尿管上段，碎石后取头高脚低位，上半身抬高。c.结石位于肾下盏，碎石后取头低位。

③病情观察：严密观察和记录碎石后排尿及排石情况。可用纱布过滤尿液，收集结石碎渣作成分分析；定时摄腹部平片观察结石排出情况。若需再次治疗，间隔时间不少于 7 日。

④并发症的护理

a.血尿：碎石术后多数患者出现暂时性肉眼血尿，一般无需特殊处理。

b.发热：感染性结石患者，由于结石内细菌播散而引起尿路感染，往往引起发热。遵医嘱应用抗生素，高热者采用降温措施。

c.疼痛：结石碎片或颗粒排出可引起肾绞痛，应给予解痉止痛等处理。

d."石街"形成：是常见且较严重的并发症之一。

ⅰ.原因：体外冲击波碎石术后碎石过多地积聚于输尿管与男性尿道内没有及时排出，可引起"石街"，阻碍尿液排出。

ⅱ.表现：患者有腰痛或不适，有时可合并继发感染。如果"石街"形成 2 周后不及时处理，肾功能恢复将会受到影响。

ⅲ.处理：较大的肾结石进行体外冲击波碎石之前常规留置双 J 管以预防"石街"形成；无感染的"石街"可继续用体外冲击波碎石；对于有感染迹象者，给予抗生素治疗，待感染控制后，用输尿管镜碎石将结石击碎排出。

3.其他手术治疗的护理

(1)术前护理

①心理护理：向患者及家属解释手术治疗的方法与优点，术中的配合要求与注意事项。解除患者的顾虑，使其更好地配合治疗与护理。

②控制感染：术前感染的控制是手术安全的保证。对于伴有感染的患者，选择合适的抗生素。

③术前准备：a.除常规检查外，应注意患者的凝血功能是否正常，并了解患者近期是否服用阿司匹林、华法林等抗凝药物，若有则嘱患者停药，待凝血功能正常后再行碎石术。b.体位训练：术中患者需取截石位或俯卧位。俯卧位时患者有不舒适感，其呼吸、循环功能可受到影响。因此术前指导患者作俯卧体位练习，从俯卧 30 分钟开始，逐渐延长至 2 小时，以提高患者对术中体位的耐受性。

(2)术后护理

①病情观察：观察患者生命体征，尿液颜色和性状。

②引流管护理

a.肾造瘘管：经皮肾镜取石术后常规留置肾造瘘管，目的是引流尿液及残余碎石渣。护理：ⅰ.妥善固定：搬运、翻身、活动时勿牵拉造瘘管，以防脱出；ⅱ.防止逆流：引流管的位置不得高于肾造瘘口，以防引流液逆流引起感染；ⅲ.保持通畅：保持引流管位置低于肾造瘘口，勿压迫、冲洗、折叠导管；定期挤捏，防止堵塞；ⅳ.观察记录：观察引流液的颜色、性状和量，并做好记录；ⅴ.拔管：术后 3～5 日若引流尿液转清、体温正常，则可考虑拔管，拔管前先夹闭 24～48 小时，观察患者有无排尿困难、腰腹痛、发热等不良反应，如无不适则可拔除。

b.双 J 管：碎石术后于输尿管内放置双 J 管，可起到内引流、内支架的作用，还可扩张输尿管，有助于小结石的排出，防止输尿管内“石街”形成。护理：术后指导患者尽早取半卧位，多饮水、勤排尿，勿使膀胱过度充盈而引起尿液反流。鼓励患者早期下床活动，但避免活动不当(如剧烈活动、过度弯腰、突然下蹲等)、防止咳嗽、便秘等使腹压增加的动作，以防引起双 J 管滑脱或上下移位。双 J 管一般留置 4～6 周，经复查腹部超声或 X 线确定无结石残留后，在膀胱镜下取出双 J 管。

c.肾周引流管：开放性手术后常留置肾周引流管，起引流渗血、渗液作用。护理：妥善固定，保持引流通畅，观察、记录引流液颜色、性状与量。

③并发症的护理

a.出血：经皮肾镜取石或碎石术后早期，肾造瘘管引流出血性尿液，一般 1～3 日内尿液颜色转清，不需特殊处理。若术后短时间内造瘘管引出大量鲜红色血性液体，须警惕为出血。应安慰患者，嘱其卧床休息，并及时报告医师处理。除应用止血药、抗感染等处理外，可再次夹闭造瘘管 1～3 小时不等，造成肾盂内压力增高，达到压迫性止血的目的。若经止血处理后，患者生命体征平稳，再重新开放肾造瘘管。

b.感染：术后应密切观察患者体温变化。遵医嘱应用抗生素，嘱患者多饮水；保持各引流管通畅，留置导尿管者做好尿道口与会阴部的清洁。

c.输尿管损伤：术后观察有无漏尿及腹膜炎征象。一旦发生，及时处理。

4.健康教育

(1)尿石症的预防

①饮食指导：嘱患者大量饮水。根据结石成分、代谢状态调节饮食。含钙结石者应合理摄入钙量；草酸盐结石患者应限制浓茶、菠菜、巧克力、草莓、麦麸、芦笋和各种坚果(松子、核桃、

板栗等);尿酸结石者不宜食用含嘌呤高的食物,如动物内脏,限制各种肉类和鱼虾等高蛋白的食物;对于胱氨酸结石,主要限制富含蛋氨酸的食物,包括蛋、奶、花生等。

②药物预防:根据结石成分,血、尿钙磷、尿酸、胱氨酸和尿 pH 值,应用药物预防结石发生。草酸盐结石患者可口服维生素 B_6 以减少草酸盐排出;口服氧化镁可增加尿中草酸盐的溶解度。尿酸结石患者可口服别嘌醇和碳酸氢钠,以抑制结石形成。

③特殊性预防:伴甲状旁腺功能亢进者,必须摘除腺瘤或增生组织。鼓励长期卧床者多活动,防止骨脱钙,减少尿钙排出。尽早解除尿路梗阻、感染、异物等因素。

(2)双 J 管的自我观察与护理

①自我护理:部分患者行碎石术后带双 J 管出院,其间若出现排尿疼痛、尿频、血尿时,多为双 J 膀胱端刺激所致,一般经多饮水、减少活动和对症处理后均能缓解。嘱患者术后 4 周回院复查并拔除双 J 管。避免体力活动强度过大,一般的日常生活活动不需受限。

②自我观察:如果出现无法缓解的膀胱刺激征、尿中有血块、发热等症状,应及时就诊。

(3)复诊指导:定期行 X 线或超声检查,观察有无残余结石或结石复发。若出现腰痛、血尿等症状,及时就诊。

三、下尿路结石

下尿路结石包括膀胱结石和尿道结石。

(一)病因

1.膀胱结石

原发性膀胱结石多发于男性,与营养不良和低蛋白饮食有关;继发性膀胱结石常见于良性前列腺增生、膀胱憩室、神经源性膀胱、异物或肾、输尿管结石排入膀胱。

2.尿道结石

绝大多数来自肾和膀胱,见于男性,多位于前尿道。

(二)临床表现

1.膀胱结石

典型症状为排尿突然中断,疼痛常放射至远端尿道及阴茎头部,伴排尿困难和膀胱刺激征。小儿常用手搓拉阴茎,变换体位后又能继续排尿。常有终末血尿,合并感染者可有脓尿。

2.尿道结石

典型症状为排尿困难,点滴状排尿,伴尿痛,重者发生急性尿潴留。前尿道结石可沿尿道扪及;后尿道结石经直肠指检可触及。

(三)辅助检查

X 线平片能显示绝大多数结石。B 超检查能显示结石声影。膀胱镜检查能直接见到结石,并发现膀胱病变。

(四)治疗要点

1.膀胱结石

大多数结石可经膀胱镜采用机械、液电、超声、激光或气压弹道碎石,并将碎石取出;结石过大、过硬或有膀胱憩室时，应施行耻骨上膀胱切开取石。

2.尿道结石

前尿道结石，在麻醉下经尿道口注入无菌液体石蜡，然后用手挤出或钩取、钳出结石；后尿道结石，在麻醉下用尿道探条将结石推入膀胱，然后按膀胱结石处理。尽量不做尿道切开取石，以免尿道狭窄。

（五）护理诊断/问题

1.急性疼痛

与结石刺激引起损伤、炎症、平滑肌痉挛等有关。

2.焦虑/恐惧

与担心疾病预后、害怕手术等有关。

3.知识缺乏

缺乏防治尿石症的知识。

4.潜在并发症

尿潴留、感染。

（六）护理措施

1.非手术治疗患者的护理

(1)病情观察：碎石术后密切观察和记录排尿及排石情况；膀胱和尿道进行机械性操作后，注意观察有无出血，局部水肿，尿液的颜色、量、性状等；并观察下腹部情况，注意有无膀胱穿孔症状。

(2)防治感染：鼓励患者多饮水，勤排尿，遵医嘱使用抗生素。

2.耻骨上膀胱切开取石术后的护理

(1)疼痛护理：遵医嘱使用止痛药，观察疼痛的缓解情况。

(2)防治感染：指导患者多饮水，勤排尿，遵医嘱使用抗生素。

(3)伤口护理：保持伤口敷料清洁干燥，敷料浸湿或污染时及时通知医生换药。

(4)引流管护理：术后一般留置膀胱造瘘管、尿管及膀胱侧间隙引流管，做好引流管的常规护理。

第三节 肾结核

泌尿生殖系统结核病是一种继发于全身其他器官的结核，尤其是肺结核以后的结核病变。泌尿生殖系统结核是继发的，其原发病灶几乎都在肺部。原发病灶的结核杆菌经血液可达全身各个器官。主要包括肾结核、输尿管结核、膀胱结核、尿道结核等。其中，肾结核最为多见，多发生在20～40岁的青壮年，男性多于女性。

一、病因

引起肾结核的病菌绝大部分为人型结核杆菌，牛型仅占极少数。致病体首先侵入肺部（或骨、关节、淋巴结、消化道)，引起结核病，然后从患病器官通过血流到达肾脏，在肾皮质部形成结核小结节，这些病灶绝大部分会被纤维包裹，钙化而愈合，临床上不出现症状，称之为病理肾结核，病变均为双侧性。当机体抵抗力低下或变态反应强烈时，病灶会扩大，发生坏死和干酪化，形成小脓肿，并下行到达肾髓质和乳头部，引起组织坏死和形成小空洞，这时会出现腰部酸痛、尿路刺激症状明显，有脓尿和血尿，称之为临床肾结核，病变多数为一侧性，只有并发膀胱炎后，细菌从输尿管口上行，才会累及对侧肾脏。从病理肾结核到临床肾结核的过程缓慢，一般需经过5年左右的时间，这时原发的肺结核病灶多数已愈合或纤维化。若原发结核病灶在盆腔器官，则结核菌多从膀胱上行，首先引起结核性肾盂肾炎，然后才侵犯肾脏实质。结核菌从肾脏随尿流下行，会引起输尿管和膀胱结核，并产生相应的症状，还可感染前列腺、输精管、附睾和盆腔器官，引起相应的结核病。

二、临床表现

肾结核早期无明显症状。随着病情的发展，渐出现症状，其症状取决于肾病变的范围及输尿管、膀胱继发结核病变的严重程度。可以出现以下典型症状。

(一)尿频、尿急、尿痛

慢性膀胱刺激症状是肾结核典型的症状之一。最早出现尿频，以后随着结核病变侵及膀胱壁，尿频加剧，并伴有尿急、尿痛，晚期膀胱发生痉挛，甚至出现尿失禁。

(二)血尿和脓尿

血尿是肾结核的重要症状，可为肉眼或镜下血尿，但以终末血尿为主。血尿常在尿频、尿急、尿痛症状发生后出现。脓尿表现为尿液呈不同程度的浑浊，也可为脓血尿。

(三)肾区疼痛和肿块

一般无明显肾区疼痛。仅患肾破坏严重，形成巨大脓肾，继发感染或病变蔓延至肾周可出现疼痛或肾区触及肿块。

(四)50%～80%的男性患者伴有生殖系统结核

临床表现最明显的是附睾结核。

(五)全身症状

当肾破坏严重、积脓或合并其他器官活动性结核病灶时，可出现消瘦、乏力、低热、盗汗等全身症状。双肾结核或单侧肾结核对侧出现严重肾积水时，可出现慢性肾功能不全症状，如水肿、贫血、恶心、呕吐、少尿或无尿等。

三、辅助检查

(一)尿常规化验

尿呈酸性，有多数白细胞、红细胞和少量蛋白。

(二)尿细菌学检查

晨尿沉渣涂片找结核杆菌，50%～70%的病例可找到抗酸杆菌，应连查三次，必要时再一次重复检查。

(三)结核杆菌培养

阳性率高达90%,这对肾结核的诊断有决定性意义,但培养时间长达4~8周。

(四)放射学检查

泌尿系统平片可见患肾局灶或钙化,应与结石鉴别;静脉尿路造影可见典型的肾盏、肾盂虫蚀样破坏或棉桃样空洞阴影,同时借此可以了解分肾功能、病变程度及范围。严重者患肾不显影应行逆行肾盂造影,可显示肾脏破坏情况。

(五)膀胱镜检查

可见膀胱三角区及患侧输尿管周围充血水肿及浅黄色结核结节或溃疡与肉芽肿。必要时取活组织检查明确诊断,患侧输尿管口可呈"洞穴"状,膀胱挛缩或急性期炎症时忌做此项检查。

(六)B超和CT检查

B超可显示肾结构紊乱、脓腔和对侧肾积水;CT对晚期病变的诊断优于静脉尿路造影,可显示肾皮质空洞、钙化及输尿管管壁增厚等。

(七)同位素肾动态扫描

可了解分肾功能和上尿路排泄情况。

四、治疗

(一)药物治疗

1.药物治疗原则

早期、联用、适量、规律、全程使用敏感药物。抗结核治疗的一线药物,见表4-3-1。

表4-3-1 抗结核治疗的一线药物及剂量

药物	每日给药		每周3次给药	
	计量范围(mg/kg)	最大剂量(mg)	计量范围(mg/kg)	每日最大剂量(mg)
异烟肼(INH)	5(4~6)	300	10(8~12)	900
利福平(RMP)	10(8~12)	600	10(8~12)	600
吡嗪酰胺(PZA)	25(20~30)	—	35(30~40)	—
乙胺丁醇(EMB)	15(15~20)	—	30(25~35)	—
链霉素(SM)	15(15~18)	—	15(12~18)	1000

注:60岁以上患者或体重小于50kg的患者不能耐受大于500~750mg/d的剂量,推荐将剂量调整为10mg/(kg·d)

2.抗结核药物治疗的适应证

(1)围手术期用药:术前必须应用抗结核药物,一般用药2~4周,术后继续用抗结核药物短程化疗。

(2)单纯药物治疗:适用于早期肾结核或虽已发生空洞破溃,但病变不超过1~2个肾盏,且无输尿管梗阻者。

3.推荐的治疗方案

标准化方案是6个月短程化疗。包括2个月的强化治疗和4个月的巩固治疗，强化治疗阶段使用异烟肼、利福平、吡嗪酰胺联合乙胺丁醇；巩固治疗阶段使用异烟肼联合利福平或者异烟肼、利福平联合乙胺丁醇。

4.规范用药方法

(1)督导治疗：即所有抗结核药物均在医护人员或患者家属的监管下服用。

(2)顿服治疗：将一日全部药量于睡前一次顿服。

5.药物治疗期间的观察和随访

(1)治疗效果的评估：泌尿生殖系统结核治疗期间的临床监测，是评估治疗反应最常用的方式，要求详细记录结核症状变化、药物中断等情况，应定期做尿常规、结核菌培养、结核菌耐药试验及静脉尿路造影，以观察治疗效果。必须重视尿液检查和泌尿系统造影的变化，如经治疗6～9个月，仍不能转为正常或肾脏有严重破坏者，则应进行手术治疗。在停止用药后，仍需强调患者继续长期随访观察，定期做尿液检查及泌尿系统造影检查至少3～5年。

(2)药物不良反应的防治：抗结核药物的使用有一定的不良反应，医务人员需要告知患者可能发生的不良反应，并嘱其发现相关症状时，及时同医务人员沟通。患者定期取药时，医务人员需常规询问药物不良反应相关症状。所有药物不良反应产生的症状需由医务人员详细记录。一般情况下，患者出现不良反应较轻时，可继续原抗结核方案并给予对症治疗。少数患者出现严重药物不良反应时，需立即停药，并至当地抗结核医疗机构就诊(表4-3-2)。

表4-3-2 抗结核药物主要的不良反应

	不良反应	可能产生该不良反应的药物
严重不良反应	皮疹	链霉素、异烟肼、利福平、吡嗪酰胺
	听力障碍	链霉素
	头晕(眩晕或眼球震颤)	链霉素
	黄疸(排除其他病因)、肝炎	异烟肼、吡嗪酰胺、利福平
	精神症状	绝大多数抗结核药
	视觉障碍(排除其他病因)	乙胺丁醇
	休克、紫癜、急性肾衰	利福平
	尿量减少	链霉素
轻度不良反应	厌食、恶心、腹痛	吡嗪酰胺、异烟肼、利福平
	关节痛	吡嗪酰胺
	手脚麻木、刺痛感、燃烧感	异烟肼
	嗜睡	异烟肼
	尿色深红或橙色	利福平
	感冒症状	间断给予利福平

(二)手术治疗

尽管药物化疗是泌尿生殖系结核目前主要的治疗方法，手术治疗有时仍然不可避免，它与药物治疗互为补充。手术治疗包括结核病变毁损性手术以及重建性手术。在行药物治疗至少2～4周，血沉、病情稳定后进行手术治疗，手术后继续药物治疗。

1.肾切除术

适应证：①单侧肾结核病灶破坏范围超过50%；②全肾结核性破坏，肾功能已丧失；③结核性脓肾；④双侧肾结核，一侧破坏严重，而另一侧较轻；⑤自截肾。

2.肾部分切除术

适用于病灶局限于肾的一极者。

3.肾结核病灶清除术

适用于局限于肾实质表面闭合性的结核性脓肿，与肾集合系统不相通者。

4.解除输尿管狭窄的手术

如切除狭窄段行对端吻合术、输尿管膀胱吻合术。适用于输尿管结核病变致使管腔狭窄引起肾积水者。

5.挛缩膀胱与对侧肾积水的手术

如乙状结肠膀胱扩大术、肾造瘘术、输尿管皮肤造口术等。

五、护理

(一)术前护理

(1)按泌尿外科一般护理常规护理。

(2)完善术前各项检查，做好健康教育。

(3)术前常规准备。

(4)心理护理：由于肾结核诊治往往需多次就医，做多项检查、治疗且效果不明显，患者容易失去耐心和信心，产生消极、悲观情绪，一部分患者充满恐惧、自卑心理，担心会受歧视，应正确评估患者的心理状态，针对患者不同的心理反应，及时给予心理疏导与精神鼓励，使其树立治疗信心，并乐于接受健康教育。

(5)特殊用药指导：手术治疗的患者在手术前后均需配合药物治疗，术前至少应用抗结核药2～4周。向患者讲解所用药物的名称、剂量、作用及用法，说明足量、早期、联合及正规给药的重要性。嘱患者在医生指导下用药，不擅自停药或加减剂量，防止病情扩散。告知患者抗结核药物的不良反应及用药的注意事项。

(6)加强呼吸道管理宣教：患者多伴有肺结核病史，嘱患者戒烟、酒。指导患者进行深呼吸及有效咳嗽训练，有效咳嗽可预防术后肺炎，肺不张等呼吸系统并发症。

(7)饮食指导：向患者讲解加强营养的重要性，应从食物选择、营养成分搭配、烹调方法等方面进行宣教。指导患者进高蛋白、高热量、高维生素及高钙、低脂饮食，忌辛辣、刺激性食物，如厌食及体质较差者可给予半流质饮食。嘱患者注意饮食卫生，建立良好的饮食习惯，做到均衡营养膳食，提高身体素质及手术耐受力。

(二)术后护理

(1)按泌尿外科一般护理常规护理。

(2)病情观察:肾切除后应密切观察患者血压及尿量的变化,连续3天准确记录24小时尿量,且观察第1次排尿的时间、尿量及颜色。如手术后6小时仍没有排尿或24小时尿量较少,说明健肾功能可能有障碍或者因手术刺激,引起反应性肾功能不良所致,发现异常尽快通知医生处理。

(3)引流管的护理:引流管要妥善固定,引流袋位置不得高于引流管置管处,以防引流不畅或反流。保持引流管通畅,防止扭曲,翻身时避免滑脱。严密观察引流液的量、性质及颜色并及时记录。24小时内引流液会逐渐减少,如肾窝引流管引流液每小时超过100mL,提示可能出血,需及时报告医生处理;如24小时尿量不到500mL应警惕脱水或肾功能衰竭。

(4)密切观察有无憋气、呼吸困难,若出现呼吸异常,应及时通知医生行床旁X线检查,以鉴别有无气胸发生。

(5)饮食护理:术后禁食,胃肠功能恢复后开始进流食、半流食,逐渐过渡到普食。一般为高蛋白、高热量及富含纤维素的食物。在术前饮食要求的基础上,增加促进伤口愈合的食物,即富含胶原、微量元素(铜、锌等)饮食,少进食易引起肠胀气的食物。

(6)活动指导:遵医嘱术后6小时给予半卧位,协助床上翻身。术后第1天可逐步下地活动,活动过程中,注意安全。

(三)出院指导

(1)嘱患者1个月内勿剧烈运动、持重物等,防止继发出血。合理饮食,进食高热量、高蛋白、富含纤维素、易消化的饮食,预防便秘。

(2)术后1个月来院复诊,如出现腹痛、伤口红、肿、热、痛等症状,应及时来院就诊。

(3)遵医嘱继续服用抗结核药1～2年。向患者反复强调规律用药的重要性,说明如不规律用药带来的危害和严重后果。密切观察各种抗结核药的不良反应,并教会患者识别,一旦发现,及时停药就诊复查,禁用或慎用有肾毒性药物。

第四节　泌尿系统肿瘤

一、肾癌

肾脏是赤褐色成对的器官,外形似蚕豆状,分别位于腹膜后紧贴腹后壁腰部脊柱两侧,垂直长度为10～12cm,左右横径为5～7cm,前后径3cm,重135～150g,男性略重于女性。肾脏是泌尿器官,主要生理功能为生成尿液,排泄某些代谢产物;调节水、电解质及酸碱平衡,维持内环境的稳定。肾脏也有内分泌功能,可分泌、活化及代谢多种激素。

肾肿瘤在我国泌尿外科肿瘤中居第二位,仅次于膀胱肿瘤,约占成人全身肿瘤的2%。但在小儿恶性肿瘤中达20%,是儿科常见的恶性肿瘤之一。肾脏肿瘤中肾癌占80%左右,发病率男女比例约为2∶1,发病随年龄增长而增加。肾母细胞瘤95%以上为小儿肿瘤,男女发病率相似。

(一)病因

肾癌的病因未明。其发病与遗传、吸烟、肥胖、高血压及抗高血压治疗等有关。遗传性肾癌或家族性肾癌占肾癌总数的2%～4%。不吸烟以及避免肥胖是预防发生肾癌的重要方法。非遗传因素引起的肾癌称为散发性肾癌。

(二)临床表现

肾癌早期一般无明显症状,出现症状时已近晚期。

1.肾癌三联征

血尿、疼痛、肿块。

2.副肿瘤综合征

高血压、贫血、体重减轻、恶病质、发热、红细胞增多症、肝功能异常、高钙血症、高血糖、血沉增快、神经肌肉病变、淀粉样变性、溢乳症、凝血机制异常等改变。

3.转移灶症状

骨痛、骨折、咳嗽、咯血等。

(三)辅助检查

1.B超检查

是简单无创伤的影像学方法,能查出直径1cm以上的肿瘤,因此大多数无症状的肾癌可由B超发现。B超能准确地鉴别肾肿块是囊性还是实质性的,还可鉴别诊断肾癌和肾血管平滑肌脂肪瘤。

2.X线检查

可见肾外形增大,轮廓改变,肿瘤内偶见钙化。如肿瘤较大挤压肾盏、肾盂,通过静脉肾盂造影检查可发现肾盏、肾盂不规则变形、狭窄拉长或充盈缺损。静脉尿路造影尚可了解双侧肾功能情况。

3.CT

对肾癌的诊断有重要价值,可发现较小的肾癌并准确分期。CT检查表现为肾实质内圆形、类圆形或分叶状肿块,平扫时密度不均匀。也可鉴别其他肾实质疾病,如肾血管平滑肌脂肪瘤和肾囊肿。

4.MRI

能了解肾癌侵犯的范围,明确肾静脉、下腔静脉内癌栓和淋巴结转移。

5.血管造影

主要用于疑难病例的诊断。肾癌在动脉期表现为多血管性占位性病变,可见增粗、增多和紊乱的肿瘤血管或由于动静脉瘘伴有肾静脉早期显影。

(四)治疗

1.肾根治性切除术

适应证为局限于肾周筋膜以内的肿瘤。手术前必须系统检查以除外骨转移灶。如已发现有转移,一般不考虑根治性肾切除术。肾癌有肾静脉或下腔静脉癌栓不是根治性肾切除术的禁忌证,但必须术前了解静脉内癌栓的情况,以便手术切除。

2.保留肾单位手术

(1)适应证:肾癌发生于解剖性或功能性的孤立肾,根治性肾切除术将会导致肾功能不全或尿毒症的患者,如先天性孤立肾、对侧肾功能不全或无功能者、遗传性肾癌患者以及双侧肾癌等。

(2)相对适应证:肾癌对侧肾存在某些良性疾病,如肾结石、慢性肾盂肾炎或其他可能导致肾功能恶化的疾病(如高血压、糖尿病、肾动脉狭窄等)患者。

(3)可选择适应证:对侧肾功能正常,临床分期 T_{1a}期(肿瘤直径≤4cm),肿瘤位于肾脏周边,单发的无症状肾癌患者,临床分期 T_{1b}期(肿瘤最大直径 4~7cm)也可选择。

3.其他治疗

由于肾细胞癌对细胞毒药物有多重耐药性,因此化疗效果较差。肾细胞癌对放疗不敏感,但可作为术前和术后的辅助治疗,尤其对于骨转移可进行姑息性放疗。射频消融技术或冷冻消融术可用于无法切除的肾细胞癌治疗。此外,晚期肾癌可用靶向治疗。

(五)护理

1.腹腔镜根治性肾切除术或肾部分切除术

(1)术前护理

①按泌尿外科一般护理常规护理。

②心理护理:向患者说明一侧肾切除不会影响工作和生活,以解除患者的思想负担,使其更好地配合手术。

③完善术前各项检查,做好健康教育。

(2)术后护理

①按泌尿外科一般护理常规护理。

②病情观察:严密监测生命体征的变化。

③管路护理

a.导尿管护理:保持尿管通畅,并妥善固定,避免打折,每天记录尿量,保持会阴部清洁,预防泌尿系感染。按要求定期更换引流袋,更换时应注意无菌操作。

b.伤口引流管护理:保持引流管通畅,并妥善固定,避免打折。密切观察引流液的颜色、性质和量的变化,并做好记录。观察伤口渗出情况,保持伤口敷料清洁干燥。如有异常及时通知医生给予处理。在无菌操作下,定时更换引流袋。

④一般情况护理:胃肠道功能恢复前禁食、禁饮,恢复后遵医嘱进食清淡、易消化饮食,禁食辛辣食物,保持大便通畅,便秘时可遵医嘱口服缓泻剂。

⑤活动指导

a.根治性肾切除术:术后 6 小时,指导患者床上适当活动。术后第 2 天,鼓励患者下床活动,注意先慢慢坐起,在床边稍休息,未出现头晕等不适症状后再在床边站立,之后可以在床边行走。下地活动时将引流袋置于低于引流管置管处。适当的活动有助于肠蠕动,促进胃肠功能恢复,预防下肢静脉血栓。

b.保留肾单位手术:由于保留部分肾脏,有出血的危险,根据肿瘤大小及术中情况,遵医嘱指导患者活动。卧床期间指导床上活动,可做抬臀运动,双下肢屈伸、足背背伸运动,协助患者翻身。术后第 1 天，患者可坐起，将床头先摇至 30°，患者适应后，再慢慢摇至患者舒适高度。下地活动时，妥善固定引流袋，协助患者活动，活动量适中，活动引起患者不适时，立即停止活动。

⑥并发症的观察

a.术后出血：密切观察伤口引流液的颜色、性质和量的变化并做好记录，如有异常及时通知医生。

b.皮下气肿（腹腔镜手术引起）：持续低流量吸氧 24～48 小时，有利于腹腔镜术中维持气腹时二氧化碳（CO_2）的排出。少量皮下气肿可自行吸收。

c.高碳酸血症（由腹腔镜手术引起）：由于高碳酸血症可引起交感神经兴奋，导致心动过速、高血压。因此，遵医嘱给予患者持续低流量吸氧，同时严密监测患者的生命体征。

d.肺部感染：观察患者痰液情况，嘱患者有痰液时，尽量咳出，如痰液黏稠，遵医嘱进行雾化吸入。

e.下肢静脉血栓形成：观察双下肢有无肿胀、疼痛感，腿围是否有变化。

(3)出院指导

①生活规律，劳逸结合；不宜提重物，避免弯腰、扭腰动作，避免腰部碰撞，若出现腰酸、胀痛、血尿，应及时就诊。

②指导患者进食优质蛋白，蛋白摄入量不宜过多，避免增加肾脏负担，选择粗纤维易消化食物，保持大便通畅。鼓励患者多饮水，每日饮水量要大于 2000mL，注意尿量及尿色的变化。

③遵医嘱按时服药，慎用或禁用损伤肾功能的药物。注意服药后有无不良反应，如有不适，请及时到门诊就诊。

④每 3～6 个月门诊检查尿常规、肾功能、胸片、B 超；如遇造影剂检查应和医生声明自己的肾脏情况。遵医嘱定期做影像学检查和评估；双肾肾癌术后患者应适当缩短随访时间，以了解肾功能情况、有无肿瘤复发和转移，以便及时采取治疗措施，提高患者的生存率和生活质量。

2.根治性肾切除合并体外循环瘤栓取出术

(1)术前护理

①皮肤准备：须扩大备皮范围。

②指导患者避免剧烈活动，保持大便通畅，防止瘤栓脱落栓塞心、脑、肺等重要器官。

③需动脉栓塞的患者，栓塞后严密监测足背动脉搏动、局部皮肤温度及生命体征，伤口敷料给予加压包扎，患肢制动。

④心理护理：由于手术难度大，风险高，并发症多，患者对自己的身体状况能否耐受手术以及手术的安全性、疗效及预后产生不确定感，表现出焦虑、恐惧心理。对此，护士一方面要根据患者年龄、文化程度等的差异，采用通俗易懂的方式讲解体外循环相关知识以及手术的方法和效果，帮助其树立战胜疾病的信心；另一方面要加强与患者的沟通，针对敏感问题给予耐心细致的解答，减轻其心理负担。

(2)术后护理

①按全麻术后护理常规护理。

②病情观察：术后患者转入重症监护继续治疗，给予动态心电图、有创血压、中心静脉压、

意识等监测，注意观察尿量、尿色等指标，以评估心、肾等功能。补充血容量，必要时使用血管活性药物以增加心排出量，防止术后低心排综合征。监测体温变化，将室温控制在22～25℃。

③呼吸道护理：术后气管插管接呼吸机辅助呼吸。体外循环后肺部分泌物增多会使患者痰量增多，因此要加强气道温、湿度的控制，防止分泌物黏稠及形成痰痂，并给予正确有效的吸痰，预防肺部感染。

④管路护理

a.胃管护理：保持胃管接负压持续吸引，定期用生理盐水冲洗胃管，保持通畅，观察引流液的颜色及量的变化。

b.腹腔引流管护理：保持引流管通畅，并妥善固定，避免打折。密切观察引流液的颜色、性质和量的变化，并做好记录，如有异常，及时通知医生给予处理。在无菌操作下，定时更换引流袋。

c.胸腔引流管及心包引流管的护理

ⅰ.保持管路的密闭和无菌：妥善固定引流管，防止接头松动及脱管。一旦发现引流管从胸腔脱出，立即用手捏闭伤口皮肤，经消毒处理后用凡士林纱布封闭伤口，再协助医师进一步处理。

ⅱ.保持引流通畅：每1～2小时挤压引流管1次，观察胸腔引流管水柱波动（一般为4～10cmH_2O），防止堵塞。

ⅲ.体位：生命体征平稳后患者取半卧位，有利于呼吸和引流。患者取患侧卧位时，注意勿压迫引流管。

ⅳ.观察与记录：评估胸腔引流液的颜色、性质和量并记录。一般情况下，24小时引流量应＜50mL。如引流量＞100mL/h、呈浓鲜血，持续4小时以上，应考虑出血的可能，应立即报告医师处理。

⑤活动：卧床期间指导床上活动，可做抬臀运动，双下肢屈伸、足背背伸运动。协助患者翻身。生命体征平稳后，患者可取半坐卧位，将床头先摇至30°，患者适应后，再慢慢摇至患者舒适高度。可下床活动时，先坐床边，然后于床边站立，逐步过渡到床边步行，再到病房内行走，最后室外走廊行走，循序渐进，以不引起心慌、气短为宜。起床时需要护士或护理员协助，预防跌倒的发生。

⑥饮食护理：待患者胃肠功能恢复后，遵医嘱先进食流食、半流食，逐渐过渡到普食，以清淡易消化饮食为主，少量多餐，循序渐进。

⑦并发症的观察

a.出血：密切监测生命体征，观察伤口敷料有无渗出，观察引流液的颜色、性状及量，准确记录。如有异常及时通知医生。

b.肺栓塞：密切观察患者呼吸频率和深度，如出现呼吸困难、气短，应考虑肺栓塞的可能，及时通知医生给予处理。

二、膀胱癌

膀胱癌是泌尿系统最常见的肿瘤，包括所有原发于膀胱的恶性肿瘤。40岁以后发病率逐渐增加，60～70 岁达到高峰，男女之比约为(3～4)：1，城市居民发病率高于农村居民。

(一)病因

1.吸烟

吸烟者膀胱癌发病率是非吸烟者的 1.8～2 倍。吸烟量越大，持续时间越长，初始年龄越小，膀胱癌发病风险越高。目前对吸烟诱发膀胱癌的机制尚缺乏直接、明确的证据，普遍认为与香烟中的多种芳香胺有关。

2.职业因素

目前认为，芳香胺(4-氨基联苯，2-萘胺)、多环芳烃、氯代烃等化合物是膀胱癌发病的第二危险因素。燃料、橡胶、皮革、染发、钢铁铸造、焦炭、煤焦油蒸馏等从业人员，膀胱癌发病危险性显著增加。

3.非职业性因素

(1)食物：大量摄入脂肪、胆固醇、油煎食物和红肉可增加膀胱癌发病风险。

(2)药物：非那西汀是苯胺的衍生物，在代谢过程中可形成邻羟氨基酚，具有致癌作用，致癌性与摄入量相关。环磷酰胺在代谢过程中有羟基化物质产生，其代谢产物从尿液中排出，可诱发膀胱癌发生，致癌性与服药剂量、持续时间有关。

(3)其他因素：如遗传、慢性感染、炎症、结石、电离辐射、硒元素缺乏与膀胱癌的发病密切相关。

(二)病理

1.组织类型

95%以上为上皮性肿瘤，其中尿路上皮移行细胞乳头状瘤超过 90%。鳞癌和腺癌各占 2%～3%。近 1/3 的膀胱癌为多发性肿瘤。非上皮性肿瘤极少见，多数为肉瘤如横纹肌肉瘤，好发于婴幼儿。

2.分化程度

WHO 将膀胱等尿路上皮肿瘤分为乳头状瘤、乳头状低度恶性倾向的尿路上皮肿瘤、低级别乳头状尿路上皮癌和高级别乳头状尿路上皮癌。

3.生长方式

分为原位癌、乳头状癌和浸润性癌。①原位癌局限在黏膜内，无乳头亦无浸润基底膜现象。②移行细胞癌多为乳头状，低分化者常有浸润。③鳞癌和腺癌为浸润性癌。不同生长方式可单独或同时存在。

4.浸润深度

是肿瘤临床(T)和病理(P)分期的依据，根据癌浸润膀胱壁的深度(乳头状瘤除外)，多采用 TNM 分期标准分为：Tis 原位癌；Ta 无浸润的乳头状瘤；T_1 浸润黏膜固有层；T_2 浸润肌层，又分为 T_{2a}浸润浅肌层(肌层内 1/2)，T_{2b}浸润深肌层(肌层外 1/2)；T 浸润膀胱周围脂肪组织，又分为 T_{3a} 显微镜下发现肿瘤侵犯膀胱周围组织，T_{3b} 肉眼可见肿瘤侵犯膀胱周围组织；T_4 浸润前列腺癌、子宫、阴道及盆壁等邻近器官。临床上习惯将 Tis、Ta 和 T_1 期肿瘤称为表浅膀胱癌。病理分期(p)同临床分期(T)。

5.转移途径

肿瘤的扩散主要向膀胱壁内浸润，直至累及膀胱旁脂肪组织及邻近器官。淋巴转移是最主要的转移途径，主要转移到盆腔淋巴结。血行转移多在晚期，主要转移至肝、肺、肾上腺和小肠等处。种植转移可见于腹部切口、尿路上皮、切除的前列腺窝和损伤的尿道口。高级别尿路上皮癌容易发生浸润和转移。

（三）临床表现

1.症状

（1）血尿：是膀胱癌最常见和最早出现的症状。肿瘤乳头断裂、肿瘤表面坏死和溃疡均可引起血尿。约85%的患者出现肉眼血尿或镜下血尿。典型血尿为无痛性和间歇性。出血量多少与肿瘤大小、数目及恶性程度并不一致。

（2）膀胱刺激症状：包括尿急、尿频和尿痛，多为膀胱癌的晚期表现，常因肿瘤坏死、溃疡或并发感染所致。常见于膀胱原位癌和浸润癌患者，常同时伴有血尿。

（3）其他：肿瘤发生在膀胱内口或三角区或肿瘤破坏逼尿肌或支配排尿神经时可出现排尿困难，甚至尿潴留；骨转移者有骨痛；腹膜后转移或肾积水者可出现腰痛。

2.体征

多数患者无明显体征，当肿瘤增大到一定程度时下腹部可触及肿块。发生肝或淋巴结转移时，可扪及肿大的肝或锁骨上淋巴结。

（四）辅助检查

1.尿液检查

在新鲜尿液中，易发现脱落的肿瘤细胞，但干扰因素过多。近年来开展的尿液膀胱肿瘤抗原检查（BTA）、纤维蛋白和纤维蛋白降解产物（FDPs）、核基质蛋白（NMP-22）等检查方法有助于提高膀胱癌检出率。

2.影像学检查

（1）超声检查：在膀胱适度充盈下可清晰显示肿瘤部位、数目、大小、形态及基底宽窄情况，能分辨0.5cm以上的膀胱肿瘤；可检测上尿路是否有积水扩张。

（2）IVU：可了解膀胱充盈情况和肿瘤浸润范围、深度，是否肾积水、输尿管浸润及浸润的程度等。

（3）CT：可观察肿瘤累及膀胱的范围和程度，显示病变对邻近器官的侵犯及有无淋巴结和远处转移。

（4）MRI：可显示肌层受侵情况，对膀胱壁外及邻近器官受侵显示优于CT。

3.膀胱镜检查

是诊断膀胱癌最直接、重要的方法，可以显示肿瘤的数目、大小、形态和部位。膀胱镜观察到肿瘤后应获取组织做病理检查。

（五）治疗

1.非手术治疗

（1）化学治疗：有全身化疗及膀胱灌注化疗等方式。全身化疗多用于有转移的晚期患者，药物可选用甲氨蝶呤、长春新碱、阿霉素、顺铂及5-氟尿嘧啶等。为预防复发，对保留膀胱的病人，术后可采用膀胱内灌注化疗药物，常用药物有卡介苗(BCG)、丝裂霉素、吡柔比星、表柔比星、阿霉素及羟基喜树碱等。每周灌注1次，8次后改为每月1次，共1～2年。

(2)放射治疗：包括根治性放射治疗、辅助性放射治疗、姑息性放射治疗，适用于膀胱癌各期病变。

2.手术治疗

原则上Ta、T_1及局限的T_2期肿瘤，可采用保留膀胱的手术；较大、多发、反复发作的T_2期和T_3、T_4期肿瘤，应行膀胱全切除术。

(1)经尿道膀胱肿瘤切除术(TURBT)：适用于表浅膀胱肿瘤(Ta、T_1)的治疗，切除范围包括肿瘤基底部分周边2cm的膀胱黏膜。

(2)膀胱部分切除术：适用于T_2期分化良好、局限的膀胱肿瘤。切除范围包括距离肿瘤边缘2cm以内的全层膀胱壁，如肿瘤累及输尿管口，切除后需做输尿管膀胱吻合术。

(3)根治性膀胱全切术：适用于反复复发、多发或侵犯膀胱颈、三角区的膀胱肿瘤。切除范围包括膀胱、前列腺和精囊。膀胱切除术后须行尿流改道和膀胱替代。最常用的是回肠或结肠代膀胱术，分非可控性和可控性，后者又分为异位可控和正位可控性肠代膀胱术(如原位新膀胱术)。

(六)护理评估

1.术前评估

(1)健康史

①一般情况：包括年龄、性别、吸烟史、职业、饮食习惯等。

②既往史：了解患者的完整病史，尤其是膀胱手术史，有无并发症；是否合并高血压、糖尿病等疾病。

③家族史：了解家庭中有无遗传性疾病、泌尿系统肿瘤及其他肿瘤患者。

(2)身体状况

①症状与体征：评估有无血尿，血尿为间歇性还是持续性；有无膀胱刺激症状和排尿困难；有无膀胱排尿梗阻症状。评估有无消瘦、贫血等营养不良的表现，重要脏器功能状况，有无转移的表现及恶病质。

②辅助检查：了解有无尿液检查、肾功能、超声检查、CT、MRI、膀胱镜检查及其他有关手术耐受性检查(心电图、肺功能检查等)的异常发现。

(3)心理-社会状况：评估患者、家属对疾病的认知程度及家庭经济的承受能力；社会支持系统是否健全。

2.术后评估

(1)术中情况：了解手术方式、尿流改道、麻醉方式的情况，术中是否进行膀胱灌洗化疗，术中出血、用药、补液、输血等情况。

(2)身体状况：了解患者的生命体征；手术切口的位置、切口敷料是否干燥，造口的情况；引流管的位置、种类、数量，是否标识清楚、引流通畅、固定良好，引流物的颜色、性状和量；有无发生出血、感染、尿瘘、灌注化疗副反应等并发症。

(3)心理-社会状况：评估患者有无悲观、失望、紧张；患者及家属对病情的认知；患者对治疗和护理的配合程度。

（七）护理诊断/问题

1.焦虑与恐惧

与对疾病认知不足、担忧疾病预后有关。

2.身体意象紊乱

与尿流改道术后留置造口，化学治疗导致脱发等有关。

3.潜在并发症

出血、感染、尿瘘、膀胱穿孔、尿失禁、代谢异常等。

（八）护理目标

（1）患者焦虑、恐惧缓解，情绪稳定。

（2）患者及家属能够接受形象改变。

（3）患者未发生并发症或并发症得到及时发现和处理。

（九）护理措施

1.术前护理

（1）心理护理：术前宣教与沟通，让患者及家庭成员充分认识可供选择的改道方式，不同术式相应的风险与受益以及功能、生存质量的改变。

（2）肠道准备：根治性膀胱切除术须作肠道准备。术前 3 日开始口服肠道不吸收抗生素，少渣半流质饮食，每晚灌肠；术前常规禁食禁饮，术晨清洁灌肠。

2.术后护理

（1）病情观察与体位：密切观察生命体征、意识与尿量的变化。生命体征平稳后，患者取半坐卧位，以利伤口引流及尿液引流。

（2）休息与活动：术后 6～12 周，应避免久坐、重体力劳动、性生活等，多参与日常活动以及轻度、可耐受的锻炼。

（3）饮食护理：适当加强营养、多食用富含纤维的食物，必要时遵医嘱服用缓泻剂，以软化粪便，防止便秘影响新膀胱功能。每日液体入量 2000～3000mL，同时增加饮食中盐的摄取，以预防新膀胱引起的盐丢失综合征。

（4）引流管护理：准确标识，妥善固定，保持通畅，观察记录引流液的颜色、性状、量，发现异常及时报告医师，并协助处理。①输尿管支架管：目的是支撑输尿管、引流尿液。引流袋位置应低于膀胱以防止尿液反流。一般于术后 10～14 日后拔除。②代膀胱造瘘管：目的是引流尿液及代新膀胱冲洗。术后 2～3 周，经造影新膀胱无尿瘘及吻合口无狭窄后可拔除。③导尿管：目的是引流尿液、代膀胱冲洗及训练新膀胱的容量；护理时应经常挤压，避免血块及黏液堵塞。待新膀胱容量达 150mL 以上后拔除。④盆腔引流管：目的是引流盆腔的积血积液，也是观察是否发生活动性出血与尿瘘的重要途径，一般术后 3～5 日拔除。

（5）膀胱灌注治疗的护理：①膀胱灌注药物前避免大量饮水，灌注前排空膀胱，以便使膀胱内药液达到有效浓度。②灌注时，保持病室温度适宜，充分润滑导尿管，以减少尿道黏膜损伤。③膀胱内药液保留 0.5～2 小时，协助患者每 15～30 分钟变换 1 次体位，分别取俯、仰、左、右侧卧位，使药液均匀地与膀胱壁接触。④灌注后，嘱患者大量饮水，稀释尿液以降低药物浓度，减少对尿道黏膜刺激。⑤如有化学性膀胱炎、血尿等症状,遵医嘱延长灌注时间间隔、减少剂量、使用抗生素等,特别严重者暂停膀胱灌注。

(6)造口护理:尿流改道术后留置腹壁造口,患者需终身佩戴造口集尿袋。应保持造口处皮肤清洁干燥、观察造口颜色与状态;及时清理造口及周围皮肤黏液,使尿液顺利流出。术后造口周围皮肤表面常可见白色粉末状结晶物,系细菌分解尿酸而成,先用白醋清洗,后用清水清洗。

(7)新膀胱冲洗的护理:为预防代膀胱的肠黏液过多引起管道堵塞,一般术后第 3 日开始行代膀胱冲洗,每日 1～2 次,肠黏液多者可适当增加次数。方法:患者取平卧位,用生理盐水或 5%碳酸氢钠溶液作冲洗液,温度控制在 36℃左右,每次用注射器抽取 30～50mL 溶液,连接膀胱造瘘管注入冲洗液,低压缓慢冲洗,并开放导尿管引出冲洗液。如此反复多次,至冲洗液澄清为止。

(8)并发症的护理:经尿道膀胱肿瘤切除术最常见的并发症是膀胱穿孔;根治性膀胱切除术常见的并发症有出血、感染、膀胱穿孔、尿瘘、尿失禁、代谢异常等。

①出血:膀胱全切术创伤大,术后易发生出血。密切观察病情,若患者出现血压下降、脉搏加快,引流管内引出鲜血,每小时超过 100mL 以上且易凝固,提示有活动性出血,应及时报告医师处理。

②感染:监测体温变化,保持伤口的清洁、干燥,敷料渗湿时及时更换,保持引流管妥善固定,引流通畅,更换引流袋严格执行无菌技术。遵医嘱应用抗生素。若患者体温升高、伤口处疼痛、引流液有脓性分泌物或有恶臭,并伴有血白细胞计数升高、中性粒细胞比值升高、尿常规示有白细胞时,多提示有感染,应及时通知医师并协助处理。

③膀胱穿孔:多发生在膀胱侧壁,由闭孔反射所致,一般为腹膜外穿孔,经适当延长导尿管留置时间,大多可自行愈合。

④尿瘘:包括新膀胱与尿道吻合口漏、新膀胱与输尿管吻合口漏、新膀胱自身裂开。

a.原因:吻合口漏多由于缝合欠佳,吻合口血供不佳、腹内压增高引起;新膀胱裂开多由于分泌黏液过多堵塞导尿管或造瘘管,导致引流不畅、内部压力升高引起。

b.表现:盆腔引流管引流出尿液、切口部位渗出尿液、导尿管引流量减少,患者出现体温升高、腹痛、白细胞计数升高等感染征象。

c.护理:ⅰ.预防:指导患者养成定时排尿、及时排尿习惯,避免长时间憋尿,以预防新膀胱自发破裂。ⅱ.处理:嘱患者取半坐卧位,保持各引流管通畅,盆腔引流管可作低负压吸引,同时遵医嘱使用抗生素。采取上述措施后尿瘘通常可愈合。仍不能控制者,协助医师手术处理。

⑤尿失禁:是新膀胱术后不良后果之一,症状夜间较重。

a.原因:可能与神经反馈和括约肌逼尿肌反射消失及夜间括约肌张力降低有关。

b.护理:指导患者通过排尿日记、尿垫监测尿失禁程度;睡前完全排空膀胱,夜间用闹钟唤醒 2～3 次以帮助减少夜间尿失禁;坚持盆底肌肉功能锻炼以辅助控尿。

⑥代谢异常

a.原因:与肠道黏膜对尿液成分的吸收和使用肠道替代后,肠道功能变化有关。

b.表现:ⅰ.水、电解质、酸碱平衡失调:术后肠道黏膜将尿液中铵根离子($NH4^{+}$)、氢离子

(H^+)、氯离子(Cl^+)吸收入血，同时分泌碳酸氢钠($NaHCO_3$)进入尿液，导致高氯性代谢性酸中毒、低钠高钾血症。ⅱ.营养失调：切除部分末段回肠可致胆汁酸吸收减少，影响脂肪的吸收，进而导致脂溶性维生素(A、D、E、K)缺乏；维生素 B_{12} 缺乏。ⅲ.膀胱结石：碱性尿液、持续合并感染可促进新膀胱结石形成。

c.护理：ⅰ.定期行血气分析监测患者血 pH 及电解质水平；ⅱ.注意患者有无疲劳、耐力下降等相应表现，遵医嘱补充维生素；ⅲ.术后规律排空膀胱、规律冲洗，以减少结石发生率；ⅳ.遵医嘱纠正水电解质、酸碱平衡失调。

3.健康教育

(1)自我护理：进食清淡食物，减少葱、姜、蒜等刺激性食物摄入，适当多饮水；教会患者自我护理的方法：①非可控术后患者更换尿袋的动作要快，避免尿液外流，并准备足够纸巾吸收尿液；睡觉时可调整尿袋方向与身体纵轴垂直，并接引流袋将尿液引流至床旁的容器中(如尿盆)，避免尿液压迫腹部影响睡眠。②可控膀胱术后患者自我导尿时，注意清洁双手及导尿管，间隔 3～4 小时导尿 1 次；外出或夜间睡觉可使用尿袋避免尿失禁。

(2)原位新膀胱训练：应教会患者掌握有效排空新膀胱的技巧，通过锻炼逐渐扩大新膀胱容量，增强排尿可控性。①贮尿功能：夹闭导尿管，定时放尿，初起每 30 分钟放尿 1 次，逐渐延长至 1～2 小时。放尿前收缩会阴，轻压下腹，逐渐形成新膀胱充盈感。②控尿功能：收缩会阴及肛门括约肌 10～20 次/日，每次维持 10 秒。③排尿功能：选择特定的时间排尿，如餐前 30 分钟，晨起或睡前；定时排尿，一般白天每 2～3 小时排尿 1 次，夜间 2 次，减少尿失禁。④排尿姿势：患者自行排尿早期可采用蹲位或者坐位排尿，如排尿通畅，试行站立排尿。注意排尿时先放松盆底肌，然后稍微增加腹内压。

(3)复诊指导：保留膀胱手术后，每 3 个月进行 1 次膀胱镜检查，2 年无复发者，改为每半年 1 次；根治性膀胱手术后，终身随访，定期进行血常规、尿常规、生化检查、腹部超声、盆腔 CT、尿路造影等检查。

三、前列腺癌

前列腺癌的发病率有明显的地理和种族差异。世界范围内，前列腺癌发病率在男性所有恶性肿瘤中位居第二。在美国前列腺癌的发病率已经超过肺癌，成为第一位危害男性健康的肿瘤。亚洲前列腺癌的发病率远远低于欧美国家，但近年来呈现上升趋势。我国癌症中心的最新数据显示，前列腺癌自 2008 年起已成为泌尿系统中发病率最高的肿瘤。在我国，城市人口前列腺癌的发病率要高于农村人口。

(一)病因

前列腺癌的病因尚未明确，可能与以下方面有关。

1.年龄、遗传和种族

前列腺癌患者主要是老年男性，随着年龄的增长，发病率也明显升高。有前列腺癌家族史的人群有较高的患病风险。约有 9%的前列腺癌患者有家族病史。与此同时，前列腺癌的发病率有着明显的地区和种族差异，澳大利亚、新西兰、加勒比海及斯堪的维亚地区最高，亚洲及北非地区较低。

2.性激素

前列腺分泌功能受雄激素睾丸酮的调节，促性腺激素的黄体生成素发挥间接作用。幼年阉割者不发生前列腺癌。

3.饮食与环境

长期摄入较多的高动物脂肪是一个重要的危险因素。其他危险因素还包括维生素E、硒、木脂素类、异黄酮的摄入不足；而多食番茄、多晒太阳、多饮绿茶可能成为前列腺癌发病的预防因子。但是，目前尚无足够的证据证实生活方式的改变（如降低动物脂肪摄入量及增加水果、谷类、蔬菜、红酒的摄入量）会降低发病风险。

（二）临床表现

1.症状

早期一般无明显症状，进展期肿瘤生长阻塞尿道或直接侵犯膀胱颈部、三角区时，患者可出现排尿困难、膀胱刺激症状；骨转移患者可以出现骨痛、病理性骨折、脊髓压迫症状、排便失禁等。

2.体征

直肠指诊可触及前列腺结节。发生淋巴转移时，患者可出现下肢水肿。发生骨转移脊髓受压时可出现下肢痛、无力等表现。

（三）辅助检查

1.前列腺特异性抗原（PSA）检查

作为前列腺癌的标记物在临床上有很重要的作用。正常男性的血清PSA浓度应＜4ng/mL。PSA检查应在前列腺的直肠指诊后1周，膀胱镜检查、导尿等操作48小时后，射精24小时后，前列腺穿刺1个月后进行。PSA检测时应无急性前列腺炎、尿潴留等疾病。

2.直肠指检

在前列腺癌的早期诊断中极为重要。考虑到直肠指检可能影响PSA值，直肠指检应在抽血查PSA之后进行。

3.影像学检查

（1）经直肠超声检查：可以初步判断肿瘤的大小。

（2）CT：目的主要是协助临床医生进行肿瘤的临床分期，了解前列腺邻近组织和器官有无肿瘤侵犯及盆腔内有无肿大的淋巴结。

（3）MRI：可以显示前列腺包膜的完整性、肿瘤是否侵犯前列腺周围组织及器官，还可以显示盆腔淋巴结受侵犯的情况及骨转移的病灶，在临床分期上也有较重要的作用。

（4）全身核素骨显像检查（ECT）：前列腺癌的最常见远处转移部位是骨骼。一旦前列腺癌诊断成立，建议进行ECT检查。

4.前列腺穿刺活检

是诊断前列腺癌最可靠的检查，推荐经直肠B超引导下的前列腺穿刺。但是，前列腺穿刺出血可能影响影像学临床分期，因此，应在MRI之后进行。

(四)治疗要点

前列腺癌的病理分级推荐使用 Gleason 评分系统,前列腺癌分期推荐使用 2002 年 AJCC 的 TNM 分期系统。根据血清 PSA、Gleason 评分和临床分期将前列腺癌分为低、中、高危三个等级,以便指导治疗和判断预后。

1.观察、等待

(1)观察:适用于不愿意或体弱不适合接受主动治疗的前列腺癌患者,通过密切观察、随诊,直到出现局部或系统症状(下尿路梗阻、疼痛等),才对其采取一些姑息性治疗(如下尿路梗阻的微创手术、内分泌治疗、放疗)来缓解转移病灶症状的保守治疗方法。

(2)主动监测:对已明确但又不愿即刻进行主动治疗的前列腺癌患者,选择严密随访,积极监测疾病发展,在达到预先设定的疾病进展阈值时再给予治疗。

2.前列腺癌根治性手术治疗

根治性前列腺切除术是治愈局限性前列腺癌最有效的方法。主要术式有传统的开放性经会阴、经耻骨后前列腺癌根治术及近年发展的腹腔镜前列腺癌根治术和机器人辅助前列腺癌根治术。

3.前列腺癌的外放射治疗

外放射治疗可以应用于局限期和局部进展期的前列腺癌患者,也可用于术后辅助治疗。对于转移性前列腺癌的患者,可以延长生存时间,提高生活质量。与手术治疗相比,外放射治疗的毒副作用如性功能障碍、尿路狭窄、尿失禁的发生率较低,但放射线有二次致癌的风险,可增加患直肠癌和膀胱癌的风险。

4.前列腺癌近距离照射治疗

即放射性粒子的组织间种植治疗。它是通过三维治疗计划系统的准确定位,将放射性粒子植入到前列腺内,提高前列腺的局部剂量,而减少直肠和膀胱的放射剂量。

5.试验性前列腺癌局部治疗

(1)前列腺癌的冷冻治疗(CSAP)。

(2)前列腺癌的高能聚焦超声(HIFU)治疗。

(3)组织内肿瘤射频消融(RITA)。

6.前列腺内分泌治疗

任何去除雄激素和抑制雄激素活性的治疗均可称为内分泌治疗。内分泌治疗途径如下。

(1)去势:通过手术或药物去除产生睾酮的器官或抑制产生睾酮器官的功能。

(2)阻断雄激素与受体结合:①应用药物与雄激素竞争,阻断雄激素与前列腺细胞上雄激素受体的结合;②应用药物抑制来源于肾上腺的雄激素和抑制睾酮转化为双氢睾酮;③应用药物抑制雄激素合成(雄激素生物合成抑制剂:醋酸阿比特龙)。

7.前列腺癌的化疗

转移性前列腺癌往往在内分泌治疗中位缓解时间 18 个月后逐渐对激素产生非依赖性,而发展为去势抵抗性前列腺癌(CRPC)。化疗是去势抵抗性前列腺癌的重要治疗手段,通过化疗可以延长 CRPC 患者的生存时间,控制疼痛,减轻乏力,提高生活质量。常用的化疗药物有紫杉类、米托蒽醌、环磷酰胺等。

(五)护理

1.腹腔镜根治性前列腺切除术

(1)术前护理

①按泌尿外科一般护理常规护理。

②心理护理:患者因为担心手术的安全性,惧怕手术疼痛、出血或出现意外,顾虑疾病预后以及术后可能会出现性功能障碍、尿失禁等并发症影响日常生活质量,因此而产生恐惧、焦虑等情绪。我们要在护理工作中,做好心理疏导,鼓励患者向家人和医护人员说出自己的忧虑和对于疾病治疗效果的顾虑,耐心倾听患者的倾诉,给予理解、同情和安慰。做好耐心解释工作,指导减轻术后尿失禁的训练方法,讲解手术的大致过程,告知患者腹腔镜的优势,鼓励患者积极配合治疗,提高战胜疾病的信心。

③了解患者的排尿形态,对于留置膀胱造瘘管或保留导尿管的患者,术前应嘱患者每日饮水 2000mL 以上。

④肠道的准备:术前 3 天开始肠道准备。

⑤盆底肌训练:术前指导患者进行盆底肌锻炼,告知患者进行盆底肌训练的意义。

(2)术后护理

①按泌尿外科术后一般护理常规护理。

②病情观察:严密监测生命体征的变化。

③管路的护理

a.导尿管:手术后由于尿道重建,创面渗血,术后早期需要牵拉固定尿管以压迫止血,注意观察固定部位的皮肤,预防发生皮肤损伤。保持尿管通畅,妥善固定防止脱落,避免打折、弯曲受压。观察尿液颜色、性质和量的变化,并做好记录,如尿中出现粪渣有可能是术中损伤了直肠导致的,应立即通知医生并协助处理。术后导尿管保留时间较长,约 3 周,以利于尿道连续性的恢复,防止吻合口狭窄。注意会阴部及尿道口的清洁,预防泌尿系感染。

b.伤口引流管:注意保持引流管的通畅,并妥善固定,避免打折。观察引流液的颜色、性质和量的变化,并做好记录。若引流管在较短时间内流出大量鲜红色引流液,患者伴有腹胀、腹痛、腹膜刺激征等症状,则考虑有出血发生,应及时报告医生妥善处置。若引流管引流量大且引流液颜色清亮,则多提示尿瘘或淋巴瘘。同时要注意在无菌操作下,定时更换引流袋。

④饮食及活动指导:术后 6 小时可取半卧位并指导患者床上活动。术后 24～36 小时遵医嘱协助患者下床活动。待患者排气后鼓励患者多饮水,每天 2000mL 以上,之后从流食开始逐渐过渡到普食。

⑤疼痛的护理:评估患者疼痛的原因,给予排除,必要时遵医嘱给予解痉镇痛药。

⑥盆底肌锻炼:遵医嘱指导患者于术后 1～3 周开始进行盆底肌训练,持续 4～8 周,老年人可能需更长时间,叮嘱患者不可随意停止盆底肌训练,切记坚持训练才能起到有效的效果。及时反馈患者锻炼感受及效果。

⑦并发症的观察

a.术后出血:监测生命体征,观察伤口引流液的颜色、性质和量的变化,并做好记录。如患者出现血压持续降低、面色苍白、脉搏细速等症状,可能有活动性出血,应立即通知医生给予处理。

b.尿瘘：早期发生多与膀胱尿道吻合欠佳或导尿管引流不畅有关，晚期多与吻合口感染、愈合不良有关。因此，保持各引流管通畅性及对引流液的观察，可早发现、早治疗。

c.直肠损伤：术前做好肠道准备，术后注意引流液及尿液的颜色和性质是否有异常，一旦发生直肠损伤多需要结肠造口，之后再行二期修补。

d.尿失禁：是前列腺癌术后的最常见并发症，将会影响患者的生活质量。尿失禁主要是因为尿道外括约肌的损伤或牵拉而出现的永久性尿失禁或暂时性尿失禁，临床上以暂时性尿失禁居多，一般术后1年内尿失禁可自愈。要注意观察患者的排尿情况，并正确指导患者进行盆底肌训练。一旦发生尿失禁的患者，应告知患者注意个人卫生，保持会阴部及床单位的干燥。必要时可在阴茎部佩戴尿套或者使用成人纸尿裤，也可在夜间使用尿垫等方法，并指导患者继续进行盆底肌的训练，还可采取生物反馈治疗等措施进行改善。

e.勃起功能障碍：也是术后常见的并发症，术中保留勃起神经可以降低患者术后性功能障碍的发生率。对于已发生勃起功能障碍的患者，遵医嘱使用西地那非（万艾可）治疗，期间注意观察有无心血管并发症。

(3)出院指导

①嘱患者注意观察排尿情况，如出现异常及时到门诊就诊。

②生活习惯与饮食指导：多饮水，每日饮水2000mL以上，以起到内冲洗的作用；注意休息，适当运动；应多进食当季新鲜蔬菜水果、大豆及豆制品。保持大便通畅，切忌用力排便，必要时可遵医嘱服用缓泻剂。术后3个月内避免剧烈活动，禁止骑车，防止出血。术后2个月内禁止性生活，避免久坐、久站，以免腹内压增高引起出血。尿失禁的患者出院后继续进行盆底肌的锻炼。

③门诊随诊：告知患者定期复查PSA的意义。2年之内每1～3个月复查1次，2年以后每3～6个月复查1次，5年以后每年复查1次，并需要定期复查B超，如出现排尿困难、骨痛等不适症状及时就诊。

④建立留置尿管患者登记本，出院1～2周对患者进行访问，了解患者有无漏尿、憋尿等现象，并给予相关指导。提醒患者尿管拔除及复查时间，嘱患者拔除尿管时可携带成人纸尿裤，以消除尿管拔除后发生尿失禁带来的不适。

2.放射性粒子植入术

(1)术前护理

①按泌尿外科一般护理常规护理。

②心理护理：前列腺癌多为老年患者，应向其耐心讲解植入的放射性粒子与全身放射性治疗的不同，使其消除放射性物质会对身体造成很大损伤的错误认识，树立战胜疾病的信心。

(2)术后护理

①按泌尿外科术后一般护理常规护理。

②病情观察：定时监测意识状态及生命体征，如有异常及时通知医生。

③饮食及活动指导：术后6小时可行床上活动，术后2天内不要剧烈活动。术后6小时进少量流食，多食粗纤维、易消化的食物，忌饮酒及辛辣刺激性食物。

④环境的准备：术后患者佩戴铅制防护围裙；粒子治疗后1～2个月，孕妇、儿童和小动物与患者保持1m以上的距离。

⑤并发症的观察与护理：尿道刺激症状、放射性直肠炎、尿失禁为主要并发症，可给予相应护理。

⑥尿液的观察：确保尿管引流通畅，并观察引流管尿液颜色的变化，有无血凝块等。在拔除尿管后第一次排尿时，嘱患者将尿排到固定的容器中，以防止粒子丢失，如发现粒子，及时用镊子夹起，放入备用的铅罐中，送医院放疗科处理。

⑦医护人员的防护：操作前应穿好防护设备，操作过程中动作熟练、准确、敏捷；近距离治疗、护理时，患者也应佩戴铅制防护围裙；在不影响治疗的情况下，尽量避开粒子植入部位，以减少与放射线接触的时间。

⑧术后进行盆腔X线平片检查，观察粒子数目、分布情况，有无粒子移位、丢失等。

(3)出院指导

①性生活指导：术后1个月可恢复性生活，但建议使用安全套。

②生育指导：粒子植入治疗可能损伤生育能力，最好在手术之前储存精子。

③家庭护理指导：在粒子植入后4个月内，与患者接触时需采取一定的防护措施，儿童、孕妇避免与患者同住一个房间。患者在术后半年内死亡应与医院取得联系，及时收回粒子，避免造成周围环境污染。

④病情观察指导：出院时继续让患者观察排尿和大便情况，观察远期并发症。如有不适症状及时就诊。

⑤术后随访：患者应终身随诊。定期进行胸部X线检查，以排除放射性粒子是否通过前列腺外周静脉丛进入肺内；定期进行前列腺CT扫描，以检查每个粒子在前列腺的精确位置；检查还包括普通的数字型直肠检查(DRE)和复查PSA，以观察疗效。

四、输尿管肿瘤

输尿管肿瘤多为恶性，下1/3段输尿管肿瘤占75%，与膀胱移行细胞癌和肾盂移行细胞癌的生物学特性相似。双侧相对少见，同时或先后出现尿路其他部位癌者可达1/2以上。输尿管肿瘤发病年龄可从20～90岁不等，好发于20～50岁，男性比女性为多，约为4∶1或5∶1，仅占肾盂肿瘤的1/3左右，占整个上尿路肿瘤约1%。

(一)病因

输尿管肿瘤的病因尚未完全明了。一般认为与输尿管局部炎症、结石、化学致癌物质等刺激或诱发因素有密切关系，诸如外源性化学物质苯胺类、内在性色氨酸代谢的异常、输尿管炎、寄生虫感染等；吸烟、饮用咖啡及镇痛剂也是相关的危险因素。

(二)临床表现

1.症状

良性肿瘤可长期无症状。

(1)血尿：最常见，约占75%。通常为间歇性、无痛性、肉眼全程血尿，并可出现条索状血块。

(2)疼痛:60%左右的病例有患侧腹部疼痛,一方面与肿瘤周围组织浸润,侵犯附近的神经组织或骨转移有关,另一方面是因为肿瘤日渐增大导致输尿管梗阻。一般表现为腰部或沿输尿管方向的放射性钝痛或胀痛,血块阻塞会引起剧烈的绞痛。

2.体征

(1)腹部肿块:多由继发肾积水所致。

(2)消瘦、骨痛等晚期症状。

(三)辅助检查

1.实验室检查

尿常规化验。

2.尿细胞学检查

凡发现癌细胞者是诊断输尿管癌的重要线索。

3.尿路造影

(1)在排泄性尿路造影检查中,常见的影像学表现为输尿管充盈缺损,可在50%~75%的患者中观察到。如出现患侧梗阻,可以表现为近侧输尿管肾盂扩张、积水。如果患侧肾脏积水严重,导致该侧肾功能严重受损,也可表现为患侧肾集合系统不显影。

(2)输尿管逆行造影:可显示肿瘤下方输尿管呈"高脚杯"状,对诊断有重要意义。随着CT影像检查技术的进步,现在利用CT进行泌尿系造影,又称CTU,可以大幅度提高检查的准确性,也可让患者免受逆行造影检查所带来的痛苦。

4.膀胱镜检

对于输尿管癌的患者,因为有很高的比例合并有膀胱肿瘤,因此,对于这类患者,术前均需要常规进行膀胱镜检查。膀胱镜有硬性和软性两种类型。在检查时,可以了解膀胱内是否合并有肿瘤病变,同时可以了解双侧输尿管是否有喷血,并可以在膀胱镜引导下行逆行造影检查。

5.输尿管镜检查

输尿管镜下直视观察和活检可明确诊断。一般是在手术室麻醉状态下进行。

6.B超

直接发现输尿管肿瘤较困难,一般只能发现肾积水和较大的转移灶。

7.CT

目前对于上尿路肿瘤的诊断,CT的敏感性优于静脉肾盂造影,无论是影像清晰度还是敏感性都很好,是现在尿路上皮肿瘤的首选检查。

(四)治疗

1.内镜治疗

内镜治疗输尿管肿瘤的基本原则与膀胱肿瘤相同。孤立肾、双侧尿路受累、既往肾功能不全或并发其他严重的疾病是内镜治疗的指征。对侧肾功能正常的患者,若肿瘤体积小、级别低,也可以考虑内镜治疗。

(1)输尿管镜检:输尿管下段肿瘤可以通过硬镜逆行治疗;而上段肿瘤可以选择逆行或顺

行，软镜更适合逆行治疗。

(2)经皮肾镜：主要治疗输尿管上段肿瘤，可以切除较大的肿瘤，能够获得更多的标本以使分期更准确。

(3)电灼术：经输尿管镜借助激光或电灼等技术，对输尿管息肉及部分局限高分化浅表输尿管癌进行腔内治疗。

2.手术治疗

(1)肾、输尿管全长包括输尿管膀胱入口袖状切除术：根治性肾输尿管全长切除术及膀胱袖状切除术仍然是上尿路肿瘤治疗的“金标准”。近年来，随着腔镜技术的发展，传统的开放手术治疗已经较少采用，多被腹腔镜手术所替代。

(2)输尿管局部切除：输尿管癌症病变局限，细胞分化好或双侧输尿管病变或对侧肾功能严重受损，及全身情况不佳者，可行输尿管局部切除，并恢复其连续性(输尿管-输尿管吻合，输尿管-膀胱吻合，输尿管-肾盂吻合，必要时还要游离肾脏或自体肾移植，以达到无张力情况下吻合)。

3.局部免疫治疗和化疗

局部免疫治疗或化疗可用来成功地治疗上尿路移行上皮细胞癌，可以降低复发率。

(五)护理

1.内镜治疗

(1)术前护理

①按泌尿外科一般护理常规护理。

②皮肤及肠道准备。

(2)术后护理

①按泌尿外科术后一般护理常规护理。

②病情观察：严密监测生命体征的变化。

③尿管护理：保持尿管通畅，观察尿液颜色，勿挤压、扭曲、打折引流管，保持引流袋低于耻骨联合的位置，防止逆行感染。每天进行尿道口护理，预防泌尿系感染。

④疼痛的护理：疼痛多由患者体内留置双J管所致。评估患者疼痛的程度，必要时遵医嘱给予解痉镇痛药。

⑤饮食护理：可进食后，应嘱患者多饮水，每日大于2000mL。

⑥活动指导：麻醉清醒6小时后，患者可取侧卧位休息，亦可取半卧位，双下肢可行屈伸活动。术后第1天，可以下床活动，活动量应循序渐进。

⑦术后第1日晨，患者需行KUB检查，了解双J管的位置。检查要求患者禁食、禁饮。

(3)出院指导

①指导患者做好引流管的护理，确定体内双J管的拔除时间。

②嘱患者注意休息，适当运动，劳逸结合，生活规律。

③指导患者进食高蛋白、高粗纤维易消化食物，保持大便通畅。多饮水，每日饮水量大于2000mL。

④出院后遵医嘱定期复查，如果有不适及时就诊。

⑤遵医嘱口服药物。

2.腹腔镜输尿管部分切除术

(1)术前护理

①按泌尿外科一般护理常规护理。

②心理护理。

③皮肤及肠道准备。

(2)术后护理

①按泌尿外科术后一般护理常规护理。

②病情观察:严密监测生命体征的变化。

③管路护理

a.导尿管护理:保持尿管通畅,并妥善固定,避免打折。每天记录尿量,每天进行尿道口护理,保持尿道口清洁,预防泌尿系感染。定期更换尿袋。

b.伤口引流管护理:保持引流管引流通畅,并妥善固定。密切观察引流液的颜色、性质和量的变化,并做好记录,如有异常及时通知医生给予处理。在无菌操作下,定时更换引流袋。

c.双J管护理:术中会在输尿管内置一个双J管,起支撑、引流作用;留置双J管期间会有不适症状,需要多饮水,每日1500～2000mL。

④疼痛护理:多由体内留置双J管引起,必要时遵医嘱给予解痉镇痛药。

⑤饮食护理:遵医嘱进食流食、半流食、逐渐过渡到普食。少食多餐,宜清淡易消化饮食,禁食辛辣食物,保持大便通畅。多饮水。

⑥活动指导:指导患者术后6小时床上适当活动。术后第1天,鼓励患者下床活动,注意先慢慢坐起,在床边稍休息,未出现头晕等不适症状后在床边站立,再在床边行走,循序渐进。下地活动时将引流袋置于低于引流管置管处。适当的活动有助于肠蠕动,促进胃肠功能恢复,预防下肢静脉血栓。

⑦并发症的观察

a.术后出血:观察尿管和伤口引流液的颜色、性质和量的变化并做好记录,如有异常及时通知医生。

b.肺部感染:观察患者痰液情况,嘱患者有痰尽量咳出,如痰液黏稠,遵医嘱进行雾化吸入。

c.下肢静脉血栓形成:观察双下肢有无肿胀、疼痛感,腿围是否有变化。

(3)出院指导

①未拔除尿管者,指导患者做好尿管护理。遵医嘱定期拔除。

②体内置双J管者术后遵医嘱拔除或更换。

③嘱患者注意休息,适当运动,劳逸结合,生活规律。

④指导患者进食高蛋白、高粗纤维、易消化食物,保持大便通畅。多饮水,每日饮水量要大于2000mL。

⑤出院后遵医嘱定期复查,如果有不适及时就诊。

⑥遵医嘱口服药物。

五、阴茎肿瘤

阴茎肿瘤在我国是常见病，阴茎癌是阴茎肿瘤中最常见的恶性疾病，发病年龄多在30岁以上，在男性恶性肿瘤的发病率中占有相当高的比例，20世纪50年代以前，阴茎癌曾居泌尿生殖系统肿瘤的第一位，20世纪50年代居第二位，仅次于膀胱肿瘤。近年来，随着生活水平的提高，卫生状况的改善，阴茎癌的发病率已有明显降低的趋势，大多数阴茎癌以包皮过长、包皮垢和不良卫生习惯为诱发因素。另外，关于阴茎癌和性伴侣的子宫颈癌或疱疹病毒感染的关系各家报告不一，无确切证据显示阴茎癌为性传播疾病，阴茎癌与梅毒、腹股沟淋巴肉芽肿或软下疳等性病之间无明确的病因关系。

（一）病因

本病发生与包茎及包皮过长有密切关系，新生儿或幼儿行包皮环切手术能有效防止此病。长期包皮垢及炎症刺激是阴茎癌的重要致病因素。人类乳头瘤病毒16型及18型与阴茎癌发病密切相关。有些癌前期病变，阴茎乳头状瘤、尖锐湿疣、阴茎白斑、增殖性阴茎红斑等均有癌变的可能。除此之外，吸烟、外生殖器疣、阴茎皮症、性伙伴数量与阴茎癌的发病可能也有一定的关系。

（二）临床表现

阴茎癌早期常隐藏在包皮内而被忽略。初起为丘疹、疣、溃疡或菜花状肿瘤，继而糜烂，边缘硬，不规则，有出血，分泌物有恶臭。疼痛不明显，一般无排尿障碍。虚弱、体重减轻、全身不适通常继发于慢性化脓性感染。极少数的阴茎病变和淋巴结转移会引起大量失血。

（三）检查

1.查体

以此了解病变或可疑病变的范围、肿瘤的位置、肿瘤的数目、病变形态、病变侵犯的程度、病变与尿道海绵体和阴茎海绵体的关系、病变的颜色和边界、阴茎长度。阴茎癌常见腹股沟淋巴结转移。查体时需要重点注意腹股沟淋巴结的大小、数量，是否活动、融合，表面是否有坏死、溃烂。腹股沟淋巴结切除及病理切片是判断有无淋巴结转移的金标准。

2.人工勃起下超声

可提供肿瘤浸润程度的信息。

3.MRI和CT

可提供肿瘤浸润程度的信息以及用于评估体重过高患者腹股沟区域情况，并且有助于判断是否合并有盆腔淋巴结转移。

4.X线胸片

用于怀疑是否有骨转移的患者。

（四）治疗

阴茎癌治疗前应进行准确的肿瘤分期和分级，明确肿瘤的浸润范围和所属淋巴结是否转移，然后针对原发病灶、区域淋巴结以及转移性疾病，选择适宜的治疗方法。

1.原发病灶的治疗

(1)包皮环切术：对于局限于包皮或阴茎头的早期阴茎癌或深部没有浸润、没有淋巴结转移的Ⅰ期或 T_1 期以前的肿瘤可行包皮环切术或局部切除术。

(2)阴茎部分切除术:对于Ⅰ期或Ⅱ期肿瘤、局限于阴茎头或阴茎前段,无淋巴结转移者,可行阴茎局部切除术。

(3)阴茎全切术:对于浸润性阴茎癌,肿瘤累及阴茎1/2以上,若行阴茎部分切除术后不能保留有功能的阴茎残端,则应行阴茎全切除和会阴部尿道重建。对于阴茎部分切除术后复发、原发阴茎体恶性程度高的阴茎癌也应行阴茎全切除术。

2.区域淋巴结的处理

腹股沟区有无淋巴结转移及其范围是影响阴茎癌患者预后的最重要的因素。该检查结果比肿瘤分级、大体观和原发肿瘤的形态和显微镜的结构更能影响疾病的预后。不同于泌尿系的其他疾病,阴茎癌的淋巴结转移仅行淋巴结清扫就可以治愈。由于临床发现多数腹股沟肿大淋巴结为炎性,故阴茎癌原发病灶切除后是否行区域淋巴结清扫术仍存在一定争议。

(1)腹股沟淋巴结清扫术:包括标准腹股沟淋巴结清扫术和改良式腹股沟淋巴结清扫术两种常见术式。其手术适应证:①阴茎癌原发病灶去除后连续应用抗生素4周,腹股沟肿大淋巴结无明显改善。②腹股沟淋巴结活检组织学或细胞学证实为转移淋巴结。③原发病灶浸润海绵体,肿瘤细胞分化差。④Ⅱ期以上肿瘤,影像学检查怀疑淋巴结转移。

(2)髂血管淋巴结清扫术:当腹股沟淋巴结转移时须行髂血管淋巴结清扫术,若证实髂血管淋巴结已转移,则不必行本术式,只行姑息性治疗。切除范围包括主动脉分叉、盆筋膜、髂总动脉和髂外血管鞘及周围淋巴脂肪组织。

3.其他疗法

(1)放疗:用于局部切除的辅助治疗,也可用于晚期肿瘤的姑息性治疗。

(2)化疗:阴茎癌对化疗不太敏感,多用于辅助治疗和联合治疗。

(五)护理措施

1.包皮环切术

(1)术前护理

①按泌尿外科一般护理常规护理。

②皮肤准备。

(2)术后护理

①按泌尿外科术后一般护理常规护理。

②按局部麻醉护理常规护理。

③术后即可进食。

④保持伤口敷料干燥,避免交叉感染。

⑤保持舒适卧位。

(3)健康教育

①注意休息,保持心情舒畅,避免疲劳,术后半年避免过度活动。

②1个月内避免性生活。

③禁烟、酒,忌刺激性食物。多饮水,多吃新鲜蔬菜、水果。

④注意会阴部清洁卫生,勤换内衣裤,防止逆行感染。

⑤包皮环切术后2～3天，遵医嘱口服己烯雌酚，防止阴茎勃起，影响伤口愈合。

2.阴茎部分切除术或阴茎全切术

(1)术前护理

①按泌尿外科一般护理常规护理。

②肠道及皮肤准备。

③心理护理：保护患者隐私。

④术前训练患者床上大小便，以免术后频繁下床而引起伤口疼痛和出血。术后3～5天，尽可能在床上平卧，以减轻阴茎水肿。

(2)术后护理

①按泌尿外科术后一般护理常规护理。

②局部护理：a.以棉垫托起阴茎并使之固定于中立位或用胶皮手套装上2/3容积的水，上面垫上棉垫，使患者感觉舒适，以减轻阴茎水肿引起的疼痛；b.使用床上支架，防止盖被压迫阴茎引起疼痛。c.水肿消退前禁止下床活动，术后平卧或平侧卧3～5天，以利阴茎水肿消退。d.术后过于紧张，经常主诉伤口疼痛的患者，必要时遵医嘱给予镇痛剂。e.保持伤口敷料干燥，避免交叉感染。

③心理护理：手术后患者生殖器的完整性遭到破坏，给身心健康带来很大的影响。术后护理过程中应加强沟通，注意保护患者的自尊心，营造良好的休养环境。加强家庭的干预，让家属了解阴茎癌的相关知识，明确负性情绪对机体免疫功能的影响，以正确的态度对待患者，让其感到亲人的关心和照顾。

④活动指导：患者卧床期间，指导患者床上翻身活动，防止压疮；双下肢做足背背伸动作，防止深静脉血栓。

⑤并发症的防治

a.出血：严密观察有无皮肤瘀斑、皮下血肿或皮肤缝合处有无渗血。

b.感染：密切观察患者创口有无渗血、积血以及尿液感染伤口的情况。遵医嘱定期监测血常规、体温的变化，注意倾听患者主诉。若有不适，给予及时处理。

c.排尿困难或排尿不畅：可能为尿道外口狭窄，须定期行尿道扩张，严重狭窄可施行尿道外口切开或成形术。

(3)健康教育

①注意休息，保持心情舒畅，避免疲劳，术后半年避免过度活动。

②3个月内避免性生活。

③禁烟、酒，忌刺激性食物。多饮水，多吃新鲜蔬菜、水果。

④注意会阴部清洁卫生，勤换内衣裤，防止逆行性感染。

⑤指导患者观察伤口局部情况和腹股沟有无不断增大的淋巴结，嘱患者定期复查。

3.阴茎全切加腹股沟淋巴结清扫术后护理

(1)术前护理

①按泌尿外科一般护理常规护理。

②肠道及皮肤准备。

③心理护理保护患者隐私。

(2)术后护理

①按泌尿外科术后一般护理常规护理。

②管路护理

a.导尿管:留置尿管期间(保留尿道者),保持尿管通畅,并妥善固定,避免打折,每天记录尿量,保持会阴部清洁,预防泌尿系感染。定期更换尿袋。

b.膀胱造瘘管的护理(尿道切除者):保持通畅,妥善固定,避免打折,定期更换尿袋。

c.负压引流球的护理:保持引流通畅,并保持负压状态,妥善固定,避免打折,每天记录引流量。注意无菌操作,预防感染。

d.盆腔引流管的护理:保持引流管通畅,并妥善固定,避免打折,每天记录引流量。定期更换引流袋。注意无菌操作,防止感染。

③局部护理:a.以棉垫托起阴囊并使之固定于中立位或用胶皮手套装入2/3容积的水,上面垫上棉垫,使患者感觉舒适,以减轻阴囊水肿引起的疼痛;b.使用床上支架,防止盖被压迫伤口引起疼痛。

④活动指导:患者绝对卧床3~7天,禁止髋关节外展、内收等活动,以防皮瓣滑动漂浮。协助患者床上轴线翻身,防止压疮;鼓励患者做足背的背伸动作,防止深静脉血栓。

⑤排尿观察:拔除尿管后,观察有无排尿困难,若排尿不畅,可能为尿道外口狭窄,须定期行尿道扩张,严重狭窄可施行尿道外口切开或成形术。

⑥并发症的防治

a.皮瓣坏死:严密观察加压包扎伤口处的皮肤颜色、温度,如发现颜色深紫,皮温低,及时通知医生处理。

b.阴囊及下肢水肿:卧床期间,抬高双下肢,促进静脉回流,下肢制动时,家属可帮助患者按摩双腿。

c.伤口感染:注意观察切口有无红肿,皮瓣温度、血运情况。伤口有渗液时及时换药,换药时严格执行无菌操作原则,防止切口感染。注意体温变化,如有发热,及时通知医生。

d.深静脉血栓:患者卧床时间较长,并且由于伤口位于腹股沟区域,行动不方便,因此容易引起深静脉血栓,可遵医嘱给予抗凝治疗,并指导患者多适量活动。

(3)健康教育

①注意休息,保持心情舒畅,避免疲劳,术后半年避免过度活动。

②禁烟、酒,忌刺激性食物。多饮水,多吃新鲜蔬菜、水果。

③注意会阴部清洁卫生,勤换内衣裤,防止逆行感染。

④定期复查,不适随诊。

第五章 普外科疾病护理

第一节 外科休克

休克是机体受到强烈的致病因素侵袭后，有效循环血量锐减，微循环灌注不足、细胞缺氧以及各重要器官功能代谢紊乱的一种危急的临床综合征。有效循环血量是指单位时间内在心血管系统中运行的血液量，占全身血容量的80%～90%，其依赖充足的血容量、有效的心搏出量和适宜的周围血管张力3个因素维持。休克的分类方法很多，按病因分为低血容量性休克、心源性休克、神经源性休克、过敏性休克和感染性休克五类。外科休克多为大量失血失液、严重创伤和感染所致，故以低血容量性休克和感染性休克最为常见。

一、低血容量性休克

（一）概述

1.病因及病理

失血性休克多见于大血管破裂，腹部损伤引起的肝、脾破裂，消化性溃疡出血，肝硬化、门静脉高压致食管-胃底静脉曲张破裂出血，宫外孕出血，手术创面广泛渗血或手术所致大血管或脏器损伤，动脉瘤等瘤体自发破裂出血等。

创伤性休克见于严重的外伤，如大血管破裂、复杂性骨折、挤压伤或大手术等。一方面，创伤引起血液或血浆丧失，损伤处炎性肿胀和体液渗出，可导致低血容量。另一方面，创伤可刺激神经系统，引起疼痛和神经-内分泌系统反应，影响心血管功能。创伤性休克的病情常比较复杂。

2.临床表现

主要表现为CVP降低、回心血量减少、心排出量下降所造成的低血压；经神经内分泌机制引起的外周血管收缩、血管阻力增加和心率加快；以及由微循环障碍造成的各种组织器官功能不全和病变。

3.治疗要点

尽早去除病因，补充血容量，同时做好止血措施，尽快恢复有效血容量，纠正微循环障碍，促进内脏器官功能的恢复。

(1)迅速补充血容量，积极处理原发病以控制出血。

①补充血容量：根据血压和脉率变化评估患者的失血量来进行快速补充扩容。先经静脉

快速滴注平衡盐溶液或等渗盐水，观察患者表现是否好转。再根据血压、脉率、CVP 和血细胞比容等监测指标情况，遵医嘱适当补充新鲜血或浓缩红细胞。

②止血：在补充血容量的同时，对怀疑有活动性出血的患者，迅速控制出血。可先采用非手术止血方法，如止血带止血、加压包扎、三腔双囊管压迫、纤维内镜止血等。若出血速度快、量大时，应积极做手术前准备，尽早实施手术止血措施。

(2)详细检查体腔和深部组织有无积存血块、血浆和炎性渗液，准备估计丢失量。

(3)创伤后疼痛刺激严重者需适当给予镇痛镇静剂，妥善临时固定受伤部位；对危及生命的创伤如开放性或张力性气胸等，应做必要的紧急处理。

4.护理措施

(1)补充血容量，恢复有效循环血量

①专人护理休克患者：病情严重者应置于危重病室，并设专人护理。

②建立静脉通路：迅速建立 2 条或 2 条以上静脉输液通道。

③合理补液：补液原则是先晶体后胶体，先盐后糖，同时根据心肺功能、失血、失液量、血压及 CVP 来调整输液量和补液速度，防止肺水肿及心功能衰竭。

④记录出入量：输液时，尤其在抢救过程中，应有专人准确记录。

⑤严密观察病情变化。

(2)改善组织灌注

①休克体位。

②使用抗休克裤，使血液回流入心脏，增加组织灌注。

③应用血管活性药物，可提升血压，改善微循环。使用时注意监测血压，调整输液速度。

(3)增强心肌功能：心功能不全者，遵医嘱给予增强心肌功能的药物，并注意观察心率变化及药物的不良反应作用。

(4)保持呼吸道通畅

①鼻导管或面罩吸氧仍不能改善缺氧症状者，应予气管插管或气管切开机械辅助呼吸改善通气，观察呼吸形态，监测动脉血气，了解缺氧程度。

②及时协助患者有效咳嗽、排痰，必要时予口、鼻腔吸痰，气管插管或气管切开者及时吸尽气管内痰液，避免误吸、窒息。

(5)预防感染

①严格执行无菌技术操作规程。

②遵医嘱全身应用有效抗生素。

(6)调节体温

①密切观察体温变化。

②保暖：休克体温降低时，应予以保暖。室内温度以 20℃左右为宜。

③库存血的复温：输血前应将库存血复温后再输入。

④降温：感染性休克高热时，应予以物理降温，必要时采用药物降温。

(7)预防意外损伤：对于烦躁或神志不清的患者，应加床旁护栏，以防坠床；必要时，四肢以约束带固定于床旁。

(8)用药护理：遵医嘱及时使用抗生素、血管活性药物、止血药、皮质激素等，注意观察药物的疗效及不良反应作用。

(二)体液不足

1.原因

(1)大量血液、体液丢失。

(2)输液总量不足。

(3)禁食、发热。

2.表现

(1)脉搏加快、血压下降。

(2)口干、尿少。

(3)神志淡漠或烦躁不安，脸色苍白。

3.处理

(1)尽快建立2条以上大静脉通路，补充足够体液、血液。

(2)取休克体位。

(3)吸氧，保持呼吸道通畅。

(4)严密监测生命体征，尤其血压、脉搏。

(5)严密监测中心静脉压，调整输液速度。

(6)准确记录每小时出入量，尤其尿量。

4.防范

根据患者中心静脉压、血压、尿量情况进行有效输液、输血治疗。

(三)体液过多——急性肺水肿

1.原因

(1)单位时间内输液、输血速度过快、量过多。

(2)单位时间内输入钠盐过多。

(3)外伤、恐惧、疼痛等均使机体抗利尿激素分泌增多及作用延长。

(4)心、肝、肾功能障碍患者输液过多。

2.表现

患者突然出现呼吸困难、胸闷、气促、咳嗽、咳粉红色泡沫痰。严重时可由口鼻涌出，听诊肺部有大量湿性啰音。

3.处理

(1)根据中心静脉压、血压、尿量变化调整输液速度。

(2)出现肺水肿时立即减慢或停止输液，病情许可情况下予患者取端坐卧位。

(3)予高浓度吸氧，用20%～30%乙醇湿化后吸入，吸入时间不宜过长。

(4)根据医嘱使用强心、利尿、镇静、镇痛、血管扩张药等药物以减轻心脏负荷。

(5)患者病情严重，必要时予以CRRT治疗。

4.防范

(1)输血、输液扩容治疗时，注意输注的速度及量，尤其老年人、小孩、心脏病患者速度不宜过快、液量不宜过多。

(2)加强巡视,注意患者病情变化。

(四)出血倾向

1.原因

(1)输注库存血稀释性血小板减少。

(2)库存血凝血因子减少。

(3)枸橼酸钠输入过多。

(4)弥散性血管内凝血(DIC)、输血前使用过右旋糖酐等扩容药等。

(5)反复输血。

2.表现

非手术部位皮肤、黏膜出现紫癜、瘀斑、鼻出血、牙龈出血、血尿、消化道出血、静脉穿刺处出血;手术部位创面渗血不止或手术野渗血不止,手术后持续出血;凝血功能检查出现 PT、APTT、PIT 明显降低等。

3.处理

(1)输血过程应严密观察患者意识、血压、脉搏等变化,注意皮肤、黏膜或手术伤口有无出血等。

(2)短期内尽可能输注保存期较短的新鲜血液,如每输库存血 600～1000mL 时应补充鲜血 200mL。

(3)有出血表现时,首先排除溶血反应,并立即抽血检查出凝血功能,查明出血原因,必要时输注新鲜血、血小板等各类凝血因子。

4.防范

(1)大量输血时,尽量输注保存期较短的血液。

(2)严密观察病情变化,定时遵医嘱检查出凝血功能,及时补充凝血因子等。

(五)无效吸氧

1.原因

(1)吸氧装置或呼吸机连接不紧密。

(2)吸氧管或呼吸机管路扭曲、堵管、脱落。

(3)吸氧流量或浓度未达病情要求。

(4)患者气道分泌物过多,未及时清除。

2.表现

①患者自感氧气不足、呼吸费力、胸闷、烦躁、不能平卧。②氧分压下降,经皮血氧饱和度下降。③口唇及指(趾)甲床发绀、鼻翼翕动。

3.处理

(1)检查吸氧装置、供氧压力、呼吸机管道连接是否漏气。

(2)妥善固定管道,防脱落,定期检查管路是否有堵塞现象。

(3)遵医嘱定时进行血气分析,根据患者病情调节吸氧流量或浓度。

(4)及时清除呼吸道内分泌物。

(5)吸氧过程严密观察患者病情及缺氧症状有无改善,并严密观察血氧饱和度变化情况。

4.防范

(1)吸氧前或安装呼吸机管路时注意检查管路是否紧密。

(2)注意管路妥善固定,避免脱落、移位。

(3)遵医嘱进行动脉血气分析检查,及时反馈给医生,调整吸氧方案。

(4)及时协助患者清除呼吸道分泌物。

(六)氧中毒

1.原因

吸氧浓度高于60%以上超过24小时。

2.表现

一般情况下连续吸纯氧6小时后,患者可有胸骨后灼热感、咳嗽、恶心、呕吐、烦躁不安、面色苍白、胸痛、进行性呼吸困难或出现视力、精神障碍。

3.处理

(1)根据患者血气分析及病情变化,遵医嘱调整供氧浓度。

(2)对患者及家属做好健康教育,告知吸氧过程勿自行调节氧流量。

(3)定时巡视患者1次,观察患者吸氧及病情变化。

(4)遵医嘱定期检查血气分析,动态观察患者氧疗效果,一旦发现患者出现氧中毒,应及时报告医生,对症处理。

4.防范

(1)严格掌握吸氧、停氧指征,选择恰当给氧方式。

(2)严格控制吸氧浓度,患者出现低氧现象时应及时寻找原因并处理。

(3)做好患者及家属健康教育工作。

(七)二氧化碳麻醉

1.原因

高浓度氧气吸入,患者通气不足引起。

2.表现

患者神志模糊,嗜睡,脸色潮红,呼吸浅、慢、弱,皮肤湿润,情绪不稳,行为异常。

3.处理

(1)对缺氧、二氧化碳潴留并存者,应以低流量、低浓度持续给氧。

(2)加强病情观察,遵医嘱及时检查血气分析调整吸氧浓度。

(3)加强呼吸道管理,保持呼吸道通畅,必要时使用呼吸机,改善通气,促进二氧化碳排出。

4.防范

(1)加强病情观察,注意患者神志、呼吸、情绪等。

(2)动态监测血气分析,及时调整吸氧浓度。

(3)一旦出现高浓度吸氧后病情恶化,应及时调整吸氧浓度,并加强呼吸道管理,保持呼吸道通畅,促进二氧化碳排出。

(4)以上处理无效者,及时予以气管插管、呼吸机辅助呼吸。

(八)低体温

1.原因

(1)输入血液、液体温度过低或输液、输血过快、过多。

(2)患者外周血管收缩微循环障碍加重。

2.表现

(1)患者出现寒冷、皮肤冰冷、心律失常。

(2)患者体温不升。

3.处理

(1)给予患者适当保暖,增加室温、盖被等,室温保持在18～20℃,但不能用暖水袋和保温毯保暖。

(2)大量输血、输液时注意复温后输注。

(3)大量输液、输血时将房间温度控制在24℃～25℃。

4.防范

(1)室温维持在18℃～20℃,适当保暖。

(2)观察患者的体温、末梢循环变化情况。

(九)感染

1.原因

(1)与留置多种治疗和监测导管,免疫功能降低有关。

(2)与使用大剂量抗生素、激素治疗等引起二重感染有关。

2.表现

患者出现发冷、寒战和发热,轻者38℃,并伴有头痛、恶心、呕吐、心悸,重者高热、呼吸困难、烦躁不安、血压下降、抽搐、昏迷等。

3.处理

(1)遵医嘱按时、按量使用敏感抗生素。

(2)高热时,采用冰敷、温水擦浴等物理降温法。

(3)保持室温在18℃～20℃。

(4)加强营养。禁食时,予静脉高营养治疗;能进食时,予高蛋白、高维生素、高热量、易消化饮食,以提高患者机体抗感染能力。

4.防范

(1)进行各种侵入性治疗、监测手段要严格遵守无菌操作。

(2)严格遵医嘱使用足量有效抗生素。

(3)患者病情稳定后尽早拔除各类侵入性治疗、监测导管。

(4)增强患者机体抵抗力。

(十)疼痛

1.原因

(1)创伤、炎症、手术导致疼痛。

(2)精神紧张引起。

2.表现

主诉疼痛，痛苦表情。患者心率快、血压升高、呼吸急促、烦躁不安、大汗淋漓等。

3.处理

分散患者注意力，安抚患者，寻找疼痛原因，及时给予有效处理，原因不明时，禁止使用镇痛药。

4.防范

(1)做好疾病疼痛知识的健康教育，教会患者疼痛加重时及时告知医护人员。

(2)及时巡视患者，耐心倾听患者主诉，排除导致不适原因。

(3)科学使用疼痛量表，仔细观察疼痛的部位、性质和程度及伴随症状。

(4)提高护士病情观察、处理能力，掌握疼痛的病情发展规律，及时报告医生协助处理。

(十一)皮肤完整性受损

1.原因

(1)长期卧床局部受压。

(2)患者烦躁不安与约束。

(3)机体抵抗力下降。

(4)患者感觉和反应迟钝，基础护理不到位。

2.表现

(1)受压皮肤水肿、淤血。

(2)患者皮肤湿冷、发绀。

(3)患者烦躁不安。

3.处理

(1)积极纠正休克，改善周围微循环灌注，提高皮肤抵抗力。

(2)使用气垫床，每 2 小时翻身叩背观察受压皮肤情况。

(3)每 2 小时放松约束带 15 分钟。

(4)保持床单元清洁、干燥、平整。

4.防范

(1)做好患者及家属健康宣教工作。

(2)协助患者修剪指甲，防止抓破皮肤。

(3)每班做好床边皮肤交接班，每 2 小时翻身叩背及放松约束带 1 次。

(4)对于有皮肤破损的高危者及时采取预防措施。

(十二)管道脱出

1.原因

(1)管道固定不牢靠。

(2)患者烦躁不安、使用镇静药后有幻觉导致。

2.表现

管道在非拔管时间部分或完全脱出。

3.处理

(1)及时报告医生并处理。

(2)严密观察患者病情变化。

4.防范

(1)妥善固定管道。

(2)做好患者及家属管道固定、留置知识宣教。

(3)加强巡视,及时发现管道脱出危险给予处理。

(十三)多器官功能衰竭

1.原因

(1)严重创伤。

(2)严重感染。

(3)低灌注致组织缺血、缺氧。

(4)各种原因引起的低氧血症。

(5)大量输液、输血、高浓度吸氧、正压呼吸、PEEP 使用不当等。

2.表现

患者呼吸频率加快,动脉氧分压＜70mmHg,心率加快;尿量减少,肌酐升高;凝血功能障碍;精神恍惚、嗜睡、谵妄、昏迷等。

3.处理

(1)消除引起 MODS 的病因和诱因,治疗原发病。

(2)足量有效抗生素应用防治感染。

(3)营养支持及代谢调理。

(4)呼吸支持,改善和维持组织充分氧合。

(5)保护肝、肾功能。

4.防范

(1)加强病情观察,及时报告医生协助处理。

(2)加强营养与基础护理,增强患者机体抵抗力。

(3)严格无菌操作,预防各类医源性感染及二重感染。

二、感染性休克

(一)概述

1.病因

常见于急性化脓性腹膜炎、胆道化脓性感染、绞窄性肠梗阻、泌尿系统感染及败血症等。

2.病理生理与分类

感染性休克患者的血流动力学变化复杂,微循环障碍常缺乏典型的三期表现,可一开始就出现微循环衰竭期,DIC 出现较早。临床上常见的分类是根据血流动力学分为低排高阻型和高排低阻型。

(1)低排高阻型:又称低动力型休克,是感染性休克最常见的类型。其病理生理主要表现为外周血管收缩、阻力增高,微循环淤滞,毛细血管通透性增高,渗出增加,以致心排出量和血容量减少。

(2)高排低阻型:又称为高动力型休克,临床较少见,仅见于部分革兰阳性菌感染引起的休克早期。其病理生理主要表现为外周血管扩张、阻力降低,心排出量正常或增高,血流短路开放增多,血流分布异常,动静脉短路开放增多,存在细胞代谢障碍和ATP合成不足。

3.治疗要点

纠正休克与控制感染并重。在休克未纠正之前,将抗休克放在首位,同时抗感染治疗;休克纠正以后,重点为控制感染。

(1)补充血容量:首先快速输入平衡盐溶液或等渗盐水,再适当补充胶体溶液,如血浆、全血等。补液期间应严密监测CVP,调整输液种类、量和速度。

(2)控制感染:尽早处理原发病灶。对未明确病原菌的患者,可根据临床判断选用抗生素或应用广谱抗生素,再行药物敏感试验,根据试验结果调整为窄谱抗生素。

(3)纠正酸碱平衡失调:感染性休克患者常有不同程度的酸中毒,应给予纠正。轻度酸中毒,一般在补充血容量后即可自行纠正;严重酸中毒者,需补充碱性药物,可经静脉适当输入5%碳酸氢钠溶液,复查血气分析等指标再调整用量。

(4)应用血管活性药物:经补充血容量和纠正酸中毒后休克未见好转,可考虑使用血管扩张剂。联合使用α受体和β受体兴奋剂,增加心肌收缩力、改善组织灌流。若患者心功能受损、表现为心功能不全时,可给予、多巴酚丁胺等。

(5)应用皮质类固醇:早期、大剂量、短时间应用皮质类固醇能抑制体内多种炎性介质的释放、稳定细胞内溶酶体、减轻细胞损害、缓解SIRS。一般不超过48小时,否则有发生应激性溃疡、免疫抑制等并发症的可能。临床常用地塞米松、氢化可的松或甲泼尼龙静脉注射。

(6)其他:包括营养支持、DIC治疗和重要器官功能不全的治疗等。

4.护理措施

(1)了解引起感染性休克的各种原因。如有无腹痛、发热,因严重烧伤或感染等引起的大量失血、失液。患者发病后的救治情况。

(2)严密监测患者意识状态。观察患者有无呈兴奋或烦躁不安状态,必要时应用镇静药物,并每2小时进行SAS或Ramsay镇静评分,以防镇静过浅或过深。未镇静患者进行Glasgow昏迷评分,以便随时掌握意识变化情况。

(3)定时观察、记录生命体征。实时监测患者血压或脉压是否正常,维持血压在相对稳定的水平,注意上臂袖带血压比桡动脉血压高10～20mmHg。观察有无脉率增快,若出现脉搏细弱,提示病情加重。记录呼吸频率、节律,有无呼吸急促、变浅、不规则等。体温不升或高热者,及时进行复温或降温。

(4)观察皮肤色泽和温度。观察皮肤、口唇黏膜是否苍白、发绀,四肢湿冷有无好转。

(5)严密观察尿量变化。记录每小时尿量,尿液颜色、性质。尿量＜25mL/h时,提示血容量不足。尿量＞30mL/h时,表示休克有改善。

(6)做好专科病情观察。如腹部创伤引起的感染性休克,应注意观察有无腹膜刺激征或移动性浊音等。

(7)及时追踪各项实验室相关检查和血流动力学监测结果，及时、准确判断患者水、电解质、酸碱平衡紊乱情况和病情转归情况。

(8)做好心理护理。患者起病急，病情进展快，并发症多，加之抢救过程中使用监护仪器多，易使患者及其家属产生紧张、焦虑或恐惧，应充分评估其情绪变化、对治疗和预后的了解程度，及时进行心理干预。

(二)体液不足

1.原因

(1)全身微血管扩张，致血容量相对不足。

(2)炎症过程致各种体液丢失。

2.表现

血压低、CVP<5cmH_2O、尿量<25mL/h，皮肤黏膜苍白、肢端湿冷等。

3.处理

在监测血压、尿量、CVP 的基础上，及时、快速、足量补充血容量。

4.防范

(1)建立足够、有效的静脉通路：迅速建立 2 条以上静脉输液通道，有条件者立即中心静脉穿刺插管，同时监测 CVP。

(2)合理补液：输液量和速度的调整应以患者的心肺功能、失血失液量、血压、尿量及 CVP 值为依据。如血压、CVP 均低时，提示容量不足，可快速大量补液；若血压低而 CVP 高，提示心功能不全或容量过多，应减慢速度，限制补液量，防止肺水肿及心功能衰竭。

(3)观察病情变化：定时监测生命体征、血压及 CVP 变化，观察患者意识、面唇色泽、肢端皮肤颜色、温度。

(4)准确记录出入量：应准确记录输入液体的种类、数量、时间、速度等，并详细记录 24 小时出入量。

(5)动态监测尿量与尿比重：留置尿管，测定每小时尿量和尿比重。

(三)气体交换受损

1.原因

(1)微循环障碍致机体缺血、缺氧。

(2)呼吸形态改变。

2.表现

呼吸急促、变浅、不规则，肢端湿冷、苍白等微循环障碍，代谢性酸中毒等内环境紊乱表现。

3.处理

维持有效的气体交换。

4.防范

(1)予以高流量吸氧，严重者气管插管或气管切开，尽早使用呼吸机辅助呼吸。

(2)监测呼吸功能：密切观察呼吸频率、节律、深浅度，动态监测动脉血气，了解电解质、酸、碱失衡情况，以便及时纠正。

(3)避免误吸、窒息：昏迷者头偏向一侧或置入口咽、鼻咽通气管，以防舌后坠或呕吐物、分泌物堵塞气道。

(4)维持呼吸道通畅：对气管插管或气管切开者及时吸痰，定时听诊双侧呼吸音，若有痰鸣音或湿啰音时，应及时清除呼吸道分泌物。必要时行纤维支气管镜吸痰。

(四)皮肤受损

1.原因

(1)微循环障碍。

(2)使用升温机时发生烫伤或使用冰毯、冰帽发生冻伤。

(3)休克患者遵医嘱予禁翻身。

2.表现

冰敷处或加温处皮肤苍白、淤红或破损。

3.处理

正确使用升温机和冰毯，预先做好防护措施。

4.防范

(1)病情允许时每 2 小时翻身、叩背 1 次，禁翻身患者可预先放置啫喱垫于骨隆突处。

(2)使用升温机和冰毯时，禁止直接接触患者皮肤，合理控制复温或降温速度。

(五)意外受伤

1.原因

(1)烦躁不安、意识不清。

(2)疲乏无力。

2.表现

肢体无意识活动。

3.处理

做好安全防护。

4.防范

(1)使用床旁护栏以防坠床。

(2)有效进行肢体约束，特别是输液一侧肢体，避免意外拔管。

第二节　营养代谢支持

一、概述

机体良好的营养状态及正常代谢是维持生命活动的基础和保证。任何营养不良或代谢紊乱都会影响组织及器官功能，甚至导致器官功能衰竭。患者由于疾病或因手术引起的机体代谢改变，导致患者抵抗力下降而出现感染、创伤愈合延迟等并发症，从而影响患者的康复。从

20 世纪 60 年代开始，营养支持的基础理论、营养制剂及应用技术不断发展，并已经广泛应用于临床，挽救了许多危重患者的生命。目前营养支持已成为外科应激患者有效的治疗手段之一。临床营养支持是指经口、肠道或肠外途径为患者提供较全面的营养素，包括肠内营养(EN)和肠外营养(PN)。

(一)外科患者的代谢变化

手术、创伤、感染后，机体通过神经、内分泌系统发生一系列应激反应，表现为交感神经系统兴奋，胰岛素分泌减少，肾上腺素、去甲肾上腺素、胰高血糖素、促肾上腺皮质激素、肾上腺皮质激素及抗利尿激素分泌均增加。这些神经内分泌改变使体内营养素处于分解代谢增强而合成代谢降低的状态。外科患者机体代谢变化的特征是：①高血糖伴胰岛素抵抗；②蛋白质分解加速，尿氮排出增加，出现负氮平衡；③脂肪分解明显增加；④水、电解质及酸碱平衡失调；⑤微量元素、维生素代谢紊乱。在此种状态下，适当的营养支持是创伤、感染时合成代谢的必备条件。

(二)营养状态评定

营养状态评定是由专业人员对患者的营养代谢、机体功能等进行全面检查和评估。目的是判断患者有无营养不良及营养不良的类型与程度，同时也是评估营养支持治疗效果的重要指标。

1.健康史

包括有无慢性消耗性疾病、手术创伤、感染等应激状态，注意摄食量变化，体重变化以及是否有呕吐、腹泻等消化道症状。

2.人体测量指标

(1)体重：综合反映蛋白质、能量的摄入、利用和储备情况。我国成年人标准体重(kg)＝身高(cm)－105。短期内出现的体重变化可受体液失衡因素的影响，故应根据病前 3～6 个月的体重变化加以判断。当实际体重仅为标准体重 90%以下时，即可视为体重显著下降。

(2)体质指数(BMI)：BM＝体重/身高 2(体重单位为 kg，身高单位为 m)。“中国肥胖问题工作组”提出中国成人 BMI 正常参考值为 18.5kg/m^2≤BMI＜24kg/m^2，BMI＜18.5kg/m^2 为消瘦，BMI≥24kg/m^2 为超重。

(3)其他：三头肌皮褶厚度是测定体脂贮备的指标，上臂肌围用于判断骨骼肌或体内瘦体组织群的量。因缺乏中国人群正常参考值，加之测量误差较大且与临床结果无确定关系，故临床应用价值不高。

3.实验室检测

(1)血浆蛋白：血浆蛋白水平可反映机体蛋白质营养状况。临床用作营养评价的主要是血浆清蛋白(又称白蛋白)、转铁蛋白及前清蛋白等。持续低蛋白血症是判定营养不良的可靠指标。

(2)氮平衡：能动态反映体内蛋白质的平衡情况。氮的摄入量大于排出量为正氮平衡，反之为负氮平衡。在正常口服饮食情况下，氮平衡(g/d)＝氮摄入量[静脉输入氮量或口服蛋白质(g)/6.25]－氮排出量(尿中尿素氮＋4g)。食物中每 6.25g 蛋白质含 1g 氮。在没有消化道及其他额外体液丢失的情况下，机体蛋白质分解后基本以尿素氮形式排出；公式里的 4g 氮包括尿中其他含氮物质和经粪便、皮肤排出的氮。

(3)免疫测定：营养不良时常伴有免疫功能降低。如总淋巴细胞计数$<1.5\times10^9$/L常提示营养不良，但其影响因素较多，特异性较差。

(4)肌酐-身高指数：衡量机体蛋白质水平的灵敏指标。肌酐-身高指数=被试者24小时尿中肌酐排出量(mg)/相同身高健康人24小时尿中肌酐排出量(mg)。评定标准：患者的肌酐-身高指数与健康成人对比，90%～110%为营养状况正常，80%～90%为轻度营养不良，60%～80%为中度营养不良，低于60%为重度营养不良。

(三)营养不良的分类

营养不良是因能量、蛋白质及其他营养素缺乏或过度，导致营养不足或肥胖，影响机体功能乃至临床结果。根据蛋白质或能量缺乏的程度，将营养不良分为三种类型。

1.消瘦型营养不良

由于蛋白质和能量摄入不足，肌肉组织和皮下脂肪被消耗。表现为体重下降，人体测量值较低，但内脏蛋白指标基本正常。

2.低蛋白型营养不良

因疾病应激状态下分解代谢增加、营养摄入不足所致。表现为血清清蛋白、转铁蛋白测定值降低，总淋巴细胞计数及皮肤超敏试验结果异常。由于人体测量数值基本正常而易被忽视。

3.混合型营养不良

混合型营养不良是长期慢性营养不良发展的结果，兼有上述两种类型的表现，可致器官功能损害、感染等并发症。

(四)营养物质需要量

营养物质需要量估算的方法很多，如基础能量消耗(BEE)、实际能量消耗(AEE)、静息能量消耗(REE)及简易估算等。

营养素中的能源物质是蛋白质、脂肪和碳水化合物，其供能各占总能量的一定比例(表5-2-1)。正常状态下，脂肪与碳水化合物提供非蛋白质热量，蛋白质作为人体合成代谢原料，热氮比为(125～150)kcal∶1g。严重应激状态下，营养素供给中应增加氮量、减少热量，降低热氮比，即给予代谢支持，以防止过多热量引起的并发症。

表5-2-1 正常和分解状态下三大物质供能比例

机体状态	正常状态	分解状态
蛋白质	15%	25%
脂肪	25%	30%
碳水化合物	60%	45%

二、肠内营养

肠内营养(EN)指经消化道(包括经口或喂养管)提供维持人体代谢所需营养素的一种方法。临床上多指经管饲提供肠内营养素。其优点是：①营养物质经肠道和门静脉吸收，能很好地被机体利用，符合生理状态；②可以维持肠黏膜细胞的正常结构，保护肠道屏障功能；③无严重代谢并发症，安全、经济。因此，凡胃肠道有功能，应首选肠内营养。

（一）适应证与禁忌证

1.适应证

凡有营养支持指征，胃肠道有功能并可利用的患者都有指征接受肠内营养支持。包括：①不能正常经口进食者：如意识障碍及口腔、咽喉、食管疾病。②处于高分解状态者：如严重感染、大面积烧伤、复杂大手术后、危重患者（非胃肠道疾病）。③消化道疾病稳定期：如消化道瘘、短肠综合征、急性坏死性胰腺炎等。④慢性消耗状态者：如患结核病、肿瘤等。⑤肝、肾、肺功能不全及糖不耐受者。

2.禁忌证

肠梗阻；消化道活动性出血；腹腔或肠道感染；严重腹泻或吸收不良；休克。

（二）肠内营养的实施

1.肠内营养制剂

肠内营养制剂不同于通常意义的食品，前者经加工预消化，故在进入肠道后更易被消化、吸收或无须吸收。肠内营养制剂按营养素预消化的程度可分为大分子聚合物和要素膳两大类。

（1）大分子聚合物：该类制剂包括自制匀浆膳和大分子聚合物制剂。前者可用牛奶、鱼、肉、水果、蔬菜等食物配制，具有自然食物的良好口感，不足之处在于家庭制备时受食物种类限制而不能保证完整的营养成分，且营养素含量难以精确计算。后者所含的蛋白质是从酪蛋白、乳清蛋白或大豆蛋白等水解、分离而来；糖类通常是淀粉及其水解物形式的葡萄糖多聚体；脂肪来源于植物油；此外，尚含有多种维生素和矿物质，通常不含乳糖，有些配方含有膳食纤维。大分子聚合物制剂可经口摄入或经喂养管注入，适合于胃肠功能完整或基本正常者。

（2）要素膳：特点是化学成分明确，无须消化，无渣，可直接被胃肠道吸收利用。要素膳较适合于消化功能弱的人。由于该类配方的高渗透压可吸引游离水进入肠腔而易产生腹泻，应用时需加强护理。

2.肠内营养给予途径

多数患者因经口摄入受限或不足而采用管饲，有经鼻插管或造口途径。

（1）经鼻胃管或胃造口：适用于胃肠功能良好的患者。鼻胃管多用于短期（1 个月内）肠内营养支持者；胃造口适用于需长期营养支持者。

（2）经鼻肠管或空肠造口：适用于胃功能不良、误吸危险性较大者。鼻肠管多用于短期（1 个月内）营养支持者；空肠造口适用于长期营养支持者，后者可同时进行胃、十二指肠减压或经口进食。

3.肠内营养给予方式

（1）分次给予：适用于喂养管端位于胃内及胃肠道功能良好者。分次给予又分为分次推注和分次输注，每次入量为 100～300mL。分次推注时，每次入量在 10～20 分钟完成；分次输注时，每次入量在 2～3 小时完成，再间隔 2～3 小时。可视患者耐受程度加以调整。

（2）连续输注：适用于胃肠道功能和耐受性较差，导管尖端位于十二指肠或空肠内的患者。常借助营养泵做 24 小时连续输注，大多数患者耐受良好。

(三)护理评估

1.健康史

(1)疾病和相关因素:近期饮食情况,如饮食习惯和食欲有无改变,有无厌食,饮食种类和进食量;是否因检查或治疗而需禁食,禁食天数。有无额外丢失;是否存在消化道梗阻、出血、严重腹泻或因腹部手术等不能经胃肠道摄食的疾病或因素。

(2)既往史:近期或既往有无消化系统手术史、较大的创伤、灼伤、严重感染或慢性消耗性疾病,如结核病、癌症等。

2.身体状况

(1)局部:有无腹部胀痛、恶心、呕吐、腹泻、压痛、反跳痛和肌紧张等腹膜炎体征。

(2)全身:生命体征是否平稳,有无休克、脱水或水肿征象。

(3)辅助检查:了解体重、血浆清蛋白、细胞免疫功能等检查结果,以评估患者的营养状况及对营养支持的耐受程度。

3.心理-社会支持状况

了解患者及家属对营养支持重要性和必要性的认识程度,对营养支持的接受程度和对营养支持费用的承受能力。

(四)常见护理诊断/问题

1.有误吸的危险

与胃排空障碍、喂养管位置、患者意识和体位等有关。

2.有胃肠动力失调的危险

与不能经口摄食、管饲、患者不耐受等有关。

3.有皮肤完整性受损的危险

与留置喂养管有关。

4.潜在并发症

感染。

(五)护理目标

(1)患者未发生误吸或发生误吸的危险性降低。

(2)患者接受肠内营养期间能维持正常的排便形态,未出现腹胀或腹泻。

(3)患者未发生黏膜、皮肤的损伤。

(4)患者未发生与肠内营养支持相关的感染或发生时被及时发现和处理。

(六)护理措施

(1)根据医生的配方当日配制营养液,一次配量不超过 2000mL,并保存于 4℃冰箱,24 小时内使用完,保持清洁,避免污染。

(2)营养液应该由小剂量、低浓度缓慢注入,逐渐过渡至全量。灌注营养液的温度为 38~40℃,浓度为 12%~25%,输注量由 50mL 增至 300~400mL,使用输液泵应由 50mL/h,经 3~4 天后增至 100mL/h。

(3)输注前检查鼻胃管的位置是否在胃内,以免误吸。

(4)鼻胃管输注前取半卧位,床头抬高 30°或更高,以防反流误吸。

(5)保持鼻胃管通畅,输注营养液或药物,每隔 4 小时用温开水或生理盐水冲洗导管一次。

(6)加强口腔、鼻腔的护理,避免黏膜受损。保持造瘘口周围皮肤干燥、清洁,定时换药。

(7)观察并预防并发症。

①呕吐、误吸:呕吐常见于虚弱、意识不清的患者,由于胃肠蠕动缓慢、胃潴留,或输注量过大或过快而引起腹胀、呕吐。此时患者易发生误吸而引起严重的吸入性肺炎。所以应注意鼻胃管的位置及输注速度,抬高床头,避免夜间输注,如果回抽液量多于 100～150mL,减慢或停止输入输液。若患者突然出现呕吐、呛咳,呼吸急促,咳出营养液样的痰,应立即停止输液,高度怀疑有误吸或鼻饲管移应的可能。立即将患者放平侧卧,鼓励并帮助患者咳嗽,有利于排出吸入物,若不缓解应立即通知医生并急请专科会诊,必要时经气管镜取出误吸物。

②腹泻:EN 最常见的并发症,少数患者因腹泻而被迫停用 EN,重者可伴有脱水、电解质紊乱。腹泻的原因有:营养液的渗透压过高;营养液输注的速度过快、温度太低;饮食中的葡萄糖被肠内细菌转变为乳酸;营养液被细菌或真菌污染;低蛋白血症等。腹泻常发生在 EN 的开始和开始使用高渗饮食时,预防方法:新鲜配制要输注的营养液并低温保存;使用低浓度营养液;放慢输入时的速度;在营养液中酌情加入阿片酊等药物以减慢肠蠕动,可控制腹泻,同时静脉补充白蛋白,以增加肠道的吸收能力。

(七)健康教育

(1)告知患者肠内营养的重要性和必要性,降低自行拔管的风险。

(2)告知患者术后恢复经口饮食是循序渐进的过程,指导患者和家属饮食护理的内容,保持均衡饮食。

(3)指导携带喂养管出院的患者及家属掌握居家喂养和自我护理方法。

(八)护理评价

通过治疗与护理:①未发生误吸或发生误吸的危险性降低;②在接受肠内营养期间维持正常的排便形态,未出现腹胀或腹泻;③未发生黏膜、皮肤的损伤;④未发生与肠内营养支持相关的感染。

三、肠外营养支持

(一)概述

肠外营养(PN)是指从静脉途径供给患者所需要的营养素,包括水分、氨基酸、葡萄糖、脂肪乳、维生素、电解质和微量元素,以保证机体所需要的能量和蛋白质合成,改善机体营养状况,促进创伤愈合。凡不能或不宜经口摄食超过 5～7 天的患者,都是肠外营养的适应证。

1.护理措施

(1)健康教育:告知患者及家属肠外营养的原因、必要性、应用方法、可能产生的不适、需要配合的事项等,同时应让家属了解费用的情况。

(2)营养液配制与保存

①配制操作应在当日按照严格无菌操作原则在洁净台内配制。配液前要做好配液室、洁净台的清洁、消毒工作,待洁净台空气净化机启动 20 分钟后方可开始工作。操作人员应洗手、

穿隔离衣、戴口罩、无菌手套。

②使用一次性注射器,尽量减少针头穿刺瓶塞的次数。

③注意药物的配伍禁忌,配制中避免电解质与脂肪乳剂直接接触、钙和磷直接相遇,以免产生磷酸钙沉淀。与营养无关的药物一般不宜加入,以免影响其稳定性或效价。

④配制顺序:先将电解质、微量元素、胰岛素和水溶性维生素加入葡萄糖或氨基酸溶液,将磷酸盐加入另瓶氨基酸溶液中,再将上述液体全部混入输液袋;将脂溶性维生素加入脂肪乳剂中,并将其最后注入输液袋中。配好的营养液贴上配方成分表及患者身份表,以供核对。

⑤配好后暂不输入时应贮存于4℃冰箱内,24小时内应用完。

(3)输注护理

①做好静脉导管的护理与维护,输液前应确认管道在血管内。

②输注过程加强巡视,严防空气进入输液系统。

③保持均匀速度输入,有条件可使用输液泵控制滴速。严重创伤、严重感染、老年人或心肺功能不全者应注意控制输注速度。

④终端过滤器的应用可完全阻挡除病毒以外的所有微生物通过,消除各种微粒,提高安全性。

⑤所有输注系统必须24小时更换1次。

(4)患者的监测

①监测患者血糖、钾、钠、氯、钙、磷,监测患者肝肾功能及血脂、胆固醇情况。监测血常规和血液生化指标,监测尿素氮。

②每天记录出入量和体重。

③观察生命体征变化,警惕感染的发生。

(二)气胸、血胸、血气胸

1.原因

常见于锁骨下静脉插管,穿刺技术不熟练,患者极度消瘦或有肺气肿较易发生。

2.表现

胸痛、咳嗽、胸闷、发热,严重者呼吸困难甚至有休克表现。

3.处理

胸腔穿刺抽气、抽液或置胸腔引流管行闭式引流。

4.防范

熟练的穿刺技术是根本,选择颈内静脉穿刺置管或经外周静脉原静脉置管。

(三)空气栓塞

1.原因

输注或拔管过程措施不当。

2.表现

少量空气进入无症状,大量空气进入后患者出现胸前区疼痛、呼吸困难、发绀、心动过速、血压下降、神志不清、昏迷甚至死亡。

3.处理

立即将患者置左侧卧位，头低脚高，吸氧等措施。

4.防范

(1)注意采取密封置管方法。

(2)输液过程应及时换瓶，牢固连接输液各部，如有脱落应立即夹闭输液管。

(3)做好健康教育，教导患者切勿自行分离输液各部连接口，如有脱落切勿大声呼叫，应立即夹闭输液管。

(4)拔管时患者保持安静，拔管后按压穿刺口3～5分钟，并予输液贴覆盖直至其闭合。

(四)感染

1.原因

营养液配制过程受污染，输液管道系统不洁；反复的抽血、加药等操作增加污染机会；危重患者发生肠道细菌移位及原有菌血症。

2.表现

局部感染者穿刺部位有红肿、疼痛、硬结、脓性分泌物；导管源性败血症表现为突发的寒战、高热，体温一般超过38℃。

3.处理

立即经导管、外周血取血培养，拔除导管并行尖端培养；根据药敏使用抗生素。

4.防范

(1)配制过程严格无菌操作及在无菌层流台上配制。

(2)输注过程严格无菌操作，使用终端过滤器。

(3)选择透气性能良好的敷料，并定时更换，污湿或松脱即予更换。

(五)代谢并发症

1.原因

三大营养物质供给不平衡或配方不合适所致。

2.表现

血糖紊乱、酸碱平衡失调、电解质紊乱、微量元素缺乏等。

3.处理

根据表现及原因给予对症对因处理：如高血糖时立即停止输注含高渗葡萄糖的营养液，加用胰岛素；出现代谢性酸中毒时予以药物纠正；电解质紊乱、微量元素缺乏时给予及时补充。

4.防范

做好生化监测，密切观察患者症状。

第三节 乳腺癌

乳腺癌近年发病率呈上升趋势，占女性恶性肿瘤的首位，在我国乳腺癌发病率占全身恶性肿瘤的7%～10%，好发于40～60岁女性。男性也可患乳腺癌，占全部乳腺癌的1%。

一、病因与发病机制

(一)病因

该病病因尚不清楚。雌酮和雌二醇与乳腺癌的发病有直接关系。月经初潮年龄早、绝经年龄晚、未生育、晚生育或未哺乳的人群乳癌发病率高。一级亲属中若有乳腺癌病史,其发病危险性是普通人群的2～3倍。乳管内乳头状瘤、乳房囊性增生病是乳腺癌的癌前病变。此外,营养过剩、肥胖、脂肪饮食、放射线、环境因素及生活方式与乳腺癌的发病也有一定的关系。

(二)病理类型

1.非浸润性癌

包括导管内癌、小叶原位癌、乳头湿疹样癌,此型属早期,预后较好。

2.早期浸润癌

包括早期浸润性导管癌、早期浸润性小叶癌,此型仍属早期,预后较好。

3.浸润性特殊癌

包括髓样癌、乳头状癌、小管癌、腺样囊性癌、大汗腺样癌等,此型分化较高,预后尚好。

4.浸润性非特殊癌

包括浸润性导管癌、浸润性小叶癌、硬癌、髓样癌等,此型分化低,预后差。

5.其他

罕见癌。

(三)转移途径

1.直接蔓延

癌细胞沿导管或筋膜间隙蔓延,可以侵犯Cooper韧带、皮肤等。

2.淋巴转移

主要途径有两条:同侧腋窝淋巴结转移;胸骨旁淋巴结转移。

3.血行转移

转移的器官依次为肺、骨、肝。

二、护理评估

(一)健康史

评估亲属中有无乳腺癌病史;评估有无癌前疾病病史、生育史、月经史;了解有无不良饮食习惯。

(二)身体状况

1.乳房肿块

为乳腺癌的早期表现,为无痛性、单发小肿块,质地硬、表面不光滑,形状不规则,边界不清楚,不易推动。肿块最多见于乳房的外上象限(45%～50%),其次是乳头乳晕区(15%～20%)或内上象限(12%～15%)。肿块多在无意间或自我检查时发现。

2.乳房外形改变

若癌肿侵及Cooper韧带,可使其缩短而致癌肿表面皮肤凹陷,即乳房“酒窝征”;若癌肿侵犯大乳管使之收缩，可使乳头内陷、扁平、歪斜；若皮内及皮下淋巴管被癌细胞堵塞引起淋巴回流障碍，可出现真皮水肿，乳房皮肤呈橘皮样改变。晚期癌肿增大侵犯皮肤，出现坚硬小结或条索，有时会引起皮肤破溃而形成溃疡。少数患者出现乳头血性分泌物。

3.转移表现

乳癌淋巴转移最多见于同侧腋窝，早期为质硬、无痛、散在的结节，后期融合成不规则团块。血行转移至肺、骨、肝等，可出现相应的症状。

4.特殊类型乳腺癌

（1）炎性乳腺癌：多见于年轻妇女，尤其在妊娠期或哺乳期。乳房明显增大，伴红、肿、热、硬，无明显的肿块，肿瘤在短期内侵及整个乳房。转移早而广，预后极差。

（2）乳头湿疹样乳腺癌：乳头及乳晕呈湿疹样改变、皮肤发红、糜烂、潮湿，继而乳头内陷、破损。乳晕深部扪及肿块。恶性程度低，转移晚。

（三）心理-社会状况

乳腺癌是恶性肿瘤，患者对疾病的预后产生恐惧、焦虑心理；手术切除乳房，使患者失去第二性征，加上患者对放疗、化疗、内分泌治疗及疗效的担忧，患者会产生恐惧、抑郁心理；家属尤其配偶对本病的预后、治疗的认知及心理承受能力也会对患者的心理产生巨大影响。

（四）辅助检查

1.X线

钼靶X线摄片乳腺癌肿块呈现密度增高阴影，边缘呈不规则，或呈针状，或见微小钙化灶。这是目前最有效的检查方法。

2.B超检查

可显示乳腺癌肿块的形态和质地。

3.近红外线扫描

可提示乳腺癌肿块和周围的血管情况。

4.病理学检查

可做细针穿刺细胞学检查、乳头溢液涂片细胞学检查、活组织快速病理切片检查等，其中活组织病理检查是确定诊断的可靠方法。

（五）治疗与反应

手术治疗是乳腺癌的主要治疗方法之一。目前多主张缩小手术范围，同时联合术后化疗、放疗、内分泌治疗及生物治疗等。临床常用的手术方式如下。①乳腺癌根治术，切除包括整个患侧的乳房、胸大肌、胸小肌、腋窝及锁骨下所有脂肪组织和淋巴结。②乳腺癌扩大根治术，是指在乳腺癌根治术的基础上同时切除胸廓内动、静脉和胸骨旁淋巴结。③乳腺癌改良根治术，有两种术式，一是保留胸大肌，一是保留胸大肌及胸小肌。④全乳房切除术，切除整个乳腺，包括腋尾部和胸大肌筋膜。⑤保留乳房的乳腺癌切除术，完整切除肿块和腋窝淋巴结清扫。乳腺癌根治术后，可引起的并发症有皮瓣坏死、皮瓣下积液、患侧上肢肿胀等。

三、护理诊断及合作性问题

1.恐惧

与担忧疾病预后、术后身体外观改变有关。

2.躯体移动障碍

与手术导致胸肌缺损、瘢痕牵拉有关。

3.自我形象紊乱

与乳房切除、化疗后脱发有关。

4.知识缺乏

缺乏有关乳腺癌自我检查、术后患肢功能锻炼的知识。

5.潜在并发症

皮瓣下积液、皮瓣坏死、患侧上肢水肿等。

四、护理目标

患者情绪稳定,能配合治疗;掌握乳房自查知识,患侧上肢恢复正常活动;及时预防和护理术后并发症。

五、护理措施

(一)手术前护理

1.心理护理

向患者和家属解释手术的重要性;介绍乳腺癌治疗成功的典型病例,说明乳房缺陷可戴成形胸罩弥补,头发脱落在停止化疗后可重新长出或戴假发套等,帮助患者正视疾病,树立信心,积极配合治疗与护理。

2.呼吸道准备

加强口腔护理;训练患者腹式深呼吸和有效咳嗽、排痰。

3.皮肤准备

按手术的范围准备皮肤,尤应注意腋窝部位皮肤准备。对切除范围大,考虑植皮的患者,需做好供皮区皮肤准备。乳房皮肤有溃疡者,术前每天换药;乳头凹陷者应清洁局部。

4.特殊准备

对于妊娠或哺乳期的患者,要及时终止妊娠或立即断乳,以抑制乳腺癌发展。

(二)手术后护理

1.一般护理

①手术后麻醉清醒,生命体征平稳后取半卧位,以利呼吸和引流;②术后 6 小时无恶心、呕吐等麻醉反应者,即可进流质饮食,以后逐渐进普食。注意提供足够的热量、蛋白质、维生素,以利康复。

2.病情观察

①严密观察生命体征的变化，观察切口敷料渗血、渗液情况，并予以记录；②对扩大根治术后患者还应注意有无胸闷、呼吸困难，及时报告医生；③观察手术侧上肢皮肤颜色和温度、感觉、运动、有无肿胀等，若皮肤发绀，肢端肿胀、皮温降低、脉搏不清或肢端麻木，应协助医生及时调整绷带的松紧度；④了解皮瓣的颜色、有无皮下积液。

3.治疗配合

(1)防止皮瓣滑动：手术部位用弹性绷带加压包扎，使皮瓣紧贴胸壁，包扎松紧度以能容纳一手指、能维持正常血运、不影响患者呼吸为宜。若绷带松脱滑动，应及时重新加压包扎。手术后3日内患肩制动，需他人扶持时只能扶健侧，以防腋窝皮瓣滑动而影响愈合。

(2)维持有效引流：乳癌根治术后，皮瓣下常规放置负压引流管，需妥善固定，避免脱出。经常检查引流管，注意有无扭曲、血块堵塞，经常捏挤引流管或连接负压吸引器，保持引流通畅。观察并记录引流液的颜色、量、性质，注意有无活动性出血。一般手术后1～2日每天引流液约50～100mL，以后逐渐减少；每天更换引流瓶及引流接管；手术后3～4日，皮下无积液、皮瓣与胸壁紧贴即可拔管。

(3)预防患侧上肢肿胀：由于患侧腋窝淋巴结切除、头静脉被结扎、腋静脉栓塞、局部积液或感染等因素导致上肢淋巴回流不畅、静脉回流障碍所致。平卧时用两枕抬高患侧上肢10°～15°，肘关节轻度屈曲；半卧位时屈肘90°放于胸腹部；下床活动时用吊带托或用健侧手将患肢抬高于胸前。按摩患侧上肢或适当运动，以促进淋巴回流。勿在患侧上肢测血压、抽血、做静脉或皮下注射等。

(4)化疗、放疗的护理。

(5)功能锻炼：为减少或避免手术后残疾，应鼓励患者早期开始功能锻炼。手术后24小时内：活动手指及腕部，可作屈指、握拳、屈腕等锻炼。术后1～3日患肢主要进行肘、腕、手的活动锻炼。术后4～7日：患者可坐起，鼓励患者用患侧手洗脸、刷牙、进食等，并做以患侧手触摸对侧肩部及同侧耳朵的锻炼。注意避免上臂外展。术后1～2周：主要是肩关节锻炼，锻炼方法包括手指爬墙运动、转绳运动、举杆运动、拉绳运动等。锻炼时应遵循循序渐进的原则，避免过度劳累。对病情较重、活动无耐力的患者，应酌情减少或延缓锻炼时间，但不可停止练习。

4.心理护理

术后继续给予患者及家属心理上的支持。鼓励夫妻双方坦诚相待，正确面对现状；鼓励患者表述手术创伤对自己今后角色的影响，提供改善自我形象的措施或方法。保护患者隐私，不过度暴露手术部位，必要时用屏风遮挡。

5.健康指导

(1)术后近期避免用患侧上肢搬动、提取重物，坚持康复训练。

(2)术后五年内，应避免妊娠，以免乳腺癌复发。

(3)介绍义乳或假体的作用和使用方法。

(4)术后患者每月做一次乳房自我检查，并定期到医院复查，以便早期发现复发征象。

自查方法：①镜前检查：裸露上身，双臂垂于两侧，站在镜前观察镜子里自己乳房的外形，轮廓有无异常。将双臂举过头顶，转动身体，仔细观察两侧乳房的形态是否有变化；乳房皮肤有无红肿、皮疹、浅静脉怒张、皮肤皱褶、橘皮样改变等。双手叉腰，两肘努力向后，使胸部肌肉绷紧，观察两侧乳房是否等高、对称，乳头、乳晕和皮肤有无异常。②立位或坐位检查：将右手举起放在头后，用左手指掌面按顺时针方向紧贴皮肤作循环按摩检查。从右侧乳头上方锁骨下方向开始，每检查完一圈下移 2cm 做第二圈、第三圈（范围：上缘锁骨下，下缘第六肋，外侧缘腋前线，内侧缘胸骨旁），再将左手举起放在头后，用右手同法检查左侧乳房。再用拇指和示指轻轻挤捏乳头，观察有无透明的或血性的分泌物。③卧位检查：取平卧位，右臂高举过头，并在右肩下垫一小枕，用左手指端掌面从乳头部位开始作顺时针环形检查（也可从内向外、自上而下或指端从乳头向外呈放射状按压检查），同法检查左侧乳房，并比较左右乳房有何不同。再检查两侧腋窝，注意有无肿大的淋巴结。疑有异常及时就医。

六、护理评价

患者情绪是否稳定；患侧肢体是否出现肿胀，有无功能障碍；患者是否掌握患肢功能锻炼的方法。

第四节　腹外疝

一、概述

体内某个脏器或组织离开其正常解剖部位，通过先天或后天形成的薄弱点、缺损或孔隙、进入另一部位，即称为疝。全身各部位均可出现疝，但以腹外疝最为多见。腹外疝是由腹腔内的脏器或组织连同腹膜壁层，经腹壁薄弱点或孔隙，向体表突出所形成的。根据其发生部位不同，分为腹股沟疝（斜疝和直疝）、股疝、脐疝、切口疝等。腹股沟疝发生于男性者占大多数，男、女发病率之比约为 15∶1。腹股沟斜疝最多见，占全部腹外疝的 75%～90%。

（一）病因及分类

腹壁强度降低和腹内压力增高是腹外疝发病的两个主要原因。

1.腹壁强度降低

(1)先天性因素：某些组织穿过腹壁的部位，如精索或子宫圆韧带穿过腹股沟管、股动静脉穿过股管、脐血管穿过脐环，以及腹股沟三角区均为腹壁薄弱区。

(2)后天性因素：腹部手术切口愈合不良，腹壁外伤或感染，老年体弱和过度肥胖致肌肉萎缩等，均导致腹壁强度降低。

2.腹内压力增高

腹内压力增高既可引起腹壁解剖结构的改变，有利于疝的形成，也可促进腹腔内脏器经薄弱处突出形成疝。腹内压力增高的常见原因有慢性咳嗽、慢性便秘、排尿困难（如前列腺增生）、腹水、妊娠、举重、婴儿经常啼哭等。

（二）病理解剖

典型的腹外疝由疝环、疝囊、疝内容物和疝外被盖等组成。疝囊是壁腹膜的憩室样的突出部，由疝囊颈、疝囊体和疝囊底组成。疝囊颈是疝囊较狭窄的部分，其位置为疝环所在。疝环，又称疝门，是疝突向体表的门户，即腹壁薄弱区或缺损所在。各种疝通常以作为命名依据，如腹股沟疝、股疝、脐疝、切口疝等。疝内容物是进入疝囊的腹内脏器或组织，以小肠为最多见，大网膜次之。较少见的，如盲肠、阑尾、乙状结肠、膀胱等也可作为疝内容物进入疝囊。疝外被盖指疝囊以外的各层组织。

（三）临床分型

腹外疝有易复性、难复性、嵌顿性、绞窄性等临床类型。

1.易复性疝

凡腹外疝在患者站立、行走或腹内压增高时突出，半卧、休息或用手向腹腔推送时疝内容很容易回纳入腹腔的，称为易复性疝。

2.难复性疝

疝内容不能或不能完全回纳入腹腔内者，称难复性疝。常见原因是疝内容物反复突出，致疝囊颈受摩擦而损伤，并产生粘连，导致内容物不能回纳，内容物多数是大网膜。

3.嵌顿性疝

疝门较小而腹内压突然增高时，疝内容物可强行扩张疝环而向外突出，随后因疝环的弹性收缩，又将内容物卡住，使其不能回纳，称为嵌顿性疝。疝发生嵌顿后，如其内容物肠壁及系膜在疝门处受压，先使静脉回流受阻，导致肠壁淤血和水肿，疝囊内肠壁及系膜渐增厚，颜色由正常的淡红逐渐转为深红，囊内可有淡黄色渗液积聚。肠管受压情况加重，更难回纳。肠管嵌顿后，可导致急性机械性肠梗阻。

4.绞窄性症

嵌顿如不能及时解除，疝内容物受压情况不断加重可使动脉血流减少，最终导致完全阻断，即为绞窄性疝。如疝内容物为肠管，此时肠系膜动脉搏动消失，肠壁逐渐失去光泽、弹性和蠕动能力，终于坏死变黑。疝囊内渗液变为淡红色或暗红色。如继发感染，疝囊内的渗液则为脓性。感染严重时，可引起的疝外被盖组织的蜂窝组织炎。

二、常见的腹外疝

腹股沟斜疝和腹股沟直疝，其中以斜疝多见，约占全部腹外疝的90%。

（一）腹股沟斜疝

疝囊经过腹壁下动脉外侧的腹股沟管深环（内环）突出，向内、向下、向前斜行经过腹股沟管，再穿出腹股沟管浅环（皮下环）并进入阴囊，称为腹股沟斜症。腹股沟区可触及肿块，多呈带蒂柄的梨形，并降至阴囊和大阴唇；肿块向腹腔回纳后，手指通过阴囊皮肤伸入浅环，可感觉浅环扩大、腹壁软弱，此时嘱患者咳嗽，指尖能感受到冲击感。

（二）腹股沟直疝

疝囊经腹壁下动脉内侧的直疝三角区直接由后向前突出，不经过内环，也不进入阴囊，称为腹股沟直疝。当患者直立时，在腹股沟内侧端、耻骨结节上方出现一半球形肿块，不伴有疼痛或其他症状；平卧后自行消失，一般不需用手推送复位。

（三）股疝

疝囊通过股环、经股管向卵圆窝突出的疝，称为股疝。其发病率约占腹外疝的5%，多见于40岁以上女性。平时多无症状，多偶然发现，疝块往往不大，表现为腹股沟韧带下方卵圆窝处有一个半球形的突起，股疝由于其解剖位置的特殊性，极易发生嵌顿，因此一旦确诊，应及时手术。

（四）切口疝

切口疝是指腹腔内器官或组织自腹壁手术切口突出的疝。主要表现是患者腹壁切口处逐渐膨隆，有肿块出现，站立或用力时更为明显，平卧时缩小或消失；较大的切口疝有腹部牵拉感，伴食欲减退、恶心、便秘、腹部隐痛等表现；疝环宽大，很少发生嵌顿。以手术治疗为主。

（五）脐疝

疝囊通过脐环突出的疝称为脐疝。临床上分为婴儿型脐疝和成人型脐疝，以前者多见。患者多无不适，主要表现为脐部可复性肿块，多在咳嗽、啼哭时和站立时脱出，安静时肿块消失。婴儿型脐疝在2岁之前多采用非手术治疗。

1.治疗要点

腹股沟疝一般均应尽早施行手术治疗。

（1）非手术治疗：半岁以下婴幼儿可暂不手术。可采用棉线束带或绷带压住腹股沟管深环，防止疝块突出。年老体弱或伴有其他严重疾病而禁忌手术者，白天可在回纳疝内容物后，将医用疝带一端的软压垫对着疝环顶住，阻止疝块突出。

（2）手术治疗：基本原则是关闭疝门即内环口，加强或修补腹股沟管管壁。术前应积极处理引起腹内压力增高的情况，如慢性咳嗽、排尿困难、便秘等，否则术后易复发。疝手术主要可归为两大类，即单纯疝囊高位结扎术和疝修补术。①单纯疝囊高位结扎术：因婴幼儿的腹肌在发育中可逐渐强壮而使腹壁加强，单纯疝囊高位结扎常能获得满意的疗效，无须施行修补术；②疝修补术：成年腹股沟疝患者都存在程度不同的腹股沟管前壁或后壁的薄弱或缺损，只有在疝囊高位结扎后，加强或修补薄弱的腹股沟管前壁或后壁，治疗才彻底。常用的手术方法有传统的疝修补术、新兴的无张力疝修术及经腹腔镜疝修补术。

嵌顿性疝和绞窄性疝的处理有其特殊性，嵌顿性疝在下列情况下可先试行手法复位：①嵌顿时间在3～4小时内，局部压痛不明显，也无腹部压痛或腹肌紧张等腹膜刺激征者；②年老体弱或伴有其他较严重疾病而估计肠袢尚未绞窄坏死者。复位手法须轻柔，切忌粗暴；复位后还需严密观察腹部情况，如有腹膜炎或肠梗阻的表现，应尽早手术探查。除上述情况外，嵌顿性疝原则上需紧急手术治疗。绞窄性疝的内容物已坏死，更需手术。术前应纠正缺水和电解质紊乱。

2.常见护理诊断/问题

（1）焦虑：与疝块突出影响日常生活有关。

（2）知识缺乏：缺乏腹外疝成因、预防腹内压升高及术后康复知识。

（3）潜在并发症：术后阴囊水肿、切口感染。

3.护理目标

（1）患者能说出预防腹内压升高、促进术后康复的相关知识。

(2)患者焦虑程度减轻,配合治疗。

(3)患者并发症得到有效预防,或得到及时发现和处理。

4.护理措施

(1)非手术治疗的护理

①棉束带压迫治疗的护理:婴幼儿的腹股沟疝采用棉束带压迫治疗期间,应和家属一起经常检查束带的松紧度,过松达不到治疗作用,过紧小儿会感到不适而哭闹;束带被粪、尿污染后需立即更换,以免浸渍过久发生皮炎。脐疝可用5分硬币外裹柔软棉布压迫脐环处,再用棉束带或绷带固定,固定后要经常检查,防止移位导致压迫失效。

②疝带压迫治疗的护理:采用疝带压迫治疗时,应向患者阐明疝带由弹性钢板外裹帆布制成,有左右之分,指导患者正确佩戴,防止压迫错位而起不到效果。疝带压迫有不舒适感,长期佩戴疝带患者会产生厌烦情绪,应劝慰患者,说明使用疝带的意义,使其能配合治疗和护理。

③密切观察病情变化:对嵌顿性疝手法复位的患者,应密切观察腹部情况变化,如患者腹痛不能缓解或疼痛加重,甚至出现腹膜炎的表现,要及时和医生联系,以得到处理。

(2)手术前护理

①一般护理

a.休息与活动:择期手术的患者术前一般体位和活动不受限制,但巨大疝的患者应卧床休息2～3日,回纳疝内容物,使局部组织松弛,减轻充血与水肿,有利于术后切口愈合。

b.饮食护理:进普食、多饮水、多吃蔬菜等富含纤维素的饮食,以保持大便通畅。怀疑嵌顿性或绞窄性疝者应禁食。

②病情观察:观察腹部情况,患者若出现明显腹痛,伴疝块明显增大,紧张发硬且触痛明显,不能回纳腹腔,应高度警惕嵌顿疝发生的可能,需立即通知医生,及时处理。

③治疗配合

a.控制诱因:术前有咳嗽、便秘、排尿困难等引起腹内压增高的因素存在时,除急诊手术外,均应做出相应处理,待症状控制后方可施行手术,否则术后易复发;对吸烟者,术前2周开始戒烟;注意保暖、防止感冒。

b.严格备皮:严格的备皮是防止切口感染,避免疝复发的重要措施。术前嘱患者沐浴,按规定的范围严格备皮,对会阴部、阴囊皮肤的准备更要仔细,既要剔净阴毛又要防止剔破皮肤。手术日晨需再检查一遍皮肤准备情况,如有皮肤破损应暂停手术。

c.灌肠和排尿:术前晚灌肠,清除肠内积粪,以免术后便秘、腹胀而诱发疝的复发。送患者进手术室前,嘱患者排尽尿液,预防术中误伤膀胱。

d.嵌顿性或绞窄性疝准备:嵌顿性或绞窄性腹外疝,特别是合并急性肠梗阻的患者,往往有脱水、酸中毒和全身中毒症状,甚至发生感染性休克,应遵医嘱对腹胀、呕吐者行胃肠减压;术前有体液失衡者应予纠正;病情严重者需抗感染、备血等处理。

(3)手术后护理

①一般护理

a.体位与活动:术后取平卧位,膝下垫一软枕,使髋关节微屈,减少腹壁张力。一般于手术后3～6日后可考虑离床活动。采用无张力修补术的患者可以早期离床活动。年老体弱、复发性疝、绞窄性疝、巨大疝患者卧床时间延长至术后 10 日方可下床活动,以防止术后初期疝复发。卧床期间要加强对患者的日常生活和进食、排便的照顾,并注意翻身和适度的床上活动。

b.饮食:术后 6～12 小时可进流质,逐步改为半流质、普食。

②病情观察

a.预防阴囊血肿:术后切口部位常规压沙袋(重 0.5kg)24 小时以减轻渗血;使用丁字带或阴囊托托起阴囊,减少渗血、渗液的积聚,促进回流和吸收。经常观察伤口有无渗血、阴囊是否肿大,如有异常应报告医生处理。

b.预防感染:注意观察体温及切口情况,保持敷料清洁、干燥,避免大小便污染,尤其是婴幼儿更应加强护理。如发现敷料脱落或污染时,应及时更换,以防切口感染。嵌顿性或绞窄性疝手术后,易发生切口感染,遵医嘱常规应用抗生素。

c.预防复发:术后应注意保暖,以防受凉而引起咳嗽。如有咳嗽应及时用药治疗,并嘱患者在咳嗽时用手掌按压切口,减少腹内压增高对切口愈合的不利影响。保持大小便通畅,如有便秘应及时处理。

d.其他观察处理:如术后患者出现急性腹膜炎或有排尿困难、血尿、尿外渗表现时,可能为术中肠管损伤或膀胱损伤,应及时报告医生处理。

(4)心理护理:向患者及其家属解释腹外疝的发病原因和诱发因素、手术治疗的必要性和手术治疗原理以及预防复发的有效措施,消除其紧张情绪和顾虑。若患者希望用无张力补片修补,应向其介绍补片材料的优点和费用等。对于非手术治疗者,应鼓励患者耐心配合。

(5)健康指导

①患者出院后逐渐增加活动量,3 个月内应避免重体力劳动或提举重物。

②平时生活要有规律,避免过度紧张和劳累;保持大便通畅,多饮水,多进食高纤维素的食物,养成每日定时排便习惯。

③预防和及时治疗使腹内压增高的各种疾病,如有咳嗽、便秘、排尿困难等症状,应及时治疗,以防疝复发。若疝复发,应及早诊治。

第五节　胃十二指肠疾病

胃、十二指肠溃疡是指胃、十二指肠局限性圆形或椭圆形的全层黏膜缺损,也称消化性溃疡或溃疡病。外科治疗的主要指征包括急性穿孔、大出血、瘢痕性幽门梗阻、药物治疗无效的顽固溃疡以及胃溃疡恶性变等情况。

急性穿孔是胃、十二指肠溃疡严重的并发症。起病急、病情重、变化快,需要紧急处理,若诊治不当可危及生命。胃、十二指肠溃疡出血是上消化道出血中最常见的原因。溃疡大出血是指溃疡侵蚀动脉引起明显出血症状,表现为大量呕血和柏油样便,甚至发生休克前期或很快进入休克状态。幽门管、幽门溃疡或十二指肠球部溃疡反复发作可形成瘢痕狭窄,合并幽门痉挛水肿时,能引起幽门梗阻。

一、病因和病理

1.胃、十二指肠溃疡急性穿孔

活动期的胃、十二指肠溃疡可以逐渐加深侵蚀胃或十二指肠肠襞，由黏膜至肌层，穿破浆膜而形成穿孔。十二指肠溃疡穿孔好发于十二指肠球部前壁，而胃溃疡穿孔好发于胃窦部小弯侧。急性穿孔时，有强烈刺激性的胃酸、胆汁、胰液等消化液和食物流入腹腔，引起化学性腹膜炎。导致剧烈腹痛和大量腹腔渗出液，6～8 小时后细菌开始繁殖并逐渐转变为化脓性腹膜炎。因强烈的化学刺激、细胞外液的丢失及细菌毒素吸收等因素，可导致患者休克。活动期的溃疡深达肌层，若溃疡向深层侵蚀，可引起出血或穿孔，多为单发。

2.胃、十二指肠溃疡大出血

溃疡基底部的血管壁被侵蚀并导致破裂出血。胃溃疡大出血好发于胃小弯，出血源自胃左、右动脉及其分支。十二指肠溃疡大出血好发于球部后壁，出血源自胰十二指肠上动脉或胃十二指肠动脉及其分支。大出血后血容量减少、血压降低、血流缓慢，可在血管破裂处形成凝血块而暂时止血。由于胃肠道蠕动和胃、十二指肠内容物与溃疡病灶的接触，暂时停止的出血可能再次出血。

3.胃、十二指肠溃疡瘢痕性幽门梗阻

溃疡引起幽门梗阻的原因有痉挛、炎症水肿及瘢痕三种。前两种梗阻是暂时的、可逆的，在炎症消退、痉挛缓解后梗阻解除。瘢痕性幽门梗阻则是永久性的，必须手术治疗。瘢痕性幽门梗阻是由溃疡愈合过程中瘢痕收缩所致。早期部分梗阻，胃排空受阻，胃蠕动增强而使胃壁肌肉代偿性肥厚，胃轻度扩大。后期，胃代偿功能减退，失去张力，胃高度扩大，蠕动消失。胃内容物滞留，促使胃泌素分泌增加及胃酸分泌亢进而致胃黏膜糜烂、充血、水肿和溃疡。胃内容物滞留，食物不能进入十二指肠，导致患者吸收不良而引起贫血、营养不良等；呕吐引起水、电解质丢失，导致脱水、低氯低钾性碱中毒。

二、护理评估

(一)健康史

了解患者的年龄、性别、职业及饮食习惯等；了解患者发病过程、治疗及用药情况，特别是非甾体抗炎药如阿司匹林、吲哚美辛，以及肾上腺皮质激素、胆汁酸盐等。了解患者既往是否有溃疡病史及胃手术病史等。

(二)身体状况

1.胃、十二指肠溃疡急性穿孔

(1)症状：多数突然发生于夜间空腹或饱食后，表现为骤起上腹部刀割样剧痛，迅速扩散至全腹，疼痛难以忍受，常伴面色苍白、出冷汗、脉搏细速、血压下降等表现。当胃内容物沿右结肠旁沟向下流注时，可出现右下腹疼痛，疼痛可向肩部放射。继发细菌感染后，腹痛加重。

(2)体征：患者表情痛苦，仰卧微屈膝、不愿移动，腹式呼吸减弱或消失；全腹有明显的压痛、反跳痛，肌紧张呈“板样”强直，以左上腹部最为明显；叩诊肝浊音界缩小或消失，可有移动性浊音;听诊,肠鸣音减弱或消失。随着感染加重,患者可出现发热、脉速,甚至麻痹、感染性休克。

2.胃、十二指肠溃疡大出血

(1)症状:①呕血、黑便:是上消化道出血的主要症状,具体表现取决于出血量和出血的速度。主要症状为呕血和解柏油样黑便,多数患者仅有黑便而无呕血,迅猛的出血而出现大呕血和紫黑血便。呕血前常有恶心,便血前后可有心悸、头晕、目眩,甚至晕厥。多数患者曾有典型溃疡病史,近期常有服用阿司匹林等药物的情况。②循环系统改变:若出血缓慢,患者血压、脉搏改变不明显。若短时间内失血量超过 800mL,可出现休克症状,表现为焦虑不安、四肢湿冷、脉搏细速、呼吸浅快、血压降低等。

(2)体征:腹部体征不明显。腹部稍胀,上腹部可有轻度深压痛,肠鸣音亢进。腹痛严重者,应注意伴发穿孔。

3.十二指肠溃疡瘢痕性幽门梗阻早期

患者有上腹部膨胀。

(1)症状:①呕吐宿食与腹部胀痛:是幽门梗阻的主要表现。早期、患者有上腹部膨胀不适、阵发性胃收缩痛,伴有嗳气、恶心与呕吐。呕吐多在下午或夜间发生,量大,一次可达 1000～2000mL,呕吐物含大量宿食,有腐败酸臭味,但不含胆汁。呕吐后自觉胃部饱胀改善,故患者常自行诱发呕吐以减轻症状。②水、电解质及酸碱平衡失调及营养不良:患者常有少尿、消瘦、便秘、贫血等慢性消耗表现以及合并有脱水、低钾低氯性碱中毒。

(2)体征:营养不良性消瘦,皮肤干燥、弹性消失,上腹部隆起可见胃型和蠕动波,上腹部可闻及振水声。

(三)辅助检查

1.胃、十二指肠溃疡急性穿孔

①实验室检查:血常规检查可发现白细胞计数及中性粒细胞比例增加。②影像学检查:腹部 X 线检查 80%见膈下游离气体,是协助明确诊断的重要检查。③诊断性腹腔穿刺可抽出草绿色混浊液体或含食物残渣。

2.胃、十二指肠溃疡大出血

①实验室检查:血常规检查可出现红细胞计数、血红蛋白值、血细胞比值进行性下降。②胃镜:急诊胃镜可以明确出血部位和原因,出血 24 小时内,胃镜检查阳性率可达 80%。

3.胃、十二指肠溃疡瘢痕性幽门梗阻

①盐水负荷试验:空腹情况下置胃管,注入 0.9 氧化钠溶液 700mL,30 分钟后经胃管回吸,若回吸液体超过 350mL,提示幽门梗阻。②纤维胃镜:可确定梗阻及梗阻原因。③X 线钡餐检查:如 6 小时胃内尚有 1/4 钡剂存留者,提示胃潴留,24 小时仍有钡剂存留者可诊断瘢痕性幽门梗阻。

(四)心理-社会支持状况

了解患者对疾病的态度:情绪是否稳定;对疾病、检查、治疗及护理是否配合;对医院环境是否适应,对手术是否接受及程度;是否了解康复知识及掌握程度。是否了解家属及亲友的心理状态、家庭经济承受能力等。

三、处理原则

绝大多数胃、十二指肠溃疡以内科治疗为主。

适应证：①发生严重并发症，如大出血、急性穿孔、瘢痕性幽门梗阻和恶变。②内科治疗无效者。胃、十二指肠溃疡的两种主要手术方法有胃大部切除术和迷走神经切断术。

1.胃大部切除术

适用于治疗胃、十二指肠溃疡。此法切除胃的远侧2/3～3/4，包括胃的远侧部分，整个胃窦部，幽门和十二指肠球部。其主要理论根据：①切除了大部分胃体，使可以分泌胃酸和胃蛋白酶的腺体大为减少；②切除了整个胃窦部黏膜，减少G细胞分泌胃泌素所引起的胃酸分泌；③切除了十二指肠球部、胃小弯附近及胃窦部等溃疡病好发部位。

胃切除后胃肠道重建有多种方式，其基本方式是胃、十二指肠吻合术和胃空肠吻合术，即毕罗(Billroth)Ⅰ式和毕罗Ⅱ式，毕罗Ⅰ式是在远端胃大部切除后，将残胃直接与十二指肠吻合，其优点是手术操作简单，吻合后的胃肠道接近正常解剖生理状态，术后由胃肠道功能紊乱引起的并发症较少，多用于治疗胃溃疡。毕罗Ⅱ式是在远端胃大部切除后，将残胃与上端空肠端侧吻合，其优点是适用于各种情况的胃、十二指肠溃疡，特别用于十二指肠溃疡，且术后溃疡复发率低。缺点为胃空肠吻合改变了正常解剖生理关系，术后发生并发症和后遗症的可能性较毕罗Ⅰ式大。

2.迷走神经切断术

此法在国外应用广泛，主要用于治疗十二指肠溃疡。其原理是通过消除神经性胃酸分泌，达到治愈十二指肠溃疡的目的。手术类型有：①迷走神经干切断术；②高选择性胃迷走神经切断术；③选择性迷走神经切断术。

四、常见护理诊断/问题

1.焦虑

与疾病知识缺乏、环境改变及担心手术有关。

2.急性疼痛

与胃、十二指肠黏膜受侵蚀或胃肠内容物对腹膜的刺激及手术创伤有关。

3.营养失调：低于机体需要量

与摄入不足及消耗增加有关。

4.有体液不足的危险

与溃疡大出血、禁食、穿孔后大量腹腔渗出液、幽门梗阻患者呕吐致水、电解质丢失等有关。

5.潜在并发症

出血、感染、吻合口破裂或瘘、术后梗阻、倾倒综合征等。

五、护理措施

(一)术前准备

1.心理准备

医护人员态度要和蔼,对患者表示同情和理解,讲解手术的大致过程,解答患者的疑惑,树立患者治愈疾病的信心。

2.择期手术患者的准备

饮食宜少量多餐,给高蛋白、高热量、富含维生素、易消化及无刺激性的食物。拟行迷走神经切断术的患者,术前应做基础胃酸分泌量和最大胃酸分泌量测定,以鉴定手术后效果。其他同腹部外科术前一般护理。

3.急性穿孔患者术前准备

基本原则和方法同急性腹膜炎的术前护理。取半坐卧位,禁食,持续胃肠减压以防止胃肠内容物继续漏入腹腔,有利于腹膜炎的好转或局限。输液,应用抗生素,严密观察病情变化。

4.急性大出血患者术前准备

患者取平卧位,可给镇静剂,一般应暂禁食。胃管中注入冷生理盐水,可加适量去甲肾上腺素。静脉点滴西咪替丁,每次0.4g,每6小时1次,也有良好的止血效果。酌情输血输液,开始时滴速宜快,待休克纠正后就应减慢速度。血压宜维持在稍低于正常水平,有利于减轻局部出血。在此期间,每半小时测血压、脉搏1次,记录呕血量及便血量及患者的神志变化,有无头晕、心悸、冷汗、口渴、晕厥,并记录每小时尿量。经短期(6~8小时)输血(600~900mL),而血压、脉搏及一般情况仍未好转;或虽一度好转,但停止输血或减慢输血速度后,症状又迅速恶化;或在24小时内需要输血量超过1000mL才能维持血压和血细胞比容者,均说明出血仍在继续,即应迅速手术。

5.瘢痕性幽门梗阻患者术前准备

积极纠正脱水、低钠、低氯、低钾和代谢性碱中毒。根据病情给予流质饮食或暂禁食,同时由静脉补给营养以改善营养状况,提高手术耐受力。必要时,术前2~3日行胃肠减压,并每晚用温的高渗盐水洗胃,以减轻长期梗阻所致的胃黏膜水肿,避免术后愈合不良。

(二)术后护理

1.一般护理

患者回病房后,取平卧位,在血压平稳后取半卧位。胃肠减压期间禁饮食,做好口腔护理,胃管必须在术后肛门排气后才可拔除。拔管后当日可给少量饮水,每次4~5汤匙,1~2小时一次;第2日给少量流质,每次100~150mL;拔管后第4日,可改半流质。术后1个月内,应少食多餐,避免生、冷、硬、辣及不易消化食物。

2.病情观察

观察神志、血压、体温、尿量、腹部体征、伤口敷料及引流管引流情况,发现异常及时告知医生。

3.一般治疗配合

(1)补液与营养:胃肠手术后禁食时间较长,应遵医嘱静脉输液营养,维持水、电解质及营养代谢的平衡。

(2)加强各引流管护理:保持胃肠减压管的通畅,有利于减轻腹胀,促进吻合口的愈合;有腹腔引流管者,应保持引流管的通畅,并记录每日引流液的性状数量,保持引流管周围皮肤清洁干燥。

(3)其他:手术早期及体弱者,遵医嘱予抗生素预防感染;术后疼痛排除并发症者,必要时遵医嘱给予止痛剂。

(4)术后并发症护理

①吻合口出血:手术后24小时内可以从胃管内流出少量暗红或咖啡色胃液,一般不超过300mL,量逐渐减少而颜色变淡,属手术后正常现象。吻合口出血表现为短期内从胃管内流出大量鲜血,甚至呕血或黑便。可采取禁食、应用止血剂、输鲜血等措施,多可停止;经非手术处理效果不佳,甚至血压逐渐下降,或发生出血休克者,应再次手术止血。

②十二指肠残端瘘:多发生在毕Ⅱ式术后3～6日,表现为右上腹突然发生剧烈疼痛和腹膜刺激征,需立即进行手术。由于局部炎症极难修补缝合,应经十二指肠残端破裂处置管作连续引流,残端周围另置烟卷引流。术后积极纠正水、电解质紊乱,可考虑全胃肠外营养或做空肠造口行管饲以补充必要的营养。此外,还需多次少量输新鲜血,应用抗生素抗感染,用氧化锌糊剂保护造口周围皮肤等措施。

③吻合口梗阻:表现为进食后呕吐,呕吐物不含胆汁。一般经禁食、胃肠减压、补液等措施,多可使梗阻缓解。

④输入段肠袢梗阻:慢性不全性输入段梗阻,食后数分钟至30分钟即发生上腹胀痛和绞痛,伴呕吐,呕吐物主要为胆汁,多数可用非手术疗法使症状改善和消失,少数需再次手术。急性完全性梗阻,突发剧烈腹痛,呕吐频繁,呕吐物量少,不含胆汁,上腹偏右有压痛及包块,随后可能出现烦躁、脉速和血压下降,应及早手术治疗。

⑤输出段肠袢梗阻:表现为上腹饱胀、呕吐食物和胆汁,非手术疗法如不能自行缓解,应立即手术加以解除。

⑥倾倒综合征:在进食高渗性食物后10～20分钟发生。患者觉上腹胀痛不适、心悸、乏力、出汗、头晕、恶心、呕吐以至虚脱,并有肠鸣和腹泻等,平卧几分钟后可缓解。术后早期指导患者少食多餐,使胃肠逐渐适应,饭后平卧20～30分钟,饮食避免过甜、过热的流质,告诉患者1年内多能自愈。如经长期治疗护理未能改善者,应手术治疗,可将毕Ⅱ式改为毕Ⅰ式吻合。

(三)健康指导

(1)适当运动,6周内不要举起过重的物品。

(2)进行轻体力劳动以增强体力。

(3)合理安排饮食,多进高蛋白、高热量饮食,有利于伤口愈合。行胃大部切除的患者应少量多餐,每日6餐。

(4)出现切口部位红肿或有疼痛、腹胀、停止排气、排便等症状时,应及时就医。

第六章 妇产科疾病护理

第一节 女性生殖系统炎症

一、概述

(一)女性生殖器官的自然防御功能

1.双侧阴唇

双侧阴唇自然合拢,阴道前后壁紧贴,子宫颈内口紧闭及宫颈管“黏液栓”堵塞,可防止外界污染及病原体侵入。

2.雌激素

雌激素使阴道上皮增生变厚,细胞内糖原含量增加,糖原在阴道乳酸杆菌的作用下分解为乳酸,使阴道维持正常的酸性环境(pH 多在 3.8～4.4 之间),可抑制部分病原体的生长繁殖,称为阴道自净作用。

3.子宫颈黏液

子宫颈黏液呈碱性,子宫内膜周期性剥脱,输卵管蠕动及纤毛向子宫腔方向摆动,均有利于防止病原体的侵入和生长繁殖。

虽然生殖系统有较强的自然防御功能,但由于阴道与尿道和肛门相毗邻,易污染,又是性生活、分娩及各种子宫腔操作的必经之路,特别是在月经期、分娩、手术或损伤时,生殖道防御功能降低,病原体容易侵入或易于原有条件致病菌生长繁殖引起炎症。

(二)病原体

引起女性生殖系统炎症的常见病原体为细菌,如葡萄球菌、链球菌、大肠埃希菌、厌氧菌、淋病奈瑟菌、结核杆菌等,另外,还有滴虫、真菌、病毒、衣原体、螺旋体等。

(三)传播途径

1.沿生殖器黏膜上行蔓延

淋病奈瑟菌、沙眼衣原体及葡萄球菌可沿此途径扩散。

2.经淋巴系统蔓延

产后、流产后感染的主要传播途径,多见于链球菌、大肠埃希菌、厌氧菌。

3.经血液循环传播

结核杆菌的主要传播途径。

4.直接蔓延

腹腔其他脏器感染后,病原体可直接蔓延到生殖器官,如阑尾炎引发附件炎。

二、非特异性外阴炎

(一)病因及发病机制

非特异性外阴炎主要指外阴部的皮肤与黏膜的炎症。外阴与尿道、肛门邻近,经常受到经血、阴道分泌物、尿液、粪便的刺激,若不注意皮肤清洁易引起外阴炎;其次糖尿病患者糖尿的刺激、粪瘘患者粪便的刺激以及尿瘘患者尿液的长期浸渍等可引起非特异性外阴炎;此外,穿紧身化纤内裤导致局部通透性差、潮湿以及经期使用卫生巾的刺激,均可引起非特异性外阴炎。

(二)临床表现

主要表现是外阴皮肤瘙痒、疼痛、烧灼感,于活动、性交、排尿及排便时加重。检查可见局部充血、肿胀、糜烂,常有抓痕,严重者形成溃疡或湿疹。慢性炎症可使皮肤增厚、粗糙、皲裂,甚至发生苔藓样变。

(三)辅助检查

1.一般检验项目

因粪便、糖尿等的刺激可引发外阴炎。因此,通过尿糖、大便常规等一般检验诊断项目的检查,可以了解或排除引起外阴炎的某些原因。

2.特殊检验项目

(1)阴道分泌物显微镜检查:包括阴道清洁度检查、阴道分泌物涂片检查病原体。

(2)阴道分泌物细菌培养:包括细菌的分离培养及鉴定、病原菌药物敏感性试验。

(四)诊断

根据病史及临床表现,诊断不难。有条件时应检查阴道分泌物,了解是否因滴虫、念珠菌、淋菌、衣原体、支原体、细菌等感染引起;对中老年患者应查尿糖,以除外糖尿病伴发的外阴炎;对年轻患者及幼儿应检查肛周有否蛲虫卵,以排除蛲虫引起的外阴部不适。

(五)治疗

1.病因治疗

积极寻找病因,针对不同感染选用敏感药物;若发现糖尿病应积极治疗糖尿病;由尿瘘、粪瘘引起的外阴炎,应及时行修补;由阴道炎、宫颈炎引起者则应对其治疗。

2.局部治疗

(1)急性期应卧床休息,避免性生活。可用0.1%聚维酮碘液或1∶5000高锰酸钾液坐浴,每日2次,每次15～30min,也可选用其他具有抗菌消炎作用的药物外用。

(2)有外阴溃疡或黏膜破损可予硼酸粉坐浴、VE霜等促进黏膜愈合。

3.物理治疗

可行微波、红外线等局部物理治疗。

(六)护理评估

1.病史评估

评估患者本次发病的诱因,有无并发症状,目前的治疗及用药;评估既往病史、家族史、过敏史、手术史、输血史,有无糖尿病或粪瘘、尿瘘;了解患者有无烟酒嗜好、性格特征等。

2.身体评估

评估患者意识状态、神志与精神状况、生命体征、营养及饮食情况、BMI、排泄形态、睡眠形态、强迫体位、外阴皮肤情况,有无皮疹、破溃等。

3.风险评估

患者入院2h内进行各项风险评估,包括患者压疮危险因素评估、患者跌倒/坠床危险因素评估、日常生活能力评定。

4.心理-社会评估

了解患者的文化程度、工作性质、患者家庭状况以及家属对患者的理解和支持情况。

5.其他评估

评估患者的个人卫生、生活习惯、对疾病认知以及自我保健知识掌握程度。

(七)护理措施

1.一般护理

(1)皮肤护理:外阴皮肤出现皮疹破溃的患者,密切观察皮损大小、严重程度及消退情况,保持皮肤清洁,床单平整。告知患者内裤应柔软洁净,需每日更换,污染的内裤单独清洗,避免交叉、重复感染。

(2)饮食:禁酒;优化膳食结构,避免进食油腻、辛辣刺激性食物。

(3)生活护理:如患者因局部皮肤破溃活动受到限制时,协助患者大小便,将呼叫器置于患者易触及处,并采取预防跌倒、坠床护理措施;保持会阴部清洁,遵医嘱给予会阴擦洗、冲洗、烤灯等;及时更换清洁病号服、床单及中单等。

2.病情观察

(1)皮肤:关注患者主诉;密切观察外阴皮肤有无皮疹、破溃、局部充血、肿胀(包括皮损大小,严重程度及消退情况)。

(2)分泌物:观察患者外阴皮损及阴道分泌物的性质、气味、量,警惕异常情况预防感染。

3.应用高锰酸钾的护理

(1)药理作用:本品为强氧化剂,对各种细菌、真菌等病原体有杀灭作用。

(2)用法:取高锰酸钾加温水配成1∶5000约40℃溶液,肉眼观为淡玫瑰红色进行坐浴,每次坐浴15～30min,每天2次。

(3)适应证:用于急性皮炎或急性湿疹,特别是伴继发感染时的湿敷及清洗小面积溃疡。

(4)禁忌证:月经期禁用、禁口服。

(5)注意事项

①本品仅供外用,因其腐蚀口腔和消化道,出现口内烧灼感、上腹痛、恶心、呕吐、口咽肿胀等。

②本品水溶液易变质,故应临用前用温水配制,并立即使用。

③配制时不可用手直接接触本品,以免被腐蚀或染色,切勿将本品误入眼中。

④应严格在医生指导下使用,长期使用高锰酸钾,会引起阴道菌群紊乱。如浓度过高会刺激皮肤及黏膜。

⑤用药部位如有灼烧感、红肿等情况，应停药，并将局部药物洗净，必要时向医生咨询。

⑥不可与碘化物、有机物接触或并用。尤其是晶体，否则易发生爆炸。

(6)不良反应：高浓度反复多次使用可引起腐蚀性灼伤。

4.心理护理

倾听患者主诉，耐心解答患者的疑问，消除患者顾虑，使其积极配合治疗。许多患有非特异性外阴炎的患者普遍觉得羞于启齿，患者在医生为其检查、治疗等过程中易产生复杂的心理反应，为了尽快使患者适应陌生的环境，护士应有针对性地实施有效的心理护理。对患者的尊重与关爱是建立良好医患关系的关键，护士应给予患者安全感和信任感，在态度上应该和蔼可亲。通过身心护理使患者得到人性化的服务，提高医疗和护理服务的质量。

5.健康教育

(1)饮食

①禁烟酒。

②优化膳食结构，避免进食辛辣刺激性食物(辣椒、姜、葱、蒜等)。应多食新鲜蔬菜和水果，以保持大便通畅。

③多饮水，防止合并泌尿系感染。

(2)休息与活动：急性期应卧床休息。养成劳逸结合的生活习惯。避免骑自行车等骑跨类运动，减少摩擦。

(3)高锰酸钾坐浴指导：注意配制的浓度不宜过高，以免灼伤皮肤，每次坐浴 15～30min，每天 2 次。坐浴时要使会阴部浸没于溶液中，月经期禁止坐浴。

(4)出院指导：指导患者注意个人卫生，勤换内裤，保持外阴清洁干燥。局部严禁搔抓，勿用刺激性药物或肥皂擦洗。做好经期、孕期、分娩期及产褥期卫生，不穿化纤类及过紧内裤。

(5)感染防控：外阴破溃者要预防继发感染，使用柔软无菌会阴垫，减少摩擦和混合感染的机会。外阴溃疡或烧灼感时，建议硼酸粉坐浴、VE 霜外用。

三、前庭大腺炎

(一)病因及发病机制

前庭大腺位于两侧大阴唇下 1/3 深部，腺管开口于处女膜与小阴唇之间。因解剖部位的特点，在性交、分娩等情况外阴部受到污染时，病原体容易侵入前庭大腺而引起前庭大腺炎。以育龄妇女多见，幼女及绝经后妇女少见。主要病原体为内源性病原体及性传播疾病的病原体，前者如葡萄球菌、大肠埃希菌、链球菌、肠球菌；后者主要为淋病奈瑟菌及沙眼衣原体。急性炎症发作时，病原体首先侵犯腺管，腺管呈急性化脓性炎症，腺管开口往往因肿胀或渗出物聚集而阻塞，使脓液不能外流而形成脓肿，即前庭大腺脓肿。

(二)临床表现

炎症多为一侧。初起时局部肿胀、疼痛、灼热感，行走不便，有时会致大小便困难。检查见局部皮肤红肿、发热、压痛明显，患侧前庭大腺开口处有时可见白色小点。当脓肿形成时，疼痛加剧，脓肿呈鸡蛋大小肿块，局部可触及波动感。当脓肿增大时，表面皮肤发红、变薄，脓肿可自行破溃。部分患者出现发热等全身症状。

(三)辅助检查

1.触诊

前庭大腺炎首先侵犯腺管,局部有红、肿、热、痛表现,腺管口往往因肿胀或渗出物聚集发生阻塞,使脓液不能外流而形成脓肿,局部可有波动感。腹股沟淋巴结可触及肿大。

2.实验室检查

(1)检查血常规。

(2)细菌培养:培养取材应尽可能靠近脓肿壁,必要时可切取少许脓肿壁坏死组织送培养,也可进行药敏试验。

(3)分泌物涂片检查:在前庭大腺开口处及尿道口尿道旁腺各取分泌物做涂片,查病原菌。

(四)诊断

根据病史及局部外观与指诊,一般不难诊断。应注意尿道口及尿道旁腺有无异常。

(五)治疗

(1)急性炎症发作时,需卧床休息,局部保持清洁。可取前庭大腺开口处分泌物做细菌培养,确定病原体,根据病原体选用口服或肌内注射抗生素。

(2)脓肿形成后需行切开引流及造口术,并放置引流条。外阴用0.5%碘伏棉球擦洗,每日2次。伤口愈合后改用1∶5000高锰酸钾坐浴,每日2次。

(六)护理评估

1.病史评估

评估患者本次发病的诱因,有无流产、分娩、外阴阴道手术后感染史,有无局部肿胀、疼痛、灼热感,了解疼痛的性质、部位及局部皮肤情况,了解目前的治疗及用药;评估既往病史、家族史、过敏史、手术史、输血史。

2.身体评估

评估患者的意识状态、神志、精神状况、生命体征,营养及饮食情况、BMI、排泄形态、睡眠形态;了解有无大小便困难、是否采取强迫体位、有无行走不便、有无发热等全身症状。

3.风险评估

患者入院2h内进行各项风险评估,包括患者压疮危险因素评估、患者跌倒/坠床危险因素评估、日常生活能力评定。

4.心理-社会评估

了解患者的文化程度、工作性质、患者家庭状况以及家属对患者的理解和支持情况。

5.其他评估

评估患者的个人卫生习惯、生活习惯、性格特征,有无烟酒嗜好,对疾病认知以及自我保健知识掌握程度等。

(七)护理措施

1.一般护理

(1)皮肤护理:保持皮肤清洁、床单平整,内裤柔软洁净、每日更换,污染内裤单独清洗。

(2)饮食:禁酒,忌辛辣食物。

(3)休息与活动:急性期嘱患者卧床休息,活动时减少局部摩擦。

(4)生活护理:如患者因局部肿胀、疼痛、烧灼感而导致行动不便时,协助患者大小便,并将呼叫器置于患者易触及处;脓肿切开引流及造口术后,遵医嘱擦洗或协助患者坐浴;实施预防跌倒、坠床护理措施;及时更换清洁病号服、床单及中单等。

2.病情观察

(1)皮肤:关注患者主诉,密切观察外阴部局部充血、肿胀或破溃情况(包括脓肿严重程度及消退情况)。

(2)行脓肿切开引流及造口术后,观察引流液的性质、气味及引流量,警惕感染加重。

(3)注意观察有无发热等全身症状。

3.用药护理

(1)遵医嘱给予抗生素及镇痛剂。

(2)脓肿切开引流及造口术后,外阴用0.5%碘伏棉球擦洗,每日2次。伤口愈合后改用1∶5000高锰酸钾坐浴,每次坐浴15～30min,每日2次。

4.坐浴指导

实施坐浴时先将坐浴盆刷洗干净,并做到专人专用。盆内放入清洁的热水约八分满,温度41℃～43℃,注意不要过烫,以免烫伤。坐浴前清洁外阴及肛周,坐浴时将伤口完全浸入药液中,每次坐浴15～30min,中间可以加入热水以维持水温,每日坐浴1～2次。

5.心理护理

许多患有前庭大腺炎的患者普遍觉得羞于启齿,患者在医生为其检查、治疗等过程中易发生复杂的心理反应。倾听患者主诉,耐心解答患者的疑问,消除患者顾虑,使其积极配合治疗。尽快使患者适应陌生的环境,护士应有针对性地实施有效的心理护理。

6.健康教育

(1)饮食:禁烟、酒,避免进食辛辣刺激性食物。应多食新鲜蔬菜和水果,以保持大便通畅;多饮水,防止合并泌尿系感染。

(2)休息与活动:急性期卧床休息;非急性期也要劳逸结合,避免骑自行车等骑跨类运动,以减少局部摩擦。

(3)用药指导:严格遵照医嘱用药,坚持每天坐浴直至痊愈,避免病情反复或产生耐药。

(4)卫生指导:指导患者注意个人卫生,勤换内裤,不穿化纤类及过紧内裤,保持外阴清洁干燥。局部严禁搔抓,勿用刺激性药物或肥皂擦洗。

(5)感染防控:局部严禁搔抓,勿用刺激性药物或肥皂擦洗,指导患者注意经期、孕期、分娩期及产褥期卫生,勤换内裤,保持外阴清洁干燥,预防继发感染。

四、滴虫性阴道炎

(一)病因及发病机制

滴虫性阴道炎由阴道毛滴虫引起的阴道炎症。传播途径包括经性交直接传播及经使用公共浴池、浴盆、浴巾、游泳池、坐式便器、污染的器械及敷料等间接传播。

(二)临床表现

潜伏期 4～28d。典型症状是稀薄的泡沫状白带增多及外阴瘙痒。若合并其他细菌感染，分泌物则呈脓性，可有臭味。

(三)辅助检查

1.悬滴法

玻璃片上加 1 滴生理盐水，取阴道后穹窿处分泌物少许，滴入玻璃片上的盐水中混匀，即刻在低倍显微镜下找滴虫。

2.涂片染色法

将分泌物涂在玻璃片上，待自然干燥后，用不同染液染色，不仅能看到滴虫，还能看到并存的细菌、念珠菌和癌细胞，借以排除其他病因。

3.培养法

阴道分泌物涂片可见大量白细胞而未能从镜下检出滴虫者，可采用培养法。

(四)诊断

从阴道分泌物中，采用悬滴法找到滴虫，诊断即可成立。近来开始运用荧光标记单克隆抗体检测、酶联免疫吸附法和多克隆抗体乳胶凝集法诊断，敏感度为 76%～95%。

(五)治疗

1.全身用药

初次治疗推荐甲硝唑 2g，单次口服或替硝唑 2g，单次口服或甲硝唑 400mg，每日 2 次，连服 7d。孕早期及哺乳期妇女慎用。

2.局部用药

将甲硝唑阴道泡腾片 200mg 塞入阴道，每晚 1 次，7d 为一疗程。

3.性伴侣的治疗

滴虫性阴道炎主要由性行为传播，性伴侣应同时进行治疗，治疗期间禁止性交。

(六)护理评估

1.病史评估

评估患者本次发病的诱因，有无高危因素(不洁性生活史；与他人共用浴池、浴盆、浴巾等)，有无并发症状如尿频、尿痛等，目前的治疗及用药；评估既往病史、家族史、过敏史、手术史、输血史。

2.身体评估

评估患者的意识状态、神志与精神状况、生命体征、营养及饮食情况、BMI、排泄型态、睡眠型态；评估有无大小便困难，是否采取强迫体位，外阴皮肤情况，有无因抓挠造成的皮损及破溃等。

3.风险评估

患者入院 2h 内进行各项风险评估，包括患者压疮危险因素评估、患者跌倒/坠床危险因素评估、日常生活能力评定。

4.心理-社会评估

了解患者的文化程度、工作性质、患者家庭状况以及家属对患者的理解和支持情况。

5.其他评估

评估患者的卫生习惯、生活习惯、性格特征，有无烟酒嗜好，了解其对疾病认知以及自我保健知识掌握程度等。

（七）护理措施

1.一般护理

（1）皮肤护理：避免搔抓，保持皮肤清洁、床单位平整，内裤柔软洁净、每日更换，污染的内裤单独清洗。

（2）饮食：禁酒，忌辛辣食物。

（3）休息与活动：劳逸结合，避免过度劳累。

（4）生活护理：阴道上药前后，协助患者摆放舒适体位，注意保护患者隐私。阴道上药后嘱患者短暂卧床，将呼叫器置于患者手边可触及处。及时更换清洁病号服、床单位及中单等。

2.病情观察

（1）皮肤、黏膜：关注患者主诉，如瘙痒、灼热感有无加重，观察外阴皮肤情况，观察阴道黏膜充血、散在红色点状皮损情况。

（2）分泌物：观察阴道后穹窿分泌物性状、颜色、量、气味。

（3）其他症状：观察有无尿频、尿痛、血尿等泌尿系感染症状。

3.专科指导

指导患者自我护理，注意个人卫生，勤换内裤，保持外阴清洁干燥，尽量避免搔抓外阴部，避免性生活。内裤、坐浴及洗涤用物应煮沸 5～10min 以消灭病原体，避免交叉感染、重复感染。教育患者养成良好的卫生习惯，避免无保护性交，减少疾病的发生。

4.甲硝唑的用药护理

（1）药理作用：本品为硝基咪唑衍生物，可抑制阿米巴原虫的氧化还原反应，使原虫氮链发生断裂。本品有强大的杀灭滴虫的作用，其机制未明。甲硝唑对厌氧微生物有杀灭作用，它在人体中还原时生成的代谢物也具有抗厌氧菌作用，抑制细菌的脱氧核糖核酸的合成，从而干扰细菌的生长、繁殖，最终致细菌死亡。

（2）用法

①全身用药：初次治疗推荐甲硝唑 2g，单次口服或替硝唑 2g，单次口服或甲硝唑 400mg，每日 2 次，连服 7d。孕早期及哺乳期妇女慎用。

②局部用药：将甲硝唑阴道片 200mg 塞入阴道，每晚 1 次，7d 为一疗程。

（3）适应证：用于治疗肠道和肠外阿米巴病（如阿米巴肝脓肿、胸膜阿米巴病等）。还可用于治疗阴道滴虫病、小袋虫病和皮肤利什曼病、麦地那龙线虫感染等。目前还广泛用于厌氧菌感染的治疗。

（4）禁忌证：对本品过敏者禁用；有活动性中枢神经系统疾患和血液病者禁用。

（5）不良反应：以消化道反应最为常见，包括恶心、呕吐、食欲缺乏、腹部绞痛，一般不影响治疗；神经系统症状有头痛、眩晕，偶有感觉异常、肢体麻木、共济失调、多发性神经炎等，大剂量可致抽搐。少数病例发生荨麻疹，皮肤潮红、瘙痒、膀胱炎、排尿困难、口中有金属味及白细胞减少等，均属可逆性，停药后自行恢复。

(6)注意事项

①对诊断的干扰:本品的代谢产物可使尿液呈深红色。

②原有肝脏疾病患者剂量应减少。出现运动失调或其他中枢神经系统症状时应停药。重复一个疗程之前,应做白细胞计数检查。厌氧菌感染合并肾衰竭者,给药间隔时间应由 8h 延长至 12h。

③本品可抑制酒精代谢,用药期间应戒酒,饮酒后可能出现腹痛、呕吐、头痛等症状。

5.心理护理

大多滴虫性阴道炎患者有较大的心理负担,担心疾病治不好,影响夫妻关系,应热情接待每一位患者,通过亲切的交谈告诉患者滴虫阴道炎是可以治愈的,但一定要在医生指导下进行治疗,治疗必须规范且持之以恒,必须夫妻同治。

6.健康教育

(1)饮食

①忌食:忌辛辣食品,避免加重症状。忌进补。忌海鲜食物,以免使外阴瘙痒加重,不利于炎症的消退。忌甜、腻食物:油腻食物如猪油、奶油、牛油等,高糖食物如巧克力、甜点心等,这些食物有助湿增热的作用,会增加白带的分泌量,并影响治疗效果。

②宜食:宜食清淡食物,多饮水,多食蔬菜,多食用含维生素 B 丰富的食物,如小麦、高粱、芡实、蜂蜜、豆腐、鸡肉、韭菜、牛奶等。

③忌烟、酒:烟草中的尼古丁可使动脉血与氧的结合力减弱。

(2)休息活动:劳逸结合,避免过度劳累。

(3)用药指导

①口服药:指导患者及配偶同时进行治疗;告知患者服用甲硝唑期间及停药 24h 内、服用替硝唑期间及停药 72h 内禁止饮酒;妊娠期是否用甲硝唑治疗目前尚有争议,用药前应取得患者知情同意。

②外用药:指导阴道用药的患者采取下蹲位将药片送入阴道后穹窿部。

(4)疾病相关知识宣教:指导患者配合检查,讲解滴虫的特性,提高滴虫检出率。告知患者治愈的标准及随访要求:每次月经干净后复查,连续三次滴虫检查阴性者为治愈。告知患者妊娠期滴虫性阴道炎可导致胎膜早破、早产及低出生体重儿,应及时治疗。

五、盆腔炎性疾病

盆腔炎性疾病(PID)是指女性上生殖道及其周围组织的一组感染性疾病,主要包括子宫内膜炎、输卵管炎、输卵管卵巢脓肿(TOA)、盆腔腹膜炎。炎症可局限于一个部位,也可同时累及几个部位,最常见的是输卵管炎。PID 大多发生在性活跃期、有月经的妇女,初潮前、绝经后或未婚者很少发生 PID。若发生 PID 也往往是邻近器官炎症的扩散。

(一)病因及发病机制

导致盆腔炎的病原体有两个来源,一是来自原寄生在阴道的菌群,二是来自外界的病原体。当机体抵抗力下降、内分泌失调或组织损伤,性交等外来因素,破坏了阴道正常的生态平衡时，寄生在阴道的菌群上行，成为致病菌引起感染。急性盆腔炎常见于产后感染、宫腔内手术操作后感染、性生活不洁或过频、经期不注意卫生、邻近器官炎症蔓延等。慢性盆腔炎常见于急性盆腔炎治疗不彻底或机体抵抗力低下病程迁延不愈以及慢性输卵管、卵巢、盆腔组织的炎症而形成的瘢痕粘连、盆腔充血。

（二）临床表现

1.急性盆腔炎

(1)症状：下腹痛伴发热，严重者可出现高热、寒战。

(2)体征：患者体温升高，心率加快，下腹有压痛、反跳痛，宫颈充血有举痛，双侧附件压痛明显，呈急性病容。

2.慢性盆腔炎

(1)症状：全身症状多不明显，有时出现低热、乏力。有些患者可有神经衰弱症状，如精神不振、周身不适、失眠等。局部组织主要是下腹部坠痛、腰骶部酸痛，且在月经前后加重；月经量增多，可伴有不孕。

(2)体征：子宫及双侧附件有轻度压痛，子宫一侧或双侧有增厚。

（三）辅助检查

实验室检查：B 型超声检查；X 线检查；分泌物涂片检查；心电图等。

（四）诊断

1.急性盆腔炎

急性盆腔炎有急性感染病史；下腹隐痛、肌肉紧张，有压痛、反跳痛，阴道出现大量脓性分泌物，伴心率加快、低热，病情严重时可有高热、头痛、寒战、食欲缺乏，大量的黄色白带、有味，小腹胀痛，压痛，腰部酸痛等；有腹膜炎时出现恶心、呕吐、腹胀、腹泻等；有脓肿形成时，可有下腹包块及局部压迫刺激症状，包块位于前方可有排尿困难、尿频、尿痛等，包块位于后方可致腹泻。

2.慢性盆腔炎

全身症状为有时低热、易疲劳，部分患者由于病程长而出现神经衰弱症状，如失眠、精神不振、周身不适等，下腹部坠胀、疼痛及腰骶部酸痛，常在劳累、性交后、月经前后加剧。由于慢性炎症而导致盆腔淤血，月经往往过多，卵巢功能损害时会出现月经失调，输卵管粘连会导致不孕症。

（五）治疗

于 PID 发作 48h 内开始联合应用广谱抗生素，一次性彻底治愈。

1.门诊治疗

若患者一般状况好，症状轻，能耐受口服抗生素，并有随访条件，可在门诊给予口服或肌内注射抗生素治疗。

2.住院治疗

若患者一般情况差，病情严重，伴有发热、恶心、呕吐或伴有盆腔腹膜炎、输卵管卵巢囊肿或经门诊治疗无效或不能耐受口服抗生素或诊断不清者均应住院给予抗生素药物治疗为主的综合治疗。

3.中药治疗

中药治疗主要为活血化瘀、清热解毒药物，例如：银翘解毒汤、安宫牛黄丸或紫血丹等。

4.其他治疗

合并盆腔脓性包块，且抗生素治疗无效者，可行超声引导下包块穿刺引流术。

（六）护理评估

1.病史评估

评估患者本次发病的诱因，有无急性感染病史，有无发热，有无尿频、尿痛、腹泻等；评估病程长短，月经情况，有无不孕等情况；了解目前的治疗及用药；评估既往病史、家族史、过敏史、手术史、输血史等。

2.身体评估

评估意识状态、神志、精神状况、生命体征、营养及饮食情况、BMI、排泄形态、睡眠形态，有无大小便困难，是否采取强迫体位。

3.风险评估

患者入院 2h 内进行各项风险评估，包括患者压疮危险因素评估、患者跌倒/坠床危险因素评估、日常生活能力评定。

4.心理社会评估

了解患者的文化程度、工作性质、患者家庭状况以及家属对患者的理解和支持情况。评估个人卫生、生活习惯，有无烟酒嗜好，对疾病认知以及自我保健知识掌握程度。

（七）护理措施

1.一般护理

(1)皮肤、黏膜护理：高热患者，皮肤长期处于潮湿状态，全身抵抗力也下降，易发生压疮、感染，应及时更换潮湿的衣裤、床单，保持床单位平整，定时翻身；高热患者的唾液分泌减少，口腔黏膜干燥，口腔内食物残渣易发酵，细菌易生长繁殖，应嘱患者多饮水，多漱口，必要时给予口腔护理；行冰袋降温时，选择合理部位(如腋下、额头，腹股沟等)，禁忌用于枕后、耳郭、心前区、腹部、足底等处，并定时更换冷敷部位，避免冻伤，酒精擦浴浓度不宜过高，以 25%～35% 为宜，注意酒精过敏者禁用，避免对皮肤造成损伤。盆腔炎症患者有时会伴阴道大量脓性分泌物，长期刺激外阴皮肤会出现皮疹、破溃，应密切观察会阴部皮肤情况，告知患者保持清洁，每日更换内裤，污染的内裤单独清洗，避免交叉、重复感染。

(2)饮食：高热期间应选择高营养易消化的流食，如豆浆、藕粉、果泥、菜汤等；体温下降或病情好转时，可进食半流食或普食，如面条、粥，配以高蛋白、高热量、高维生素易消化的菜肴，如精瘦肉、豆制品、蛋黄及各种新鲜蔬菜等。

(3)生活护理：保持室内清洁舒适、通风良好，合理降低室温，有利于降低患者体温；高热、大汗时注意保暖；必要时遵医嘱给予口腔护理，预防口腔疾病；长期高热者，机体处于高代谢状态，食欲不佳，活动耐力下降，更应加强生活护理，如协助患者起床如厕等；将呼叫器置于患者手边，实施预防跌倒、坠床护理措施；保持会阴部清洁，遵医嘱给予会阴擦(冲)洗，及时更换清洁、干燥的病号服、床单位及中单等。

2.病情观察

(1)生命体征:密切观察体温的变化,有预见性地给予护理干预,体温过高时给予物理降温;监测患者的出入量,预防脱水。

(2)疼痛:观察患者疼痛的性质、程度,及早发现病情变化给予积极处理。

(3)皮肤、黏膜:观察口腔黏膜情况,预防口腔炎症;观察高危部位皮肤情况,预防压疮。

(4)并发症:警惕因长期高热导致严重脱水、高热惊厥甚至循环衰竭、酸中毒等情况的发生;预防感染控制不佳造成的全身感染,如菌血症、败血症等。

3.用药护理

(1)头霉素类或头孢菌素类药物:头霉素类,如头孢西丁钠 2g,静脉滴注,每 6h 1 次或头孢替坦二钠 2g,静脉滴注,每 12h 1 次。常加用多西环素 100mg,每 12h 1 次,静脉或口服。头孢菌素类,如头孢呋辛钠、头孢唑肟钠、头孢曲松钠,头孢噻肟钠也可选用。临床症状改善至少 24h 后转为口服药物治疗,多西环素 100mg,每 12h 1 次,连用 14d。对不能耐受多西环素者,可用阿奇霉素替代,每次 500mg,每日 1 次,连用 3d。对输卵管卵巢脓肿的患者,可加用克林霉素或甲硝唑,从而更有效地对抗厌氧菌。

(2)克林霉素与氨基糖苷类药物联合方案:克林霉素 900mg,每 8h 1 次,静脉滴注;庆大霉素先给予负荷量(2mg/kg),然后给予维持量(1.5mg/kg),每 8h 1 次,静脉滴注。临床症状、体征改善后继续静脉应用 24～48h,克林霉素改为口服,每次 450mg,每日 4 次,连用 14d 或多西环素 100mg,口服,每 12h 1 次,连服 14d。

4.专科指导

预防炎症扩散,禁止阴道冲洗,尽量避免阴道检查。严格执行无菌操作,防止医源性感染。

5.心理护理

盆腔炎患者一般病程较长,患者心理较为复杂,多有焦虑,应做好心理疏导,减轻患者心理压力。注意倾听患者主诉,耐心解答患者疑问,消除患者顾虑,有针对性地实施有效的心理护理,使其积极配合治疗。患者多会担心发生盆腔炎性疾病后遗症,影响家庭生活和夫妻感情,护士应获取患者的信任,告知患者疾病及预防知识,使患者树立治疗疾病的信心,保持乐观情绪。

6.健康教育

(1)饮食:健康合理的饮食调理有利于患者免疫力以及体质的增强。患者应加强营养,多饮水,避免进食生冷、辛辣等刺激性食物,定时定量进食。发热时选择高营养易消化的流食,如豆浆、藕粉、果泥、菜汤等,体温下降或病情好转时,可进半流食或普食,如面条、粥,配以高蛋白、高热量、高维生素易消化的菜肴,如精瘦肉、豆制品、蛋黄及各种新鲜蔬菜等。

(2)休息活动:急性期采取半卧位卧床休息使感染局限。得到控制后应加强锻炼,增加机体抵抗力,预防慢性盆腔炎急性发作。

(3)用药指导:指导患者连续彻底用药,及时治疗盆腔炎性疾病,防止后遗症发生。

(4)宣讲疾病相关知识

①讲解盆腔炎发病原因及预防复发的相关知识。

②急性期应避免性生活及阴道操作;指导患者保持外阴清洁、养成良好的经期及性生活卫

生习惯。

③对沙眼衣原体感染高危妇女进行筛查和治疗可减少盆腔炎性疾病的发病率。虽然细菌性阴道炎与盆腔炎性疾病相关,但检测和治疗细菌性阴道炎能否降低盆腔炎性疾病发病率,至今尚不清楚。

④及时治疗下生殖道感染。

第二节 功能失调性子宫出血

功能失调性子宫出血是指由于调节生殖的神经内分泌机制失常引起的子宫异常出血,无明显器质性病变存在,简称功血。功血为妇科常见疾病,分为无排卵性功血和排卵性功血,其中,无排卵性功血约占85%。

一、病因及发病机制

从内分泌角度分析,异常子宫出血可由以下情况引起。

(一)雌激素撤退性出血

雌激素撤退性出血对切除卵巢的妇女给予适当剂量及疗程的雌激素后停药或将雌激素量减少一半以上,即会发生子宫出血。

(二)雌激素突破性出血

雌激素突破性出血是相当浓度的雌激素长期作用,无孕激素的对抗影响,可造成子宫内膜过度增生。

(三)孕激素突破性出血

孕激素突破性出血是体内孕激素与雌激素浓度比值过高,不能维持分泌期内膜的完整性而引起出血。

(四)其他

子宫内膜局部的出血原因还可以见于局部血管的异常,如动静脉瘘,全身止血、凝血功能异常等。

二、临床表现

(一)症状

主要症状是月经完全不规则。

1.无排卵性功血

无排卵性功血常见的症状是子宫不规则出血,表现为月经周期紊乱,出血量多少与持续及间隔时间均不定,经量不足或增多甚至大量出血。大量出血或出血时间长时,可造成继发贫血甚至休克。

2.排卵性功血

(1)黄体功能不足者表现为月经周期缩短,月经频发。

(2)子宫内膜不规则脱落表现为月经周期正常，但经期延长，多达 9～10d，且出血量多，后几日常常表现为少量淋漓不尽的出血。

3.其他常见症状

(1)不规则子宫出血：多发生于青春期和更年期妇女，其出血特点是月经周期紊乱，经期延长，血量增多。

(2)月经过频：出血时间和出血量可能正常，但月经频发、周期缩短，一般少于 21d，发生于各年龄段的妇女。

(3)月经过多：①经血量多，＞80mL，周期正常。②经期延长，＞7d。

(4)月经间期出血：两次月经期中间出现子宫出血，流血量少，常不被注意，多发生于月经周期的 12～16d，持续 1～2h 至 1～2d，很少达到月经量。常被认为是月经过频，周期缩短＜21d。

(5)绝经期后子宫出血：闭经 1 年以后，又发生子宫出血，出血量少，但由于绝经期后子宫恶性肿瘤发病率高，故应到医院检查以排除恶性肿瘤的可能性。

(二)临床分型

1.无排卵性功血

青春期型功血、绝经过渡期功血、生育期无排卵功血。

2.排卵性功血

(1)黄体功能不足：卵泡发育不良、LH 排卵高峰分泌不足、LH 排卵峰后低脉冲缺陷。

(2)子宫内膜不规则脱落。

三、辅助检查

(1)诊断性刮宫：用于止血及明确子宫内膜病理诊断。

(2)排卵和黄体功能监测。

四、治疗

(一)无排卵性功血

止血、手术治疗或控制月经周期。

(二)有排卵性功血

药物治疗、手术治疗。

五、护理评估

(一)病史评估

(1)询问患者年龄、月经史、婚育史、避孕措施、既往史、有无慢性疾病(如肝病、血液病、高血压、代谢疾病等)。

(2)了解患者精神情况，是否因紧张焦虑、过度劳累、情绪及环境改变引起月经紊乱。

(3)回顾发病经过，如发病时间、目前流血情况、流血前有无停经史及治疗经历和病理结果。

(二)身体评估

观察精神和营养状态,有无肥胖、贫血貌、出血点、紫癜、黄疸和其他情况。

(三)风险评估

患者入院 2h 内进行各项风险评估,包括患者压疮危险因素评估、患者跌倒/坠床危险因素评估、日常生活能力评定、入院护理评估。

(四)心理状态评估

评估患者焦虑、抑郁情绪,及其对疾病的认知程度等。

六、护理措施

(一)术前护理

1.一般护理

(1)基础护理

①测量生命体征,为患者佩戴腕带,根据病历首页正确填写姓名、年龄、病历号、护理单元、床号等信息,通知其主管医生。

②安置好床位,向患者详细介绍病室环境、病室内设施的使用方法、病房人员、规章制度、安全防范制度、饮食等。

③根据各项风险评估结果,告知患者防范措施。

④保持病室整洁、舒适、安全,保持适宜的温度和湿度,定时开窗通风,减少探视,预防感染。

⑤患者入院 3d 内,每日测量体温、脉搏、呼吸 2 次。体温≥37.3℃的患者,每日测量体温、脉搏、呼吸 4 次,连续测 3d 正常后改为每日 2 次。高热者按高热护理常规进行护理。

⑥每日记录大便次数,3d 无大便者遵医嘱给予缓泻剂。

⑦每周测体重 1 次。

⑧做好晨、晚间护理,保持床单位整洁。协助患者做好个人卫生,定期洗澡、洗发、剪指甲。入院时未做卫生处理者,应在入院后 24h 内协助完成。

⑨按患者护理级别要求定时巡视病房,细致观察患者病情变化及治疗反应等。

⑩做好生活护理,提供必要的帮助。

(2)配合术前检查:协助患者做好血、尿常规,肝、肾功能,感染疾病筛查、出凝血时间、血型、B 型超声检查、心电图、X 线检查等各项检查。

(3)术前准备

①肠道准备:术前禁食 8h、禁水 4h。

②遵医嘱做药敏试验。

③术前 1 日起测 4 次体温,体温≥37.5℃及时请示医生。

④术前 1 日嘱患者洗澡、剪指甲。

⑤术前晚可遵医嘱给予口服镇静剂。

⑥告知患者贴身穿病号服，并为患者取下发卡、义齿、首饰及贵重物品交家属保管。体内有钢钉或钢板及因有特殊疾病需携带药品者，要告知医生及手术室护士。

⑦手术室接患者时，病房护士在床旁核对好患者的病历、术前带药、手术所需物品后将患者带至手术室平车前，再与手术室人员核对患者的信息、病历、带药及术中所需物品。交接无误后患者可被接去手术室。核对时需由患者自行说出名字并与腕带信息核对。

2.病情观察

(1)阴道流血：严密观察患者阴道流血量、性质，必要时保留患者会阴垫，记录阴道流血量。

(2)观察患者生命体征变化，如出现生命体征异常应及时通知医生。

(3)出血不止者应密切观察患者的面色、神志、血压、心率及脉率变化。做好输液、输血等抢救准备。

(4)严重贫血患者在行输血治疗时，应密切观察有无输血反应。

3.用药护理

(1)补血治疗用药

①口服补血药：a.琥珀酸亚铁片，用于缺铁性贫血的预防和治疗。每日 3 次，每次 1 片，口服。建议同时口服维生素 C 片，以促进吸收。b.生血丸，用于失血血亏，放、化疗后全血细胞减少及再生障碍性贫血。每日 3 次，每次 5g，口服。

②静脉补血药：蔗糖铁注射液，用于口服铁剂效果不好而需要静脉铁剂治疗的患者。注意给药速度不应过快，以防引发低血压，同时谨防静脉外渗。

(2)激素类药物

①孕激素：即药物刮宫法。补充孕激素使处于增生期或增生过长的子宫内膜转化为分泌期，停药后内膜脱落，出现撤药性出血，适用于体内已有一定雌激素水平的患者。a.黄体酮注射液，每日 20mg，连续 3～5d，肌内注射。b.安宫黄体酮，每日 6～10mg，连续 10d，口服。c.高效合成孕激素：左炔诺孕酮每日 2～3mg；炔诺酮每日 5～10mg；醋甲地孕酮每日 8mg；醋甲孕酮每日 10mg 等，连续 22d，口服。主要缺点是近期内会有进一步失血，可导致血红蛋白进一步下降。

②雌激素：可迅速提高血内雌激素浓度，促使子宫内膜生长，短期内修复创面而止血。适用于内源性雌激素不足者，主要用于青春期功血。常用苯甲酸雌二醇，原则上应以最小的有效剂量达到止血目的。

(3)止血药：在治疗中有辅助作用。

(4)手术前 30min 预防性应用抗生素，用药前询问患者是否有药物过敏史，给药期间观察患者有无药物不良反应。

4.心理护理

长期或大量的阴道流血会引起患者的焦虑和紧张情绪，应认真倾听患者主诉，积极宣教卫生知识，消除患者对疾病的恐惧，使其积极配合治疗及护理。做好患者家属的宣教，给予患者心理支持。

5.健康教育

(1)饮食：患者体质往往较差，应加强营养，改善全身状况，适当补充铁剂、维生素 C 及蛋白质，适当多食红肉。忌煎炸、刺激性食物。

(2)活动：出血期间应多休息、少活动，避免劳累。经量多时应绝对卧床休息。

(3)用药指导

①口服补血药(琥珀酸亚铁片)：嘱患者口服补血药时不能与浓茶同服，宜在饭后或进餐时服用，以减轻胃部刺激。告知患者口服补铁补血药物时，可引起便秘，并排黑粪，避免引起患者紧张情绪。

②激素类药物：告知患者在用药期间需严格按照医嘱的剂量、时间进行用药，勿漏服、勿停药，并定期监测子宫内膜及乳腺状况。年龄大者注意预防下肢静脉血栓的形成。

(二)术后护理

1.一般护理

(1)床旁交接：与手术室人员核对腕带信息后交接患者血压、脉搏、呼吸、意识、皮肤、管路、伤口及出血情况，并签字。

(2)病室环境：为患者提供良好的生活环境，保持室内清洁卫生、安静舒适、通风良好，空气清新，注意勿让风口直对患者。保持适宜的温度和湿度，室温以 22～24℃为宜，相对湿度以 55%～60%为宜，避免温度过高和干燥。严格控制陪住人数和探视人数，做好手卫生的指导，预防交叉感染。

(3)术后卧位：静脉全麻患者手术返回后即可垫枕。

2.病情观察

(1)观察阴道流血情况，注意出血量、颜色及性质，必要时保留会阴垫并记录阴道出血量。

(2)观察患者生命体征。

3.并发症护理观察

因患者长期、大量阴道出血，造成患者贫血，抵抗力下降，增加了感染的风险。故应严密观察与感染有关的征象，如体温、脉搏、子宫体压痛等，监测白细胞计数和分类，同时做好会阴护理，保持局部清洁。如有感染征象，及时通知医生，遵医嘱进行抗生素治疗。

4.健康教育

(1)饮食：患者清醒后，无恶心、呕吐等不适症状，即可进食、饮水，以易消化饮食为宜，可根据个人体质，进食含铁丰富的食物，如猪肝、豆角、蛋黄、胡萝卜、葡萄干等。

(2)活动：术后鼓励患者早期活动，可有效预防肺部并发症、下肢深静脉血栓的发生。但由于部分患者贫血较重，在患者活动时，护士应陪伴，预防跌倒的发生。

(3)出院指导

①注意经期卫生：除了要预防全身疾病的发生外，还必须注意经期卫生，每日要清洗会阴部 1～2 次，并勤换会阴垫及内裤。

②恢复期应注意生活调养，避免重体力劳动；劳逸适度，尽量避免精神过度紧张。

③平时注意不要冒雨涉水，衣裤淋湿要及时更换，避免寒邪侵入，防止寒凝血滞。

④加强平时身体锻炼，增强抵抗力，保持身体健康，是避免发生功血的主要环节。

第三节　子宫内膜异位症

子宫内膜异位症是指具有生长功能的子宫内膜组织(腺体和间质)出现在子宫腔被覆内膜及宫体肌层以外的其他部位。该病临床表现多种多样,组织学上虽然是良性,但却有增生、浸润、转移及复发等恶性行为,是育龄妇女最常见的疾病之一。异位子宫内膜可以侵犯全身任何部位,但大多数位于盆腔内。多见于25～45岁的育龄妇女,发病率为10%～15%。近年来,其发病率有明显上升趋势。子宫内膜异位症患者不孕率高达50%,其受孕者约40%发生自然流产。

一、病因及发病机制

异位子宫内膜来源至今尚未完全阐明。目前比较一致的意见是用多因子的发病理论来解释其发病机制。

(一)种植学说

经血逆流、医源性种植、淋巴及静脉播散。

(二)诱导学说

子宫内膜发生异位后,能否形成内异症可能还与遗传因素、免疫因素、炎症和在位内膜的特性有关。

二、临床表现

1.疼痛

是子宫内膜异位症的主要症状,可表现为痛经、慢性盆腔痛、性交痛及急腹痛。

(1)痛经:是子宫内膜异位症的典型症状,并随病变而渐进性加重。典型的痛经多在月经开始前1～2d出现,月经第1d最为剧烈,以后逐渐减轻。疼痛部位多为下腹深部和腰骶部,有时可放射至会阴、肛门或大腿。约35%患者无任何临床症状。疼痛程度与病灶大小也不一定成正比。

(2)慢性盆腔痛:少数患者表现为慢性盆腔痛,经期加剧。

(3)性交痛:约30%患者可出现性交痛,多见于直肠子宫陷凹有子宫内膜异位病灶或因病变导致子宫后倾固定的患者。

(4)急腹痛:较大卵巢子宫内膜异位囊肿出现大的破裂时,囊内液体流入盆腹腔可引起突发性剧烈腹痛,伴恶心、呕吐和肛门坠胀,其症状类似输卵管妊娠破裂。

2.月经异常

15%～30%患者有月经量过多、经期延长或不规则出血。

3.不孕

40%～50%的子宫内膜异位症患者合并不孕。

4.其他特殊部位症状

肠道子宫内膜异位症常有消化道症状,如便频、便秘、便血、排便痛或肠痉挛,严重时可出现肠梗阻。膀胱子宫内膜异位症常出现尿频、尿急、尿痛甚至血尿。输尿管子宫内膜异位常发病隐匿,多以输尿管扩张或肾积水就诊,甚至出现肾萎缩、肾功能丧失。肺及胸膜子宫内膜异位症可出现经期咯血及气胸。剖宫产术后腹壁切口、会阴切口子宫内膜异位症表现为瘢痕部位结节、与月经周期密切相关的疼痛。

5.盆腔结节及包块

17%~44%的患者合并盆腔包块(子宫内膜异位囊肿)。较大的卵巢子宫内膜异位囊肿在妇科检查时可触及一侧或双侧附件区与子宫或阔韧带、盆壁相粘连的囊实性肿块,活动度差,往往有轻度触痛。

三、辅助检查

(一)妇科检查

除双合诊检查外,进行三合诊检查。评估子宫位置、活动度及是否有压痛、肿物等。

(二)腹腔镜检查

目前诊断内异症的最佳方法。

(三)实验室检查

1.血清CA125(卵巢癌相关抗原)值测定

中、重度子宫内膜异位症患者血清CA125值可能会升高,但多低于100IU/L。对于血清CA125值升高者,监测血清CA125水平主要用于反映异位内膜病变的活动情况,即用于疗效和是否复发的监测,治疗有效时CA125降低,复发时又增高。

2.抗子宫内膜抗体

子宫内膜异位症的标志抗体,但测定方法较烦琐,敏感性不高。子宫内膜异位症患者60%以上抗子宫内膜抗体呈阳性。

(四)影像学检查

1.B型超声检查

阴道或腹部B型超声检查是鉴别卵巢子宫内膜异位囊肿和直肠阴道膈内异位症的重要方法,其诊断敏感性和特异性均在96%以上。

2.盆腔CT、磁共振成像(MRI)

对盆腔子宫内膜异位症的诊断价值与B型超声相同,但费用较昂贵。

四、治疗

可采用药物和(或)手术治疗(保守性或根治性手术)。除根治性手术外,尚无一种理想的根治方法。无论是药物治疗,还是保守性手术治疗,均有相当高的复发率。

(一)期待治疗

包括定期随访及对症处理,如病变引起轻微经期腹痛,给予非甾体类抗炎药(吲哚美辛、奈普生、布洛芬等)。

（二）药物治疗

1.假孕治疗

应用口服避孕药、孕激素类药。

2.假绝经治疗

应用促性腺激素释放激素激动剂（GnRH-a）、孕三烯酮、达那唑。

3.其他疗法

应用孕激素受体水平拮抗剂。

（三）手术治疗

腹腔镜是本病的首选治疗方法。

1.保留生育功能的手术

适用于年轻患者和有生育要求的患者。术后复发率约40%。术后尽早妊娠或加用药物治疗有助于降低复发率。

2.保留卵巢功能的手术

指去除盆腔内病灶，切除子宫，保留至少一侧或部分卵巢的手术，又称为半根治手术。适用于Ⅲ、Ⅳ期，症状明显且无生育要求的45岁以下患者。手术后复发率约5%。

3.根治性手术

包括去势手术及全子宫、双附件切除术。

（1）去势手术：适用于近绝经期、症状明显而子宫和宫颈正常的患者。

（2）全子宫、双附件及子宫内膜异位病灶切除术：适用于重症患者，特别是盆腔粘连严重和45岁以上的患者。

（四）联合治疗

即手术＋药物或药物＋手术＋药物治疗。手术前给予3～6个月的药物治疗，使异位病灶缩小、软化，有利于缩小手术范围和简化手术操作。对手术不彻底或术后疼痛不缓解者，术后给予6个月的药物治疗，推迟复发。

五、护理评估

（一）病史评估

评估月经史、孕育史、家族史及手术史，特别是疼痛或痛经的发展与月经、剖宫产、人工流产术等的关系。

（二）全身症状评估

评估周期性出血、疼痛、肿块及任何部位内异症出现的症状。

（三）风险评估

患者入院2h内进行各项风险评估，包括患者压疮危险因素评估、患者跌倒/坠床危险因素评估、日常生活能力评定、入院护理评估。

（四）心理状态评估

评估患者焦虑、抑郁程度，疾病的认知程度，有无生育要求，对手术治疗的接受程度等。

六、护理措施

(一)术前护理

1.一般护理

开腹手术的患者,术前为患者准备沙袋、腹带。

2.病情观察

观察患者疼痛的部位及程度,必要时遵医嘱给予镇痛药缓解症状。

3.用药护理

部分患者手术涉及肠道时,遵医嘱指导患者服用肠道抗生素。

4.心理护理

耐心倾听并解答患者的疑问,向患者讲解手术目的、注意事项等,使患者消除紧张、焦虑情绪,能积极配合治疗,以良好的心态接受手术,提高患者术后适应心理。

5.健康教育

(1)饮食:手术前可进食高蛋白、高维生素、富含铁的食物。如手术需涉及肠道时,应于术前 3 日给予少渣饮食。

(2)活动:指导患者注意休息,适当活动,保持情绪稳定,以减轻不适。

(二)术后护理

1.病情观察

(1)严密心电监护监测,观察血压、脉搏、呼吸及伤口渗血情况。

(2)观察阴道流血的颜色、性质、量,发现异常及时通知医生。

2.用药护理

(1)假孕治疗

①口服避孕药:常用孕激素和炔雌醇复合制剂,每日 1 片,连续应用至少 6 个月。可使异位内膜萎缩,不良反应相对较轻,常见的有恶心、乳房胀痛、体重增加、情绪改变和点滴样出血等。

②孕激素类:常用醋酸甲孕酮,30mg/d,连续 6 个月。最初引起子宫内膜组织的蜕膜化,继而导致内膜萎缩和闭经。不良反应有阴道不规则出血、恶心、乳房胀痛、液体潴留、体重增加等。停药后月经可恢复。

(2)假绝经治疗

①促性腺激素释放激素激动剂(GnRH-a):a.亮丙瑞林(抑那通),3.75mg,于月经第 1 日行皮下注射,以后每隔 28 日注射 1 次,共 3~6 次。b.戈舍瑞林(诺雷德),3.6mg,用法同前。c.曲普瑞林(达菲林),3.75mg,肌内注射,用法同前。这类药物的不良反应主要是有绝经症状和骨质疏松。停药后大部分症状可以在短期内消失,并恢复排卵,但骨质丢失需要 1 年甚至更长时间才能恢复。

②孕三烯酮:每周口服 2 次,每次 2.5mg,于月经第 1 日开始服药,6 个月为 1 疗程。对肝功能影响较小且可逆。孕妇忌服。

③达那唑：适用于轻度及中度子宫内膜异位症痛经明显的患者。于月经第1日开始口服200mg，每日2～3次，持续服药6个月。不良反应有多毛、痤疮、声音变粗（不可逆）、头痛、潮热、体重增加、性欲减退、皮脂增加、肝功能损害等。

（3）其他疗法：应用孕激素受体水平拮抗剂-米非司酮，每日口服25～100mg，造成闭经使病灶萎缩。不良反应轻，无雌激素样影响，亦无骨质丢失危险。

3.健康教育

（1）饮食：术后在排气前须禁食，根据排气情况逐渐进食流食、半流食、普食。注意在卧床期间不能饮牛奶、豆浆、萝卜汤及含糖的饮料，不能进食产气食物，以防止胀气的发生。

（2）活动：腰麻术后6h可以取侧卧位休息，双下肢做主动的屈伸活动。全麻术后患者，返回病房2h后若无不适可翻身垫枕。术后鼓励患者早期活动，有利于增加肺活量、减少肺部并发症、改善血液循环、促进伤口愈合、预防深静脉血栓、预防肠粘连、减少尿潴留发生。

（3）用药指导：手术治疗后，部分患者仍需使用药物治疗，以达到良好的治疗效果。告知患者在用药期间需严格按照医嘱的剂量、时间进行用药，不得自行减量或停药。部分治疗子宫内膜异位症药物对肝功能有损害，因此，用药前及用药期间应定期检查肝功能。必要时遵医嘱酌情减量或停药。

（4）疾病相关知识宣教：由于该病的病因尚不完全清楚，预防困难，但应注意以下几点可以起到一定的预防作用。①防止经血逆流：及时发现并治疗引起经血逆流的疾病，如先天性生殖道畸形、狭窄、闭锁和继发性宫颈粘连、阴道狭窄等。②药物避孕：口服药物避孕者其子宫内膜异位症发病风险降低，因此对有高发家族史者、容易带器妊娠者可口服药物避孕。③月经期避免性交及妇科检查；尽量避免多次宫腔手术操作；宫颈部手术应在月经干净后的3～7d内进行。④由于妊娠可以延缓此病的发生和发展，应鼓励育龄妇女及时婚育。

（5）出院指导：①注意调整自己的情绪，保持乐观开朗的心态，使机体免疫系统的功能正常。②注意保暖，避免感冒着凉。③做好计划生育，尽量少做、不做人工流产术和刮宫术。④月经期避免性生活，禁止激烈的体育运动及重体力劳动。⑤行全子宫切除术者，术后3个月内禁止性生活、盆浴，术后6周复查；行单纯卵巢或附件切除术者，术后1个月内禁止性生活、盆浴，术后4周复查。复查时应避开月经期。

4.延续护理

（1）做好电话及门诊的随访，以便全面评估患者的治疗效果。

（2）采用药物治疗的患者，需在门诊定期随访。监测内容包括患者症状的变化、月经的改变、有无身体改变等情况，如有异常及时处理。

第四节　子宫肌瘤

子宫肌瘤是指发生于子宫肌层的平滑肌瘤，是女性生殖器官中最常见的良性肿瘤。根据肌瘤与子宫壁的关系，通常可分为浆膜下肌瘤、肌壁间肌瘤、黏膜下肌瘤。多见于30～50岁妇女，其中20%～50%是有症状的，对生活有直接影响。据尸检统计，30岁以上妇女约20%有子宫肌瘤。

一、病因及发病机制

目前为止，确切的发病因素尚不清楚，一般认为其发生和生长可能与女性性激素的长期刺激有关。分子生物学研究结果提示，子宫肌瘤是由单克隆平滑肌细胞增生而成，多发性子宫肌瘤是由不同克隆细胞形成。

二、分类

(1)按肌瘤生长部位分为宫体肌瘤(90%)和宫颈肌瘤(10%)。

(2)按肌瘤与子宫肌壁的关系分为3类：肌壁间肌瘤(60%～70%)；浆膜下肌瘤(20%左右)；黏膜下肌瘤(10%～15%)。子宫肌瘤常为多个，各种类型的肌瘤可发生在同一子宫，称多发性子宫肌瘤。

三、临床表现

同为子宫肌瘤这一疾病，每个人可能出现不同的临床表现，大多数患者无明显症状，常见表现如下：

1.月经改变

多见于大的肌壁间肌瘤及黏膜下肌瘤患者，肌瘤使宫腔增大，子宫内膜面积增加，并影响子宫收缩，导致经量增多、经期延长。肌瘤可挤压附近的静脉，导致子宫内膜静脉从充血、扩张，也引起月经过多。黏膜下肌瘤伴坏死感染时，患者可出现不规则阴道出血或排血样脓性液。长期阴道出血可导致不同程度的贫血，患者可出现头晕、乏力等症状。

2.下腹部包块

初起时腹部不可触及肿块，当肌瘤逐渐增大，致使子宫超过3个月妊娠大小时，可从腹部扪及。当黏膜下肌瘤增长过大脱出阴道外时，患者可因外阴脱出肿物来就医。

3.白带增多

子宫黏膜下肌瘤出现感染可有大量脓样白带，如有溃烂、坏死、出血时可有脓血性、有恶臭的液体从阴道流出；肌壁间肌瘤可使宫腔面积增大，内膜腺体分泌增多，并伴有盆腔充血致使白带增多。

4.压迫症状

不同位置的肌瘤可能压迫邻近的器官，患者可出现尿频、尿急、排尿困难、尿潴留、便秘等症状。

5.其他

患者可出现不同程度的下腹坠胀、腰酸背痛、经期加重等症状。肌瘤可能影响精子进入宫腔，可引起患者不孕或流产。浆膜下肌瘤蒂扭转患者可出现急性腹痛。

四、辅助检查

1.B型超声检查

可发现子宫、附件及盆腔脏器的病变。

2.MRI

可用于检查盆腔肿块数目、部位、性质(良、恶性)。

3.微生态

检查患者阴道菌群是否平衡,是否存在阴道炎症。

4.HPV

检查患者是否存在人类乳头状瘤病毒感染。

五、诊断

(1)妇科检查:是诊断子宫肌瘤的基本方法,绝大多数子宫肌瘤可以借此得到正确诊断。

(2)诊断性刮宫:是妇科最常见的简便易行的辅助诊断方法。

(3)B型超声检查:对盆腔肿块的鉴别大有帮助。

(4)腹腔镜检查:作为辅助的诊断方法,日益受到重视。

(5)宫腔镜检查。

(6)子宫输卵管造影:是一个古老的检查方法,可以显示宫腔有无变形、占位性病变,同时可显示输卵管是否畅通。

六、治疗

治疗应根据患者症状、年龄、生育要求及肌瘤的部位、大小、数目等因素全面考虑,选择适当的治疗方法。包括手术治疗和保守治疗。

1.保守治疗

(1)随访观察:子宫肌瘤小、无明显症状者,一般不需治疗,特别是近绝经期妇女,可定期(每3～6个月)随访复查1次,若子宫肌瘤明显增大或出现症状时可考虑进一步治疗。

(2)药物治疗:子宫肌瘤小于2个月妊娠子宫大小,症状轻或全身情况不适宜手术者,在排除子宫内膜癌的情况下,可给予药物对症治疗。如雄激素,可对抗雌激素,使子宫内膜萎缩,作用于子宫平滑肌,增强收缩,减少出血;促性腺激素释放激素类似物通过抑制FSH和LH的分泌作用,降低雌激素水平,达到治疗目的;也可用抗雌激素制剂他莫昔芬治疗月经明显增多者。

2.手术治疗

(1)适应证

①月经过多致继发性贫血,经药物治疗无效。

②严重腹痛、性交痛或慢性腹痛、有蒂肌瘤扭转引起的急性腹痛。

③有膀胱、直肠压迫症状。

④能确定肌瘤是不孕或反复流产的唯一原因者。

⑤肌瘤生长较快,怀疑有恶变者。

⑥特殊部位肌瘤,如宫颈肌瘤、阔韧带肌瘤。

(2)手术途径:可经腹、经阴道或宫腔镜及腹腔镜下手术。

(3)手术方式

①肌瘤切除术:适用于年轻希望保留生育功能的患者。多开腹或腹腔镜下切除,黏膜下肌瘤部分可经阴道或宫腔镜摘除。

②子宫切除术:肌瘤大,个数多,症状明显,不要求保留生育功能或怀疑有恶变者,可行全子宫切除术。必要时可于术中行冷冻切片组织学检查。术前应行宫颈细胞学检查,排除宫颈恶性病变;术中依具体情况决定是否保留双侧附件。

③其他:目前新兴的微创治疗手段如子宫动脉栓塞术、射频消融技术、高强度聚焦超声等,各有优缺点,其疗效还有待进一步证实。

七、护理措施

(一)一般护理

1.提供相关知识,鼓励患者参与诊治过程

建立良好的护患关系,在评估患者及其家属对子宫肌瘤认知的情况下,提供治疗信息及治疗方案。对症状重、需手术切除子宫者,应让患者及其家属了解手术的必要性,告知切除子宫后不会影响性生活、失去女性特征,增强治疗康复信心。

2.指导患者加强营养

对贫血者,给予补充铁剂。注意休息,保持局部的清洁卫生,以防感染。

(二)观察病情

1.对症护理

积极配合医生,缓解患者不适,应严密注意生命体征变化,对贫血严重者应遵医嘱给予输血。黏膜下肌瘤脱出者,应观察阴道分泌物的量、性状及颜色,嘱患者清洗外阴,每日1～2次;对浆膜下肌瘤应注意观察患者有无腹痛,了解腹痛的部位、性质及程度,如出现剧烈腹痛,应考虑蒂扭转,应马上告知医生,并做好急诊手术准备。除协助完成各项检查外,还要做好检测血型、交叉配血以备急用。

2.做好术后护理和出院指导

经阴道行黏膜下肌瘤摘除术的患者,若蒂部留置止血钳,通常于术后24～48h取出;子宫全切或子宫肌瘤摘除的患者,术后应特别注意观察有无阴道流血、出血量及其性质。

(三)治疗配合

1.保守治疗

(1)随访观察:适用于子宫肌瘤小、无症状或症状较轻者,特别是近绝经期妇女,应每3～6个月定期随访一次。

(2)药物治疗:适用于子宫肌瘤小于2个月妊娠子宫大小、症状不明显或较轻者,近绝经期或全身情况不能手术者,采用:①雄激素制剂,常用甲基睾丸素、丙酸睾丸酮等;青春期少女慎用,每月累计剂量不宜超过300mg,否则导致女性男性化;②抗雌激素制剂,常用三苯氧胺;③促性腺激素释放激素类似物,用药后月经量减少,子宫肌瘤也能缩小,但停药后又可逐渐增大,副反应为潮热、急躁、出汗、阴道干燥等绝经综合征症状。

2.手术治疗

手术治疗适用于子宫肌瘤超过2个月妊娠子宫大小、症状明显导致继发性贫血者以及子宫肌瘤生长快，有恶变可能者。按手术切除范围分为子宫肌瘤切除术、全子宫切除术、次子宫切除术。手术可经腹、经阴道或在宫腔镜及腹腔镜下进行，对40岁以下未生育、需保留子宫者，一般采用子宫肌瘤切除术，对子宫肌瘤较大、症状重、药物治疗无效，无须保留生育功能或疑有恶变者，行次子宫切除术或全子宫切除术。

(四)心理护理

耐心细致地解释有关子宫肌瘤的知识，通过连续性护理活动与患者建立良好的关系，减轻患者的无助感，解除其内心的顾虑、恐惧，树立康复的信心。

(五)健康教育

保守治疗的患者明确随访的时间、目的及联系方式，按时接受随访者指导，以便随时修正治疗方案。向接受药物治疗者讲明药物的名称、作用、剂量、方法、可能出现的不良反应及应对措施，不能擅自停药或用药过多。手术治疗者应术后1个月返院复查，3个月内禁止性生活。子宫肌瘤切除术者应避孕2年。

第五节　异常妊娠

一、自然流产

妊娠不足28周、胎儿体重不足1000g而终止者称流产。流产发生在12周以前者称早期流产，发生在12周至不足28周者称晚期流产。流产又分为自然流产和人工流产，自然流产是指自然因素导致的流产，人工流产是指人为因素所致的流产，本文介绍自然流产。自然流产发生率占全部妊娠的10%～15%，其中早期流产占80%以上。

(一)病因

引起流产的原因很多，主要有以下几方面：

1.胚胎因素

(1)染色体异常：是早期流产的主要原因。早期流产的胚胎检查发现50%～60%有染色体异常。夫妇任一方有染色体数目或结构异常可传给子代。流产的排出物常为空胎囊或退化的胚胎。

(2)胎盘异常：滋养细胞的发育或功能不全，致维持妊娠的激素如孕激素、绒毛膜促性腺激素、胎盘生乳素等不足而流产。

2.母体因素

(1)全身性疾病：妊娠期高热可致子宫收缩而流产，梅毒螺旋体、流感病毒等感染可致胚胎停止发育、胎儿死亡而流产，妊娠合并心力衰竭、严重贫血、高血压、慢性肾炎等也可致胎盘血流灌注不足而流产。

(2)生殖器官疾病：子宫发育异常、宫腔粘连、子宫内膜异位症和子宫肌瘤均可影响胚囊着床和发育而致流产，宫颈重度裂伤、宫颈内口松弛、宫颈过短不能承受宫腔压力，发生胎膜破裂致流产。

(3)内分泌疾病：黄体功能不全的妇女，蜕膜发育不良，影响胚囊植入及发育而致流产。甲状腺功能低下、严重糖尿病血糖控制不良也可导致流产。

(4)免疫功能异常：母儿血型不合、孕妇抗精子抗体和抗子宫内膜抗体的存在，均可使胚胎受到排斥而流产。

(5)创伤：妊娠期粗暴的妇科检查、性生活、腹部手术和直接撞击可致流产，严重精神心理创伤也可致流产。

(6)不良生活习惯：吸烟、酗酒、吸毒等可致流产。

3.环境因素

镉、砷、铅、有机汞、甲醛、苯、氯丁二烯和放射性物质过多接触可致流产。

(二)病理

流产发生时，常常是胚胎或胎儿先死亡，然后底蜕膜出血或先是胎盘后出血形成血肿，宫腔压力增大，刺激子宫收缩，排出胚胎或胎儿。在妊娠8周前，发育中绒毛与子宫蜕膜联系不牢固，流产时，妊娠物易于从子宫壁剥离排出，出血一般不多；妊娠8～12周时，绒毛与子宫蜕膜联系紧密，流产时妊娠产物往往不能完全从子宫壁剥离排出，影响子宫收缩，出血较多；妊娠12周以后，由于胎盘已完全形成，流产过程与足月分娩相似，常是先腹痛，然后排出胎儿、胎盘，出血较少。有时由于底蜕膜反复出血，形成血样胎块于宫内，常发生反复阴道流血。血样胎块可因血红蛋白被吸收而形成肉样胎块或纤维化与子宫壁粘连或钙化形成石胎或受挤压形成纸样胎儿。

(三)临床表现

1.症状

流产的主要症状是停经后阴道流血和下腹疼痛。因妊娠周数及流产过程的不同，临床表现也因人而异。

2.体征

可发现子宫增大，宫口开大，胎囊膨出、部分妊娠物排出等。因流产类型不同而多样。

(四)护理评估

1.健康史

询问末次月经的时间，有无早孕反应及其出现时间，了解妊娠期间有无全身性疾病、生殖器官疾病、内分泌异常及有毒有害物质接触史、生活习惯和生活、工作环境等。既往有无流产史及发生流产的孕周。询问阴道流血的量，是否持续流血，出血为鲜红色还是暗红色，是否伴有疼痛，疼痛的部位。性质及程度，有无妊娠产物排出等。

2.身体状况

流产患者的症状和体征根据不同类型发生、发展过程而异。

(1)先兆流产：妊娠28周前，出现少量阴道流血，常为暗红色或血性白带，无妊娠物排出。妇科检查：宫颈口未开张，妊娠物未排出，子宫大小与停经时间相符。经休息和治疗后，若出血停止或腹痛消失，则妊娠可继续进行；若症状加剧，则可发展为难免流产。

(2)难免流产：指流产已不可避免，一般由先兆流产发展而来，阴道流血量增多，腹痛加剧。妇科检查：宫颈口已开张，有时可见胚胎组织或胎囊堵于宫颈口；子宫大小与妊娠月份相符或略小。

(3)不全流产：指妊娠物部分排出体外，部分残留在宫腔内，由难免流产发展而来。由于宫腔内有残留的妊娠物，影响子宫收缩，因此，阴道流血持续不止，甚至可发生大出血而致休克。妇科检查：宫颈口已开，有时可见胎盘组织堵于宫颈口或部分妊娠物排在阴道内，子宫小于妊娠月份。

(4)完全流产：指妊娠物已全部排出，阴道流血停止，腹痛消失。妇科检查：宫颈口已关闭，子宫接近正常大小。

(5)稽留流产：指胚胎或胎儿已死亡滞留宫腔内，未及时自然排出者。若发生在妊娠早期，早孕反应消失，则子宫不再增大反而缩小；若发生在妊娠中晚期，则腹部不继续增大，胎动消失。妇科检查：宫颈口未开，子宫小于妊娠月份，不能闻及胎心。

(6)习惯性流产：指连续发生自然流产 3 次或 3 次以上者。每次流产往往发生在相同妊娠月份，其临床经过与一般流产相同。早期流产多见于染色体异常、黄体功能不足、甲状腺功能低下等；晚期流产多见于宫颈内口松弛、子宫肌瘤、子宫畸形等。

(7)流产合并感染：若流产时，阴道流血时间长，有组织残留于宫腔内或不洁流产等，易发生感染。临床表现为下腹痛，阴道分泌物有臭味。妇科检查：子宫压痛，宫颈举痛，严重时感染可扩展到盆腔、腹腔甚至全身，并发盆腔炎、腹膜炎、败血症及感染性休克等，常为厌氧菌及需氧菌混合感染。

3.心理-社会支持状况

评估孕妇及家属对本次事件的看法、心理感受和情绪反应，评估家庭成员对孕妇的支持是否有力。孕妇可因突然阴道流血或腹痛而心情紧张，因被诊断为先兆流产而担心妊娠是否能继续。孕妇也可因为流产的不可避免而产生悲哀或恐惧手术的情绪，担心以后妊娠是否再次发生类似情形。

4.辅助检查

(1)B 超检查：了解胚胎和胎儿是否发育正常；妊娠物是否残留于宫腔；与妊娠相关疾病的鉴别等。

(2)妊娠试验：协助诊断流产。

(3)血液检查：了解贫血情况、凝血功能、血型及有无感染。

(4)其他检查：激素测定，以协助判断先兆流产的预后；习惯性流产患者可行妊娠物及夫妇双方的染色体检查等。

5.处理原则及主要措施

应根据流产的不同类型进行相应的处理。

(1)保胎：适用于先兆流产、习惯性流产。

①卧床休息，禁止性生活，必须行阴道检查时应注意动作轻柔。

②给予必要的药物治疗，镇静剂苯巴比妥、维生素 E。对黄体功能不足者，给予黄体酮肌

内注射治疗。

③对习惯性流产的保胎治疗，应超过原来流产发生时间约1个月；可常规肌内注射 HCG 3000～5000U，隔日一次，至妊娠8周后停止。

(2)清宫：适用于难免流产、不全流产及稽留流产等。

一旦确诊，应尽早使胚胎及胎盘组织完全排出。若是早期流产，应及早刮宫，并将刮出物送病理检查；若是晚期流产，行钳刮术或引产；如为稽留流产，术前应予以雌激素提高子宫平滑肌对缩宫素的敏感性，然后行清宫术，需防止凝血功能障碍。术后应给予抗生素预防感染。

(3)抗感染：流产合并感染或出血时间长、量多者，应予抗生素预防感染。

(4)查病因：习惯性流产患者，需在下一次妊娠前，夫妇双方检查染色体，排除遗传性疾病；排除生殖器官畸形和有无感染等，如宫颈内口松弛，可在妊娠14～16周做宫颈内口环扎术。

(五)常见护理诊断/问题

1.组织灌注量改变

与出血有关。

2.焦虑

与担心胎儿健康等因素有关。

3.预感性悲哀

与可能失去胎儿有关。

4.潜在并发症

感染、贫血。

(六)护理目标

(1)孕妇阴道流血得到控制，生命体征正常。

(2)孕妇无感染征象或感染被及时发现，体温、白细胞计数无异常。

(3)孕妇保胎治疗期间生活需要得到满足。

(4)情绪稳定，积极配合治疗

(七)护理措施

1.先兆流产

孕妇的护理：嘱孕妇卧床休息，禁止性生活及灌肠，避免不必要的妇科检查；遵医嘱给予镇静剂、孕激素等保胎药物；密切观察病情变化，如阴道出血是否增多、腹痛是否加重、阴道有无组织物排出；注意观察孕妇情绪，重视心理护理，增强保胎信心。协助孕妇B型超声检查以监测胎儿存活情况，若B超提示胚胎或胎儿死亡，应告知孕妇及家属及时终止妊娠。

2.妊娠不能继续者的护理

做好终止妊娠的准备工作，协助医生完成手术，术中严密观察患者的生命体征；术后严密监测患者生命体征、腹痛及阴道出血情况。

稽留流产者需要住院手术清除宫内容物。术前做好输血准备、遵医嘱检查血常规、血小板计数、凝血功能；遵医嘱给予雌激素提高子宫肌对缩宫素的敏感性。子宫<12孕周者，可协助医生行刮宫术，术时应特别小心，避免子宫穿孔，一次不能刮干净者，可于5～7d后再次刮宫；子宫>12孕周者，遵医嘱使用米非司酮加米索前列醇或静脉滴注缩宫素，促使胎儿胎盘娩出。

3.预防感染

每日消毒液擦洗会阴 2 次,保持外阴清洁干燥;观察体温、血压及脉搏,观察阴道分泌物的性质、颜色和气味,有异常者及时报告医生;遵医嘱应用抗生素。

4.心理护理

向保胎孕妇及家属讲明保胎措施的必要性,取得其理解和配合。对妊娠不能继续的患者加强心理支持,理解、同情其失去胎儿的悲伤心情,帮助其尽快接受现实,顺利渡过悲伤期。

5.健康指导

向患者及家属讲解流产的相关知识,共同分析此次流产的原因,为再次妊娠做好准备。对复发性流产病因明确者,指导其对因治疗,再次妊娠确诊后应卧床休息,加强营养,避免性生活,保胎时间超过既往流产周数。告知流产清宫术的患者,术后 1 个月内禁止性生活和盆浴,1 个月后到医院复查。

二、妊娠剧吐

孕妇在早孕期出现的早孕反应。一般对孕妇的生活与工作影响不大,不需特殊治疗,多在妊娠 12 周前自然消失。若孕妇早孕反应严重,恶心、呕吐频繁,不能进食,甚至出现孕妇脱水、电解质紊乱及酸中毒,影响身体健康,以致威胁孕妇生命时,称妊娠剧吐。

(一)病因与病理

目前认为发病与血中 HCG 水平增高关系密切,故葡萄胎、多胎妊娠的孕妇易发生;此外,发现神经系统功能不稳定、精神紧张的孕妇,妊娠剧吐比较多见,提示本病可能与大脑皮层及皮层下中枢功能失调,导致下丘脑自主神经功能紊乱有关。

由于严重呕吐引起脱水、电解质紊乱;长期不能进食,体内脂肪分解供给能量,导致脂肪代谢的中间产物酮体在体内聚积,引起代谢性酸中毒;孕妇体内血浆蛋白与纤维蛋白原减少,出血倾向增加,可导致骨膜下出血、胃黏膜出血和视网膜下出血。严重者出现肝、肾、脑等多器官功能损害。

(二)临床表现

停经 40d 左右孕妇出现早孕反应,逐渐加重,直至频繁呕吐不能进食,呕吐物中可有胆汁或咖啡样物质。由于脱水,患者皮肤、黏膜干燥、眼窝下陷、脉搏稍加快,血压下降,体温轻度升高。器官功能受损时可出现皮肤黄疸,甚至意识模糊及昏睡。

(三)护理评估

1.健康史

询问患者有无停经史;是否有不洁食物接触史;有无消化系统疾病及糖尿病等病史。

2.身体状况

(1)症状:评估孕妇呕吐次数、呕吐物量的多少、有无胆汁或咖啡样物质。

(2)体征:评估孕妇生命体征;评估孕妇尿量、皮肤及黏膜是否干燥、眼窝有无下陷,综合判断孕妇脱水的程度;评估皮肤、巩膜黄染程度;评估孕妇的意识状态。

3.心理-社会支持状况

孕妇因不能进食或进食少而担心胎儿的健康,表现为焦虑、烦躁不安;而家属既担心孕妇的生命安全，又害怕胎儿受影响，产生矛盾心理。

4.辅助检查

(1)血液检查：血红蛋白及血细胞比容升高，血胆红素和转氨酶升高，尿素氮和肌酐升高。

(2)尿液检查：测24h尿量，尿比重增加，尿酮体阳性。

(3)B超检查：了解胎儿宫内情况。

5.治疗原则及主要措施

控制呕吐、纠正脱水及电解质紊乱、提供能量，必要时纠正酸中毒。每日静脉滴注葡萄糖液及葡萄糖盐水3000mL，液体中加入氯化钾、维生素C、维生素B_6；合并酸中毒者，静脉滴注碳酸氢钠溶液纠正。

(四)常用护理诊断/问题

1.营养失调：低于机体需要

与频繁呕吐、不能进食，摄入不足有关。

2.焦虑

与担心身体状况、胎儿预后有关。

(五)护理目标

(1)孕妇能进食，摄入的营养能满足机体的需要。

(2)孕妇焦虑减轻，情绪稳定，对继续妊娠充满信心。

(六)护理措施

1.一般护理

提供舒适的环境，保证孕妇休息；呕吐后立即清理，并给予口腔护理；呕吐频繁者暂时禁食，静脉输液以保证生理需要；呕吐停止后，鼓励孕妇进食，少食多餐。

2.病情观察

严密观察生命体征、记出入量，注意尿液的颜色；观察孕妇全身状况，如神志、皮肤及巩膜有无黄染、是否有视力模糊。如出现病情变化，及时报告医生处理。

3.用药护理

按医嘱及时补液，纠正酸中毒，保证每日尿量在1000mL以上。待孕妇进食后应及时调整补液量。

4.心理护理

耐心向孕妇及家属讲解有关疾病的知识，鼓励家属给予孕妇安慰和支持，使孕妇积极配合治疗及护理；对情绪不稳定的孕妇，多关注其精神状态，与其交谈，消除思想顾虑，帮助孕妇树立继续妊娠的信心。

5.健康指导

告知孕妇及其家属妊娠剧吐的危害性，需尽快治疗；向孕妇讲解正常妊娠时会产生的生理变化，使孕妇学会自我保护、应对早孕反应的技巧，对妊娠树立信心。

(七)护理评价

(1)孕妇能否正常进食，摄入的营养是否满足机体生理需要。

(2)孕妇情绪是否稳定，焦虑是否减轻，对继续妊娠有无信心。

三、妊娠高血压疾病

妊娠期高血压疾病属妊娠期特有的疾病，我国发病率为 9.4%～10.4%，多数病例在妊娠期出现一过性高血压、蛋白尿等症状，分娩后随即消失。该病多发生在妊娠 20 周以后及产后 24h 以内，严重影响母婴健康，是孕产妇及围生儿病率及死亡的重要原因之一。

（一）病因

1.高危因素

根据流行病学调查发现，妊娠期高血压疾病与以下因素有关：①初孕妇。②低龄孕产妇（年龄≤18 岁）或高龄孕产妇（年龄≥35 岁）。③精神过度紧张致使中枢神经系统功能紊乱者。④寒冷季节或气温突变、高气压时节。⑤有慢性高血压、慢性肾炎、糖尿病等病史的孕妇。⑥严重营养不良，如重度贫血、低蛋白血症者。⑦体型矮胖者：即体重指数[体重(kg)/身高$(cm)^2$]＞24 者。⑧子宫张力过高（如多胎妊娠、羊水过多、巨大儿及葡萄胎等）者。⑨有高血压家族史，尤其是妊娠期高血压疾病史者。

2.病因

尚未明确，目前有以下几种学说。

(1)免疫学说：妊娠被认为是成功的自然同种异体移植。正常妊娠的维持，主要依赖于胎盘的免疫屏障作用、母体内免疫抑制细胞和免疫抑制物的作用，这种免疫平衡失调，即可导致妊娠期高血压疾病。

(2)子宫-胎盘缺血缺氧学说：临床发现本病多发生于初孕妇、多胎妊娠、羊水过多者。该学说认为由于子宫张力过高，影响子宫血液循环，造成子宫-胎盘缺血缺氧所致。此外，全身血液循环障碍不能满足子宫-胎盘供血，如孕妇有严重营养不良、慢性高血压、糖尿病等也易伴发本病。

(3)血管内皮细胞受损：细胞毒性物质和炎性介质如氧自由基、过氧化脂质、血栓素 A_2 等含量增高，可诱发血小板凝聚，并对血管紧张因子敏感，血管收缩致使血压升高，从而导致一系列的病理变化。

(4)营养缺乏：流行病学调查发现，本病的发生可能与缺钙有关；另外，多种营养缺乏，如以清蛋白减少为主的低蛋白血症，镁、锌、硒等缺乏与子痫前期的发生发展均有关。

（二）病理生理

1.基本病理生理变化

本病的基本病理变化是全身小动脉痉挛。由于小动脉痉挛致外周阻力增大引起高血压；肾血管内皮细胞受损、通透性增加，蛋白质渗漏而产生蛋白尿；肾小管重吸收增加，水钠潴留导致水肿。全身各器官组织因缺血、缺氧而受到损害，产生相应的变化。

2.主要器官的病理生理变化

(1)脑：脑部小动脉痉挛，脑组织缺血、缺氧，造成脑水肿、脑血栓形成；脑血管破裂时，发生脑出血、颅内压升高，甚至发生脑疝而死亡。患者出现头晕、头痛、呕吐，甚至抽搐、昏迷等症状。

(2)肾脏:肾小动脉痉挛,使肾小球缺血,血管壁通透性增加,肾血流量及肾小球滤过率下降,导致肾功能损害,严重时可致少尿、无尿及肾衰竭。患者出现蛋白尿、水肿等。

(3)心脏:冠状动脉痉挛,引起心肌缺血、间质水肿、心肌点状出血或坏死,心脏负担加重,导致左心衰、肺水肿。

(4)肝脏:肝内小动脉痉挛,肝组织缺血、坏死、出血;肝细胞坏死可导致黄疸;肝损坏严重时可出现门静脉周围组织出血、坏死及肝包膜下血肿等。

(5)眼:眼底小动脉痉挛,导致局部组织缺血、水肿,导致眼花、视物模糊,眼底出血引起视网膜剥离,突然失明。

(6)胎盘:底蜕膜小动脉痉挛使胎盘血流量减少,胎盘缺血导致胎盘功能不全,出现胎儿生长受限、胎儿窘迫,甚至胎儿死亡;严重时小动脉痉挛致使血管破裂,蜕膜坏死出血,形成胎盘后血肿导致胎盘早剥;子宫胎盘缺血,胎盘组织坏死后可释放组织凝血活酶,引起弥散性血管内凝血(DIC)。

(7)血液:全身小动脉痉挛,血管壁通透性增加,血液浓缩,血浆黏稠度增加,影响微循环灌注,导致 DIC。

(三)分类及临床表现

妊娠期高血压疾病可分为以下几类:

1.妊娠期高血压

BP≥140/90mmHg,妊娠期首次出现,并于产后 12 周内恢复正常;尿蛋白(－);患者伴有上腹部不适或血小板减少,产后方可确诊。

2.子痫前期

(1)轻度:BP≥140/90mmHg,妊娠 20 周以后出现;尿蛋白≥0.3g/24h 或随机尿蛋白(＋);伴有头痛、视力模糊、上腹部不适等症状。

(2)重度:BP≥160/110mmHg;尿蛋白≥2.0g/24h 或随机尿蛋白≥(＋＋);血清肌酐＞106μmol/L;血小板＜100×10^9/L;血 LDH 升高;血清 ALT 或 AST 升高;持续性头痛或其他脑神经或视觉障碍;持续性上腹部不适。

3.子痫

在子痫前期的基础上孕妇出现不能用其他原因解释的抽搐,甚至昏迷,称为子痫。子痫大多发生在妊娠晚期或临产前,称产前子痫;少数发生在分娩过程中,称产时子痫;极少数发生在产后 24h 内,称产后子痫。

子痫发作的典型过程:先表现为孕妇眼球固定、瞳孔散大,瞬间头扭向一侧、牙关紧闭,继而口角及面部肌肉颤动;几秒钟后迅速出现全身及四肢肌肉强直,双手紧握、双臂屈曲,发生强烈的抽动(全身高张性阵挛惊厥、有节律的肌肉收缩)。抽搐时患者呼吸暂停、面部青紫、口吐白沫,持续约 1min,抽搐强度减弱,全身肌肉放松,随即深长吸气后呼吸恢复。抽搐期间患者神志不清,抽搐停止后,意识逐渐恢复,如抽搐频繁且持续时间较长者,患者可陷入深昏迷。抽搐过程中患者易发生唇舌咬伤、摔伤甚至骨折等创伤,昏迷时呕吐物可造成窒息或吸入性肺炎。

4.慢性高血压并发子痫前期

高血压孕妇妊娠20周以前无尿蛋白，若出现尿蛋白≥0.3g/24h；高血压孕妇妊娠20周后突然尿蛋白增加，血压进一步升高或血小板＜100×10^9/L。

5.妊娠合并慢性高血压

妊娠前或妊娠20周前BP≥140/90mmHg，妊娠期无明显加重；妊娠20周后首次诊断高血压并持续到产后12周以后者。

（四）护理评估

1.健康史

详细了解孕妇产前检查情况，咨询以往有无高血压病史、糖尿病等，妊娠后血压变化情况，着重询问有无头晕、眼花等症状，判断是否存在易患因素。此次妊娠经过、出现异常现象的时间及治疗经过等。

2.身体状况

（1）临床表现。

①高血压：高血压的定义是持续血压不小于140/90mmHg。若间隔4h或4h以上的两次测量舒张压不小于90mmHg，可诊断为高血压。血压较基础血压升高30/15mmHg，但低于140/90mmHg时，不作为诊断依据，须严密观察。

②蛋白尿：指24h内尿液中尿蛋白含量不小于300mg或间隔6h的两次随机尿蛋白含量为30mg/L（定性＋）。蛋白尿在24h内有明显波动，应留取24h尿做定量检查。

③水肿：体重异常增加是多数患者的首发症状，孕妇体重每周突然增加0.9kg或4周突然增加2.7kg，是子痫前期的信号。水肿特点是自踝部逐渐向上延伸的凹陷性水肿，休息后不缓解。水肿局限于膝以下为“＋”，延及大腿为“＋＋”，延及外阴及腹壁为“＋＋＋”，全身水肿或伴有腹腔积液为“＋＋＋＋”。通常正常妊娠、贫血及低蛋白血症均可发生水肿，妊娠期高血压疾病的水肿无特异性，因此不能作为该病的诊断标准及分类依据。

④子痫：子痫前可有不断加重的重度子痫前期，但子痫也可发生于血压升高不显著、无蛋白尿或水肿的病例。子痫抽搐时，前驱症状短暂，表现为抽搐、面部充血、口吐白沫、深昏迷。随之深部肌肉僵硬，很快发展成典型的全身高张阵挛惊厥、有节律的肌肉收缩和紧张，持续1～2min，其间患者无呼吸动作。此后抽搐停止，呼吸恢复，但患者仍昏迷，最后意识恢复，但困惑、易激惹、烦躁。子痫多发生在妊娠晚期或临产前，称为产前子痫；少数发生于分娩过程中，称为产时子痫；个别发生在产后24h内，称为产后子痫。

（2）胎儿状况：因血管痉挛导致胎盘灌流不足，胎盘功能减退，可致胎儿窘迫、胎儿生长受限、死胎或新生儿死亡。

（3）心理、社会状况：孕妇及家属往往对本病缺乏认识，对治疗重视不够，一旦症状严重，则担心自身及胎儿安危，过分焦虑而导致治疗时不合作。孕妇的心理状态与对疾病的认识及支持系统的认知与帮助有关。

3.辅助检查

（1）血液检查：血液检查包括全血细胞计数、血红蛋白含量、血细胞比容、血液黏稠度、凝血功能等。重症患者应检查电解质和二氧化碳结合力，以了解有无水电解质紊乱和酸中毒。

(2)尿液检查:检测尿常规,当尿相对密度≥1.020时说明尿液浓缩,尿蛋白(+)时尿蛋白的含量为300mg/24h,尿蛋白(+++)时尿蛋白的含量为5g/24h。

(3)眼底检查:视网膜小动脉的痉挛程度反映全身小血管的痉挛程度,可了解本病的严重程度。

(4)肝肾功能测定:肝细胞功能受损可使ALT、AST含量升高,患者可出现以清蛋白缺乏为主的低蛋白血症,白蛋白/球蛋白比值倒置。肾功能受损时,血肌酐、尿素氮、尿酸含量升高,血肌酐含量升高与本病严重程度相平行。

(5)其他检查:根据病情可进行心电图检查、B超检查、胎盘功能、胎儿成熟度、脑血流图检查等。

(五)护理诊断/合作性问题

1.焦虑

与担心自身及胎儿安危有关。

2.体液过多

与低蛋白血症、水钠潴留有关。

3.有受伤的危险

与子痫抽搐致摔伤、窒息及胎盘功能下降引起胎儿窘迫、胎儿生长受限有关。

4.潜在并发症

胎盘早剥、脑水肿、肾衰竭、心力衰竭、HELLP综合征等。

(六)护理措施

1.心理护理

向孕妇及家属解释病情、治疗方案及注意事项,动态观察血压变化及治疗效果,不断提供相关信息,解除孕妇及家属对疾病的担心,指导孕妇保持心情愉快,增加信心,积极配合治疗。

2.妊娠期护理

(1)一般护理。

①定时测量血压、脉搏、呼吸及体温:每日定时测量血压2~4次,每隔1~2d测量体重;记录液体出入量。

②休息与饮食:保证充足的休息和睡眠,采取左侧卧位,每日不少于10h睡眠,保证1~2h午睡时间;指导孕妇进高蛋白质、高维生素及微量元素的清淡饮食,全身水肿者应限制食盐的摄入。

③加强产前检查:增加产前检查次数,加强母儿监测措施,密切注意病情变化。督促孕妇每日数胎动,监测体重,注意有无自觉症状,如头痛、眼花、胸闷、恶心、呕吐等出现,提高孕妇的自我保健意识,及时发现异常。

(2)病情观察:密切观察血压、体重及胎儿子宫内情况,定时检查尿常规及24h尿蛋白含量。如发现子痫前期、并发症症状的出现,应及时采取治疗及抢救措施。

3.治疗配合

(1)解痉:硫酸镁是目前首选的解痉药物。镁离子能抑制运动神经末梢对乙酰胆碱的释放,阻断神经和肌肉间的传导,使骨骼肌松弛,从而预防和控制子痫发作,且对宫缩和胎儿均无不良影响。护士应明确硫酸镁的用药方法、毒性反应及注意事项。

①用药方法：硫酸镁可采用静脉给药和肌内注射。静脉给药：首次负荷量采用25%硫酸镁20mL加入10%葡萄糖溶液20mL中，缓慢静脉注射，5～10min；继而采用25%硫酸镁60mL加入5%葡萄糖溶液500mL，静脉滴注，滴速为1～2g/h。肌内注射时用25%硫酸镁20mL加2%利多卡因2mL，臀肌深部注射，每日1～2次，每日总量为25～30g。用药过程中监测血清镁离子浓度。

②毒性反应：镁离子中毒，首先出现膝反射减弱或消失，继而出现全身肌张力下降、呼吸困难、复视、语言不清，严重者出现呼吸肌麻痹，甚至呼吸、心跳停止，危及生命。

③注意事项：治疗过程中应检查膝反射是否存在；呼吸每分钟不少于16次；每小时尿量不少于25mL或24h不少于600mL；硫酸镁治疗时需备钙剂作为中毒时的拮抗剂，一旦出现中毒反应，立即静脉注射10%葡萄糖酸钙溶液10mL。

(2)镇静：对于精神紧张、焦虑或睡眠欠佳者可给予镇静剂。常用药物有地西泮、苯巴比妥钠、盐酸氯丙嗪等。用冬眠药物时嘱孕妇绝对卧床休息，以防跌倒意外。

(3)降压：降压治疗适应于血压不小于160/110mmHg或舒张压不小于110mmHg者。选用药物以不影响心排血量、肾血流量及子宫胎盘灌注量，对胎儿无毒副作用为宜。常用药物有肼屈嗪、拉贝洛尔、硝苯地平、硝普钠等。理想降压至收缩压140～155mmHg，舒张压90～105mmHg为宜。

(4)利尿：利尿仅用于全身性水肿、急性心力衰竭、肺水肿、脑水肿、血容量过高且伴有潜在肺水肿者。常用药物有呋塞米、甘露醇。用药过程中严密监测水、电解质平衡及药物的毒副作用。

(5)扩容：扩容仅用于严重的低蛋白血症、贫血者。扩容应在解痉的基础上进行。可选用血浆、全血、人血清蛋白等。

4.子痫护理

(1)控制抽搐，防止受伤：一旦发生抽搐，硫酸镁为首选药物，必要时加用冬眠合剂，控制抽搐。床旁加床挡，防止坠床。抽搐时勿用力按压患者肢体，以免发生骨折，专人护理，防止受伤。

(2)保持呼吸道通畅：在子痫发生后，首先应保持患者呼吸道的通畅，取头低侧卧位，头偏向一侧，并立即给氧，用开口器于上、下磨牙间放置一缠好纱布的压舌板，用舌钳固定舌头，以防咬伤唇舌或发生舌后坠。必要时用吸引器吸出黏液或呕吐物，以免窒息。

(3)避免刺激：患者应安置于单人暗室，保持绝对安静，以免声光刺激；一切治疗活动和护理操作尽量轻柔且相对集中进行，避免干扰患者，以免诱发抽搐再次发生。

(4)严密监护：密切注意生命体征，留置导尿管，准确记录液体出入量，及时完成相关的辅助检查及特殊检查，详细记录病情变化，及早发现并发症。

(5)为终止妊娠做好准备：子痫发作者往往在发作后自然临产，应注意观察产兆的出现，抽搐控制后2h可考虑终止妊娠，护士应做好相应的准备。

5.分娩期护理

对于适于终止妊娠、估计能经阴道分娩者，做好接生准备。保持环境安静，密切观察产程进展、生命体征及自觉症状；尽量缩短第二产程，避免产妇用力，初产妇行会阴切开并用产钳或胎吸助产；在胎儿娩出前肩后立即注射缩宫素（禁用麦角新碱），及时娩出胎盘并按摩子宫底，预防产后出血。剖宫产者做好术前和术后护理。

6.产褥期护理

产后子痫多发生于产后24h～10d内，特别是24h以内仍有发生子痫的可能，需继续监测血压变化和用药治疗，注意子宫收缩和阴道出血情况。说服家属、亲友协同配合，休养环境要安静。限制探视时间和陪护人员。

7.健康教育

出院后注意休息和营养，定期复查血压和蛋白尿。指导合理饮食，进食蛋白质、维生素及富含铁、钙、锌的食物，对预防本病有一定的作用。保证足够的休息和愉快的心情。指导计划生育，需再次妊娠者，选择受孕时机，加强妊娠期监护，定期进行产前检查，密切配合治疗。

四、早产

妊娠满28周至不满37足周之间（196～258日）分娩者称为早产。此时娩出的新生儿称为早产儿，出生体重多小于2500g，各器官发育尚不成熟，新生儿发病率与死亡率均增高，是围生儿死亡的主要原因之一。

（一）病因

诱发早产的病因主要有：

1.胎膜早破、绒毛膜羊膜炎

最常见，30%～40%的早产与此有关。

2.下生殖道及泌尿道感染

如B族溶血性链球菌、沙眼衣原体感染等。

3.妊娠并发症及并发症

妊娠合并病毒性肝炎、慢性肾炎、心脏病、严重贫血、重度营养不良等，妊娠并发症如前置胎盘、胎盘早剥等。

4.生殖器官病变

子宫畸形、子宫颈内口松弛、子宫肌瘤等。

5.子宫过度膨胀

双胎妊娠、羊水过多等导致宫腔压力过高，易诱发早产。

6.其他

外伤、劳累、紧张、重大精神创伤或有吸烟、酗酒等不良生活习惯易诱发早产。

（二）临床表现

早产的临床表现主要是子宫收缩，初为不规则子宫收缩，常伴有少许阴道流血或血性分泌物，之后发展为规律性宫缩，与足月临产相似，伴有宫颈管的消退和宫口的扩张。早产可分为两种情况：

1.先兆早产

妊娠满28周至不满37足周，出现规律宫缩，至少每10min一次，伴有宫颈管的缩短。

2.早产临产

妊娠满28周至不满37足周，出现规律宫缩，20min宫缩次数≥4次，持续时间≥30s，伴有宫颈管缩短≥75%，宫口扩张2cm以上。

（三）对母儿影响

1.对母体影响

常合并胎膜早破，易引起感染。

2.对新生儿影响

早产儿因肺部发育不成熟，易发生新生儿呼吸窘迫综合征，围生儿病率与死亡率增加。

（四）护理评估

1.健康史

询问孕妇的年龄、生育史，评估有无胎膜早破、感染、妊娠期并发症、并发症，有无劳累、外伤、精神创伤等致病因素。

2.身体状况评估

宫缩持续时间、间隔时间、强度，宫颈管消退与宫口扩张情况，判断处于先兆早产还是早产临产阶段。

3.心理-社会支持状况

由于突然临产，孕妇尚未做好迎接新生命到来的准备，又担心胎儿健康与安危，担心是否因为自己的过失而造成早产，常常出现愧疚、担忧、焦虑的心理。

4.辅助检查

(1)B超检查：近年来，阴道B超检查宫颈长度及宫颈内口漏斗形成情况，是预测早产的常用方法。

(2)宫颈、阴道分泌物胎儿纤维连接蛋白(fFN)的检测：妊娠20周后，阴道后穹窿棉拭子检测fFN，可预测早产的发生。

5.治疗原则及主要措施

如胎儿存活、胎膜未破、无胎儿窘迫、无严重妊娠并发症及并发症者，应抑制宫缩，尽可能延长孕周。如胎膜已破，早产已不可避免，应尽可能提高早产儿的存活率。

(1)抑制宫缩：有效抑制宫缩是治疗早产的关键措施。①硫酸镁：可直接作用于子宫肌细胞抑制子宫收缩。②β-肾上腺素受体激动剂：通过作用于子宫上的β受体，使子宫肌肉松弛，抑制宫缩而延长孕周。常用药物有沙丁胺醇、利托君等。常见不良反应有心慌、血压下降、血糖增高、胎心加快等；合并糖尿病、心血管器质性疾病的孕妇禁用。③其他：钙拮抗剂，如硝苯地平，使用时应注意观察孕妇血压及心率变化，已用硫酸镁者慎用。

(2)控制感染：根据阴道分泌物培养或羊水细菌培养结果，选用有效抗生素，避免选用对胎儿有害的抗生素。

(3)预防新生儿呼吸窘迫综合征：若早产已不可避免，应在分娩前7日内给予地塞米松6mg，每12h一次，共4次。紧急时，可羊膜腔内注入地塞米松10mg。

(4)产时处理：临产后慎用吗啡、哌替啶等能抑制新生儿呼吸中枢的药物；全产程中给予产妇吸氧；宫口开全后行会阴切开术，以缩短第二产程，防止胎儿缺氧及颅内出血。新生儿娩出后及时清理呼吸道，注意保暖，肌内注射维生素 K_1 5mg，每日 1 次，连续 3d，以预防早产儿颅内出血，常规给予抗生素预防感染。

（五）常见护理诊断/问题

1.有新生儿受伤的危险

与早产儿发育不成熟有关。

2.焦虑

与担心早产儿的预后有关。

（六）护理目标

（1）新生儿未受伤。

（2）产妇焦虑减轻，情绪稳定，能积极配合治疗与护理。

（七）护理措施

1.延长孕周，提高早产儿的存活率

（1）指导孕妇注意卧床休息，左侧卧位为宜，减轻子宫对下腔静脉的压迫，增加胎儿血氧供给。避免诱发宫缩的活动，如抬举重物、刺激乳头等。

（2）严密观察胎心音、腹痛、阴道流血及宫口扩张情况。

（3）低流量、间歇吸氧，每日 2～3 次，每次 0.5～1h。

（4）遵医嘱给予宫缩抑制剂，注意观察药物的疗效及不良反应，有异常及时报告医生。及时给予糖皮质激素如地塞米松等促胎肺成熟。

（5）若早产已不可避免，协助医生终止妊娠。做好会阴侧切术的准备和早产儿抢救准备，如备好新生儿辐射台、保温箱、复苏囊、气管插管器械、急救药物等。产程中慎用哌替啶等抑制呼吸中枢的药物。

（6）做好早产儿护理。密切观察早产儿的面色、呼吸、心率、大小便等，注意保暖，遵医嘱给予抗生素、维生素 K_1 防止感染及颅内出血。

2.心理护理

多陪伴孕妇，多与其交谈，及时了解孕妇及家属的情绪反应及原因，解释早产的有关知识及早产儿的护理内容，提供治疗效果信息，给予孕妇及家属心理支持，缓解孕妇紧张、焦虑情绪。

3.健康指导

指导孕妇保持情绪稳定，加强营养，积极预防与治疗下生殖道感染，避免诱发宫缩的活动，防止外伤。定期进行产前检查，高危孕妇多卧床休息。积极治疗妊娠并发症与并发症，宫颈内口松弛者于妊娠 14～16 周行宫颈内口环扎术。

（八）护理评价

（1）新生儿是否未受伤。

（2）孕妇焦虑是否减轻，情绪是否稳定。

五、高危妊娠

高危妊娠是指可能危害母婴健康或导致围产期预后不良的妊娠。具有高危妊娠因素的孕妇，称为高危孕妇。高危孕妇所孕娩的胎婴儿，多为高危儿。高危儿视疾病危重程度以后可能有运动障碍、智力低下、语言障碍、癫痫、多动、学习困难、自闭、行为异常等后遗症发生。围产期保健监护是早期识别高危妊娠的有效措施，对高危妊娠孕妇科学干预，可使高危妊娠转化为低危妊娠甚至正常孕娩，改善母婴预后、降低围产期新生儿发病率及死亡率。

高危妊娠的因素几乎包括了所有的病理产科。①孕妇年龄＜18 岁或＞35 岁、身高＜1.4m；②有异常孕产史者，如自然流产、异位妊娠、早产或过期产、死胎、难产、新生儿死亡等；③各种妊娠并发症，如妊娠期高血压疾病、前置胎盘、胎盘早剥、羊水过多或过少、胎儿宫内发育迟缓(IUGR)、母儿血型不合等；④各种妊娠并发症，如心脏病、高血压、糖尿病、贫血、肾病、肝炎、甲亢等；⑤可能发生分娩异常者，如胎位异常、巨大胎儿、多胎妊娠、骨盆异常、软产道异常等；⑥胎盘功能不全；⑦妊娠期接触大量放射线，化学毒物或服用过对胎儿有影响的药物；⑧盆腔肿瘤或曾有手术史等。

高危儿是指在胎儿期、分娩时、新生儿期受到各种高危因素的危害，已发生或可能发生危重疾病的新生儿。绝大多数高危儿能完全健康地生长发育，部分风险高的高危儿才会成为残疾儿。

完整的高危妊娠监护包括婚前、孕前的保健咨询工作，对不宜结婚或不宜生育者做好说服教育工作；孕前及孕早期做好优生咨询及产前诊断工作；孕中期注意筛查妊娠并发症或并发症；孕晚期监护和评估生长发育及安危状况，监测胎儿-胎盘功能并评估胎儿成熟度。

（一）胎盘功能检查

1.孕妇尿雌三醇(E3)测定

收集孕妇 24h 尿液，测定 E3 含量，一般自妊娠 28 周起测。正常值＞15mg/24h 尿，10～15mg/24h 为警戒值，E3＜10mg 为危险值或较前次测定值突然减少达 50%以上，均提示胎盘功能减退。由于该检查受诸多因素影响且需要收集 24h 的尿，所以目前应用较少。

2.雌激素与肌酐比值(E/C)测定

取任意尿测 E/C，若 E/C＞15 为正常值，10～15 为警戒值，≤10 为危险值。

3.血清胎盘生乳素(hPL)测定

妊娠足月 hPL 值为 4～11mg/L，若妊娠足月 hPL＜4mg/L 或突然降低 50%，提示胎盘功能低下。

4.缩宫素激惹试验(OCT)

OCT 阳性者为胎盘功能低下。

（二）胎儿成熟度测定

1.确定胎龄

根据末次月经日期、早孕反应、胎动时间等准确计算孕周。胎龄＜37 足周为早产儿；37 周至 42 周为足月儿，＞42 周为过期儿。

2.估计胎儿体重

测宫高及腹围，高度在 30cm 以上表示胎儿已成熟。根据宫高及腹围可估算胎儿大小。简单的估算公式为：

胎儿体重(g)＝子宫长度(cm)×腹围(cm)＋200(已入盆者加 500)。体重＜2500g 为早产儿或足月小样儿，≥4000g 为巨大儿。

3.B 超检查

胎头双顶径值＞8.5cm 者，表示胎儿体重＞2500g，提示胎儿已成熟。双顶径＞10cm 者，可能为巨大胎儿。

4.羊水分析

①卵磷脂与鞘磷脂比值（L/S）：比值≥2，表示胎儿肺成熟。②肌酐值：≥176.8μmol/L（2mg/dL）表示胎儿肾成熟。③胆红素值：用△OD450 测该值＜0.02 表示胎儿肝脏成熟。④淀粉酶值：该值≥450U/L，提示胎儿唾液腺成熟。⑤脂肪细胞计数：橘黄色细胞＞20%，表示胎儿皮肤成熟。

（三）胎儿宫内情况的监护

1.胎动计数

指导孕妇自测胎动判断胎儿宫内的安危。胎动＞10 次/12h，表示正常，≤10 次/12h 表示胎儿宫内缺氧。

2.胎心听诊

通过腹部听诊，可发现胎心率的异常变化，从而了解胎儿宫内安危。正常胎心率为 120～160 次/min，＜120 次/min 或＞160 次/min 均为异常。

3.胎儿电子监护

胎儿电子监护的优点是不受宫缩影响，连续观察记录胎心率（FHR）的动态变化，同时还可描记观察宫缩、胎动对胎心率的影响，动态评估胎儿宫内安危状况。凡是妊娠期有胎心或胎动异常或高危妊娠于妊娠晚期或临产者，均应进行胎儿电子监护。

胎心电子监护有两种功能：监测胎心率及预测胎儿宫内储备能力。

（1）胎心率（FHR）的监测有两种基本变化，即基线胎心率（BFHR）和周期性胎心率（PFHR）。

①基线胎心率：即在无宫缩及无胎动的情况下记录的胎心率。可从胎心速率及胎心率基线变异来判断胎儿情况。a.胎心速率：正常胎心率为 120～160 次/min，FHR＞160 次/min 或＜120 次/min，历时 10min 以上为心动过速或心动过缓。b.基线变异：又称基线摆动。包括胎心率变异的振幅和频率，变异的振幅指正常胎心率有一定的波动，波动的正常范围为 10～25 次/min。变异的频率指 1min 内胎心波动的次数，正常≥6 次/min，胎心率基线变异存在，表示胎儿有一定的储备能力，是胎儿健康的表现。胎心率基线变异消失，提示胎儿储备能力丧失。

②周期性胎心率：即与子宫收缩有关的胎心率变化。可有加速和减速两种情况。

加速：子宫收缩后胎心率加速，加速的范围为 15～20 次/min，持续时间≥15s。加速的原因可能是胎儿躯干或脐静脉暂时受压所致。散发的、短暂的胎心率加速是无害的。但如脐静脉持续受压，则进一步发展为减速。

减速：指因宫缩出现的短暂性胎心率减慢。可分为三种：a.早期减速，它的发生与子宫收缩几乎同时开始，子宫收缩后即恢复正常，幅度＜50 次/min。早期减速一般认为是胎头受压，脑血流量一时性减少的表现，多无临床意义。b.变异减速：减速与宫缩的关系不恒定。但在出现后，下降迅速，幅度大(>70 次/min)，恢复快。一般认为变异减速系因子宫收缩时脐带受压，迷走神经兴奋所致。c.晚期减速：子宫收缩开始后一段时间(多在高峰后)出现胎心减速<50 次/min，下降缓慢，持续时间长，恢复亦缓慢。晚期减速是胎儿缺氧的表现。

(2)预测胎儿宫内储备能力

①无激惹试验(NST)：通过观察胎动时胎心率的变化，了解胎儿的储备能力。让孕妇取半卧位，将电子监测器探头放于孕妇腹壁胎心音区，在描记胎心率的同时，当孕妇感觉有胎动时，用手按机钮在描记胎心率的纸上做出记号，至少连续记录 20min。正常每 20min 至少有 3 次胎动伴有胎心率加速>15 次/min，持续 15s 以上，为有反应型，说明胎儿储备能力良好。若胎动时无胎心率加速或加速<15 次/min，持续时间<15s，为无反应型，提示胎儿储备能力差。应延长时间至 40min，若仍无反应，孕周又大于 36 周时，应做缩宫素激惹试验。

②宫缩应激试验(CST)：又称缩宫素激惹试验(OCT)，两者的不同之处为前者为自然宫缩，后者是使用缩宫素诱导宫缩。本实验主要的目的是通过子宫收缩造成的胎盘一过性缺氧，从而了解胎儿宫内储备能力。方法为：静脉滴注缩宫素诱导宫缩为每 10min 有 3 次宫缩，每次宫缩持续 30～40s。观察 20min 内宫缩时胎心率的变化。

1999 年美国妇产科协会 CST 的诊断标准：①阴性，无晚期减速和明显的变异减速，提示胎盘功能良好，胎儿 1 周内安全。②阳性，50%宫缩后出现晚期减速，提示胎盘功能减退。③可疑阳性，宫缩时有间断的晚期减速和变异减速。

4.胎儿生物物理检测

胎儿心电图及 B 超检查可了解胎儿心脏情况和胎盘功能。多采用经孕妇腹壁外监护法，对母儿无损伤，可多次监测。

5.羊膜镜检查

通过羊膜镜直接窥视羊膜腔内羊水性状，判断胎儿安危。正常见羊水呈透明淡青色或乳白色，混有胎粪时可呈黄色、黄绿色甚至深绿色，提示胎儿宫内缺氧。

6.血流动力学检测

通过彩色多普勒超声测定胎儿脐动脉和子宫动脉血流，监测胎盘血管阻力，判断胎盘功能。

7.胎儿头皮血 pH 值测定

产程中宫颈扩张 1.5cm 以上时，取胎儿头皮血测定 pH 值，以了解胎儿是否有宫内缺氧和酸中毒。pH 值 7.25～7.35 为正常，pH 值<7.20 提示胎儿严重缺氧并酸中毒。

(四)胎儿先天畸形及遗传性疾病的宫内诊断

宫内诊断亦称产前诊断或出生前诊断，是指在妊娠期运用各种先进技术对胎儿先天性和遗传性疾病做出诊断，为胎儿宫内治疗及选择性流产创造条件。常用方法有：

1.胎儿结构畸形的产前诊断

①B 超检查，可发现胎儿严重的解剖畸形，如无脑儿、脊柱裂及脑积水等畸形。逐渐成为产前诊断重要的手段之一。②MRI 检查，对复杂畸形分辨率高，用于不确定的超声检查。③其他如羊膜腔造影、胎儿镜检查，均可诊断胎儿体表畸形。

2.胎儿染色体疾病的产前诊断

可选用羊水、绒毛、胎儿细胞培养，了解染色体数目及结构改变，检测诊断胎儿染色体疾病。

(1)羊水细胞染色体检查：妊娠中期(16～20周)行羊膜腔穿刺，抽取羊水进行染色体核型分析，以诊断染色体异常疾病(唐氏综合征)，还可鉴定遗传病携带者的胎儿性别，以防止伴性遗传性疾病患儿出生(如血友病、红绿色盲、进行性肌营养不良等)。

(2)羊水甲胎蛋白测定：可诊断开放性神经管缺陷畸形，如无脑儿、脊柱裂、脑脊膜膨出等。

(3)测定羊水中的某些酶：可诊断先天性代谢缺陷疾病。

(4)抽取孕妇外周血：提取胎儿细胞行遗传学检查。

参考文献

[1]傅一明.急救护理技术[M].北京:科学出版社,2021.
[2]贾丽萍,王海平.急救护理技术[M].北京:科学出版社,2021.
[3]王慧,梁亚琴.现代临床疾病护理学[M].青岛:中国海洋大学出版社,2019.
[4]赵伟波,苏勇.实用急诊科护理手册[M].北京:化学工业出版社,2019.
[5]杨蓉,冯灵.神经内科护理手册(第2版)[M].北京:科学出版社,2019.
[6]李伟,穆贤.护理管理学[M].北京:科学出版社,2019.
[7]胡艺.内科护理学[M].北京:科学出版社,2019.
[8]葛艳红,张玥.实用内分泌科护理手册[M].北京:化学工业出版社,2019.
[9]金静芬,刘颖青.急诊专科护理[M].北京:人民卫生出版社,2018.
[10]刁永书,文艳秋,陈林.肾脏内科护理手册(第2版)[M].北京:科学出版社,2018.
[11]金静芬,刘颖青.急诊专科护理[M].北京:人民卫生出版社,2018.
[12]冯丽华,史铁英.内科护理学(第4版)[M].北京:人民卫生出版社,2018.
[13]黄人健,李秀华.内科护理学高级教程[M].北京:科学出版社,2018.
[14]张萍,黄俊蕾,陈云荣,等.现代医学临床与护理[M].青岛:中国海洋大学出版社,2018.
[15]高鸿翼.临床实用护理常规[M].上海:上海交通大学出版社,2018.
[16]石翠玲.实用临床常见多发疾病护理常规[M].上海:上海交通大学出版社,2018.
[17]施雁,朱晓萍.现代医院护理管理制度与执行流程[M].上海:同济大学出版社,2016.
[18]吕静.急救护理学——十三五规划[M].北京:中国中医药出版社,2016.
[19]魏秀红,张彩虹.内科护理学[M].北京:中国医药科技出版社,2016.
[20]李玉翠,任辉.护理管理学[M].北京:中国医药科技出版社,2016.
[21]丁淑贞,李平.肾内科临床护理[M].北京:中国协和医科大学出版社,2016.
[22]皮红英,王建荣,郭俊艳.临床护理管理手册[M].北京:科学出版社,2015.
[23]袁丽,武仁华.内分泌科护理手册(第2版)[M].北京:科学出版社,2015.
[24]王兰,曹立云.肾脏病内科护理工作指南[M].北京:人民卫生出版社,2015.